「攻めの栄養療法」実践マニュアル

―うまくいく栄養改善と生活機能改善―

編集

若林秀隆
横浜市立大学附属市民総合医療センター
リハビリテーション科

前田圭介
愛知医科大学大学院医学研究科
緩和・支持医療学

西岡心大
長崎リハビリテーション病院
栄養管理室

中外医学社

■執筆者一覧 （執筆順）

小蔵要司	恵寿総合病院臨床栄養課
熊谷直子	横浜市立脳卒中・神経脊椎センター栄養部
二井麻里亜	さくら会病院栄養科
嶋津さゆり	熊本リハビリテーション病院栄養管理科
種村陽子	東京慈恵会医科大学葛飾医療センター栄養部
森山大介	中部ろうさい病院栄養管理部
若野知恵	大阪府済生会吹田病院栄養科
鈴木達郎	産業医科大学病院栄養部管理指導科栄養指導室
西山　愛	安岡病院栄養科
宇野千晴	名古屋大学大学院医学系研究科地域在宅医療学・老年科学
塩濱奈保子	済生会京都府病院栄養科
井村沙織	小倉リハビリテーション病院栄養科
友原妃東美	北海道釧路総合振興局保健環境部保健行政室
西田有里	介護老人保健施設さやまの里栄養課
阿部沙耶香	札幌西円山病院診療技術部栄養科
中原さおり	鈴鹿中央総合病院栄養管理科
池淵雅士美	小倉第一病院栄養指導管理室
髙山仁子	熊本機能病院診療技術部栄養部
野﨑彰子	魚沼市立小出病院栄養科
髙﨑美幸	鶴巻温泉病院栄養サポート室
杉山佳子	長尾病院栄養管理科
松本史織	愛生会山科病院栄養科
寺田　師	上尾中央総合病院栄養科
澤田亜紀	石狩ファミリアホスピタル栄養課
園井みか	岡山大学病院周術期管理センター
吉村由梨	刀圭会協立病院診療技術部栄養課
改發明子	わかくさ竜間リハビリテーション病院栄養サポート課
西田明子	五反田リハビリテーション病院栄養科
橋本ちひろ	特別養護老人ホーム加賀屋の森栄養科

序

　今回，「攻めの栄養療法」実践マニュアルを出版させていただくことになりました．高齢者には低栄養やサルコペニアを認めることが多く，栄養改善することで嚥下機能やADL，自宅退院率が改善することがわかっています．そのため，低栄養やサルコペニアの方の場合，栄養改善することは極めて重要です．リハ栄養がこの10年で，リハと臨床栄養の領域で急速に広まったことが，その表れです．

　しかし，太るための書籍はごく少数でした．従来の栄養管理では，1日エネルギー消費量＝1日エネルギー必要量としていました．これでは現在の低栄養やサルコペニアを維持できても，改善できません．栄養改善には，エネルギー蓄積量を加味した攻めの栄養療法が必要です．攻めの栄養療法を行うと，1日エネルギー必要量は3000 kcalを超えることもあります．ただし医療・介護現場では，1日3000 kcal以上の栄養管理を経験したことがある方は少ないと思います．

　そこで，医療・介護現場で具体的に攻めの栄養療法を行えるよう，実践的なマニュアル書籍を作成しました．健康的に科学的に太るための書籍です．低栄養やサルコペニアの方に対する攻めの栄養療法では，以下の2つの質問が重要です．①，②ともYesの場合には，必ず攻めの栄養療法を行ってください．
①改善すべき栄養障害・サルコペニアか？（栄養改善しながらリハを行うことで，嚥下機能やADLなどの改善を期待できるか）
②改善できる栄養障害・サルコペニアか？（がん終末期，高度侵襲，Refeeding症候群とそのリスク状態では，栄養改善できない）

　今回，日本リハ栄養学会の管理栄養士部会（NST48）に所属する管理栄養士が，すべての原稿を執筆しました．執筆してくださった皆様に感謝いたします．管理栄養士はもちろん，低栄養やサルコペニアをリハ栄養でより改善したいと考えている多職種の方に読んでいただきたいです．また，日本リハ栄養学会では，2019年からリハ栄養指導士制度を開始しました．攻めの栄養療法を臨床現場で実践できるよう，多くの方にリハ栄養指導士を目指していただければと思います．

　最後に中外医学社の上岡里織さん，沖田英治さんには，企画，執筆，編集などで大変お世話になりました．心よりお礼申し上げます．

　　　　2019年9月

　　　　　　　　　　　　　　　　　　　　　　　　　　　　若林秀隆

目　次

Ⅰ 「攻めの栄養療法」総論

❶ 「攻めの栄養療法」とは
　── リハビリテーション栄養の考え方 …………………〈小蔵要司〉　2
　　• はじめに　2
　　• リハ対象者における低栄養とサルコペニア　2
　　• リハ対象者における攻めの栄養管理の重要性　3
　　• リハ栄養とその効果　4
　　• リハ栄養ケアプロセスとは　4
　　• リハ栄養ケアプロセスで攻めの栄養療法をどう行うか　6
　　• さいごに　6

❷ リハビリテーション栄養診療ガイドライン 2018 を
　使いこなす ……………………………………………〈熊谷直子〉　8
　　• はじめに　8
　　• 「診療ガイドライン」とは何か　8
　　• リハ栄養診療ガイドライン 2018 のポイント　9
　　• EBM 実践に診療ガイドラインを活用する　10
　　• さいごに　13

❸ なぜ「攻めの栄養療法」が重要か
　── 口からの摂取をあきらめないために ……………〈二井麻里亜〉　14
　　• はじめに　14
　　• 経口摂取が困難となる原因　14
　　• 疾病構造の変化とサルコペニアの摂食嚥下障害への対応　15
　　• サルコペニアの嚥下障害に対する治療としての攻めの栄養療法　16
　　• 口からの摂取をあきらめないために　17
　　• さいごに　18

❹ 口からの摂取をあきらめないための
　KT バランスチャート ………………………………〈嶋津さゆり〉　19
　　• はじめに　19

- KT バランスチャートの概要 　20
- 口からの摂取をあきらめないための多職種の攻めるアプローチ 　20
- 口からの摂取をあきらめないための摂食嚥下調整食における
  栄養補給方法 　20
- KT バランスチャートの信頼性と妥当性について 　22
- KT バランスチャートの使用例
  （熊本リハビリテーション病院の場合） 　22
- KT バランスチャートを使用する際の注意点 　23
- さいごに―今後の口からの摂取をあきらめない取り組みを
  地域へむけて― 　23

❺ 低栄養・サルコペニアの診断方法………………………〈種村陽子〉 26
- はじめに 　26
- 低栄養の診断方法（GLIM criteria） 　26
- サルコペニアの診断方法 　29
- さいごに 　31

❻ サルコペニアの摂食嚥下障害と診断方法（フローチャート）
  ………………………………………………〈森山大介〉 32
- はじめに 　32
- 医原性サルコペニア 　32
- サルコペニアの摂食嚥下障害の診断方法 　33
- サルコペニアの摂食嚥下障害における治療 　35
- サルコペニアの摂食嚥下障害診断と治療における今後の展望 　36
- さいごに 　37

❼ 「攻めの栄養療法」の適応………………………………〈若野知恵〉 38
- はじめに 　38
- 急性期 　39
- 回復期 　41
- 慢性期（生活期） 　41
- さいごに 　42

❽ 「攻めの栄養療法」の禁忌………………………………〈鈴木達郎〉 44
- はじめに 　44
- 低栄養患者における禁忌事項 　45
- 各種疾患・合併症における禁忌事項 　47

　　　• さいごに　　　　　　　　　　　　　　　　　　　50

❾ ゴール設定と栄養投与量の考え方（SMART なゴールと蓄積量など）
　　　………………………………………………………………〈西山　愛〉　52
　　　• はじめに　　　　　　　　　　　　　　　　　　　52
　　　• ゴール設定　　　　　　　　　　　　　　　　　　53
　　　• 栄養投与量の考え方　　　　　　　　　　　　　　54
　　　• 低栄養時の栄養管理　　　　　　　　　　　　　　56
　　　• 過栄養時の栄養管理　　　　　　　　　　　　　　58
　　　• さいごに　　　　　　　　　　　　　　　　　　　59

❿ 運動，リハビリテーションとの併用（タイミング含め）
　　　………………………………………………………………〈宇野千晴〉　60
　　　• はじめに　　　　　　　　　　　　　　　　　　　60
　　　• 加齢による骨格筋の形態的変化　　　　　　　　　60
　　　• 骨格筋のエネルギー，たんぱく質代謝　　　　　　61
　　　• 筋肉づくりに効果的な栄養素　　　　　　　　　　62
　　　• 効果的な栄養摂取のタイミング　　　　　　　　　64
　　　• さいごに　　　　　　　　　　　　　　　　　　　65

⓫ 「攻めの栄養療法」の栄養モニタリング………………〈塩濱奈保子〉　67
　　　• はじめに　　　　　　　　　　　　　　　　　　　67
　　　• 栄養モニタリングの必要性　　　　　　　　　　　67
　　　• 栄養モニタリング項目　　　　　　　　　　　　　68
　　　• 栄養モニタリングの頻度　　　　　　　　　　　　71
　　　• さいごに　　　　　　　　　　　　　　　　　　　72

⓬ チームで行う攻めのリハビリテーション栄養…………〈井村沙織〉　74
　　　• はじめに　　　　　　　　　　　　　　　　　　　74
　　　• チームで行う攻めのリハ栄養とは　　　　　　　　74
　　　• リハ栄養チームのつくり方　　　　　　　　　　　75
　　　• チームで取り組む際の留意点　　　　　　　　　　77
　　　• 当院での実践例　　　　　　　　　　　　　　　　77
　　　• さいごに　　　　　　　　　　　　　　　　　　　79

Ⅱ 「攻めの栄養療法」各論

1. 経口摂取

❶ 食欲不振の原因の考え方と対応 ……………………………〈友原妃東美〉 82
　• はじめに 82
　• 食欲不振の原因 82
　• 全身状態のモニタリング指標 84
　• 摂取栄養量の評価 85
　• 食欲不振への対応策 85
　• さいごに 87

❷ 食事摂取量を増やす工夫 …………………………………〈西田有里〉 88
　• はじめに 88
　• 給食サービスに関するエビデンス 88
　• 食事摂取量に関するエビデンス 91
　• 間食・夜食に関するエビデンス 92
　• さいごに 92

❸ 高エネルギー・高たんぱく質の食品の選び方や
　調理の仕方 ………………………………………………〈阿部沙耶香〉 94
　• はじめに 94
　• 推奨される症例 94
　• エネルギー量，たんぱく質量増加のポイント 95
　• エネルギー量増加 97
　• たんぱく質量増加 97
　• レシピ: 主食 98
　• レシピ: おかず 102
　• レシピ: デザート 103
　• さいごに 104

❹ 高エネルギー・低糖質の食品の選び方や
　調理の仕方 ………………………………………………〈中原さおり〉 105
　• はじめに 105
　• 高エネルギー・低糖質管理の対象症例 105
　• 市販食品 107
　• 栄養剤 108

・調理のポイント　109

・高エネルギー・低糖質のレシピ
1. 在宅で使用しやすいレシピ　110
2. 病院・施設で使用しやすいレシピ　113

・さいごに　115

**❺ 高エネルギー・低たんぱく質の食品の選び方や
調理の仕方**……………………………………………〈池淵雅士美〉　117

・はじめに　117
・推奨される症例　118
・推奨されない症例　118
・市販食品　118
・栄養補助食品　120
・調理方法　122
・攻めの高エネルギー・低たんぱく質レシピ　122
・さいごに　127

**❻ 低エネルギー・高たんぱく質の食品の選び方や
調理の仕方**……………………………………………〈髙山仁子〉　128

・はじめに　128
・低エネルギー・高たんぱく質管理の対象症例　128
・市販食品　130
・栄養剤　131
・栄養補助食品　132
・低エネルギー・高たんぱく質食の調理のポイント　133
・低エネルギー・高たんぱく質のレシピ　134
・さいごに　138

❼ リハビリテーション栄養用の栄養剤の使用……………〈野﨑彰子〉　140

・はじめに　140
・リハ栄養用の栄養剤の使用の適応　140
・リハ栄養用の栄養剤の分類と特徴　141
・栄養剤の選択方法　141
・リハ栄養用の栄養剤使用の実際　146
・さいごに　147

2．経管栄養

❽ 経腸栄養剤の選び方…………………………………………〈髙﨑美幸〉　149
- はじめに　149
- 経腸栄養剤の分類　149
- 消化管の状態と選択できる経腸栄養剤の種類　151
- 病態別経腸栄養剤　152
- リハ栄養用栄養剤　154
- 高粘度経管栄養剤　154
- 攻めのリハ栄養への応用　156
- 経腸栄養剤の選び方　156
- さいごに　159

❾ 経管栄養投与ルートと実際の攻めの投与ルート………〈杉山佳子〉　160
- はじめに　160
- 代替栄養の考え方　160
- 経管栄養法（tube feeding）の特徴　161
- ルートの選択とその特徴　164
- 攻めの投与方法　166
- さいごに　168

3．静脈栄養

❿ 糖質，アミノ酸，脂質投与量の上限……………………〈松本史織〉　169
- はじめに　169
- 静脈栄養の適応　169
- 静脈栄養の種類と特徴　170
- 静脈栄養で投与される栄養素とその上限　171
- 攻めの栄養療法における静脈栄養の合併症　174
- さいごに　176

⓫ 実際の攻めの投与方法例（末梢静脈栄養法と中心静脈栄養法）
…………………………………………………〈寺田　師〉　178
- 栄養管理における静脈栄養の位置づけとその短所と長所　178
- PPN　179
- TPN　180
- 攻めの PN を病院で広く実施するための取り組み　182
- 攻めの PN におけるモニタリングの要点　183

- さいごに … 184

4．疾患・状況別

⑫ 嚥下障害で嚥下調整食が必要な場合の「攻めの栄養療法」
……………………………………………〈澤田亜紀〉 185
- はじめに … 185
- 嚥下調整食における問題点と解決策 … 185
- さいごに … 193

⑬ 糖尿病の場合の「攻めの栄養療法」……………………〈園井みか〉 194
- はじめに … 194
- 糖尿病の治療目標とコントロール目標 … 194
- 高齢者糖尿病の治療計画とコントロール目標 … 195
- 栄養管理のポイント … 196
- 糖尿病での攻めの栄養療法の適応となる場合，ならない場合 … 197
- 攻めの栄養療法を行う上での注意点 … 197
- さいごに … 199

⑭ 慢性腎疾患（CKD）の場合の「攻めの栄養療法」………〈吉村由梨〉 201
- はじめに … 201
- 栄養管理ポイント … 202
- さいごに … 207

⑮ 在宅で経済的にゆとりがない場合の「攻めの栄養療法」
……………………………………………〈改發明子〉 209
- はじめに … 209
- 経済的にゆとりがない現状とは … 209
- 貧困による栄養の問題点 … 210
- 在宅高齢者の食生活 … 211
- 利用できる社会資源 … 211
- ゆとりがない場合でもできる攻めの栄養管理 … 212
- まとめ … 213

⑯ 医薬品経腸栄養剤しか使用できない場合の「攻めの栄養療法」
……………………………………………〈西田明子〉 215
- はじめに … 215
- 医薬品栄養剤の特徴 … 215
- 医薬品栄養剤しか使用できない状況とは … 216

- 攻めのリハ栄養　場面と攻め方具体例　220
- さいごに　223

⑰ 認知症で食べてくれない場合の「攻めの栄養療法」
　…………………………………………………〈橋本ちひろ〉　224
- はじめに　224
- 認知症の種類と特徴　225
- 栄養摂取量が低下する時期　227
- 栄養療法　230
- さいごに　233

索引………………………………………………………………235

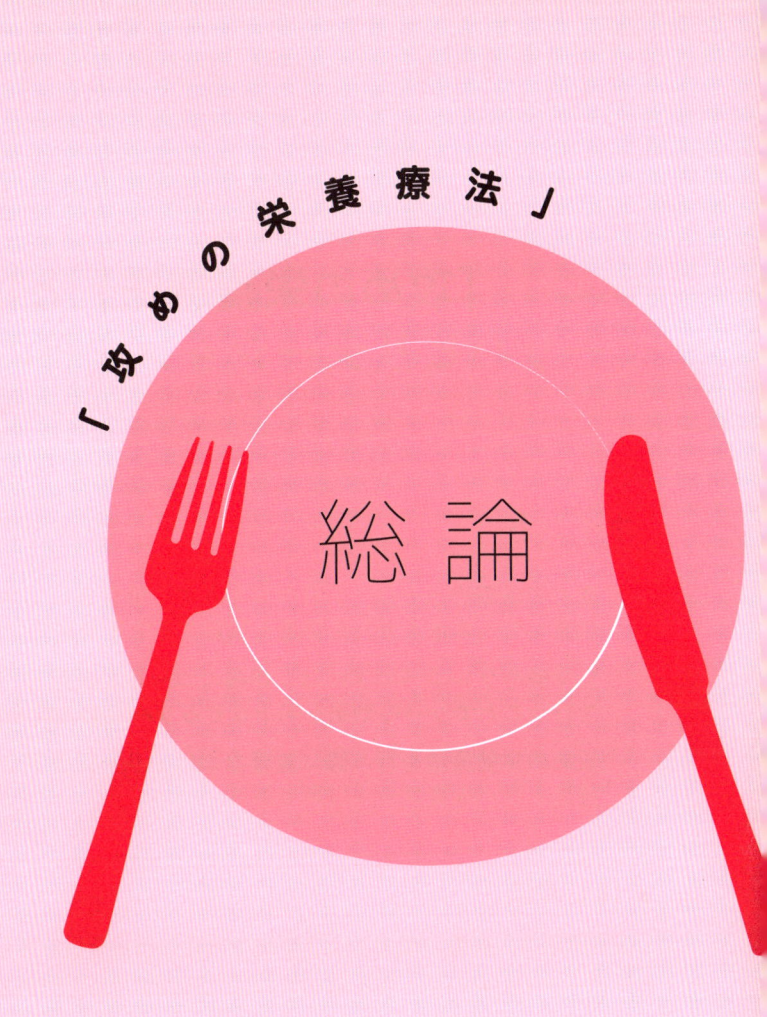

「攻めの栄養療法」

総論

「攻めの栄養療法」とは
―リハビリテーション栄養の考え方

ポイント

🔑 攻めの栄養療法とは，1日のエネルギー消費量にエネルギー蓄積量を加味して，エネルギー必要量を設定する栄養管理法である．

🔑 低栄養やサルコペニアには，明確なゴールを設定し，攻めの栄養療法を行うことでリハの効果を向上させるリハ栄養の考え方が有用である．

🔑 攻めの栄養療法を行う際に重要なのは，リハ栄養アセスメント・診断推論とリハ栄養ゴール設定である．

🎵 はじめに

　栄養療法は，疾患の改善および悪化や再発の防止を目的として，摂取すべきエネルギーや栄養素の量と質を適切な方法で摂取することである．なかでも，攻めの栄養療法は，低栄養やサルコペニアの治療のために用いられ，運動療法と併用することで，より効果を発揮する．攻めの栄養療法を実践するためには，評価とゴール設定が非常に重要であり，リハビリテーション（以下，リハ）栄養の考え方に沿いながらリハ栄養ケアプロセスを用いると良い．本稿では，攻めの栄養療法とリハ栄養の考え方について述べる．

🎵 リハ対象者における低栄養とサルコペニア

　リハ対象者が低栄養やサルコペニアを呈すると日常生活活動（activities of daily living: ADL）を含む機能的転帰が不良になる．リハ対象者は，疾患発症前からの低栄養，急性期病院での栄養状態の悪化，回復期リハ病棟での不適切な栄養管理などで，栄養状態が低下しやすい．低栄養はリハ施設の 40.8〜50.5%，サ

JCOPY 498-01802

ルコペニアはリハ対象者の約50％に認められる．リハ対象者に低栄養やサルコペニアを認めると，認めない場合と比較して，機能回復，生活の質，再入院率，死亡率が悪化する．日本の回復期リハ病棟患者では，入棟中の体重減少がADLの改善に関連する重要な要因であった．したがって，リハ対象者にとって，低栄養（特に体重減少）やサルコペニアは予防・改善しなくてはならない重要な問題である．低栄養の原因には，栄養摂取量減少/消化能力低下，疾患ストレス/炎症がある[1]．サルコペニアの原因には，原発性の加齢，二次性の活動（廃用性筋萎縮，不活動，無重力），栄養（飢餓，エネルギー摂取量不足），疾患（侵襲，悪液質，神経筋疾患）がある[2]．これらのうち，栄養（飢餓，エネルギー摂取量不足）が原因で低栄養やサルコペニアを生じている場合は，十分な栄養補給が必要である．

♪ リハ対象者における攻めの栄養管理の重要性

　日本人の食事摂取基準2020年版では，成人の体重当たりの総エネルギー必要量は30～40 kcal/kg/日[3]，たんぱく質推奨量は男性で60～65 g/日，女性で50 g/日に設定されている[4]．一方，サルコペニア診療ガイドライン2017年度版では，栄養・食事でサルコペニアの発症を予防・抑制するためには，適正体重1 kgあたり1.0 g以上のたんぱく質摂取が有効である可能性が指摘されている（エビデンスレベル: 低，推奨レベル: 強)[5]．低栄養やサルコペニアを発症していない健常者では，これらの摂取量を目標にすれば良い．しかしながら，低栄養やサルコペニアを呈した場合には，体重増加のためのエネルギー蓄積量を付加しなければ，いつまでたっても改善は見込めない．特に，高齢者は体重1 kgの増加を得るには8,800～22,600 kcalを必要とするため，積極的なエネルギー摂取が必要である．

　攻めの栄養療法とは，1日のエネルギー消費量にエネルギー蓄積量を加味して，1日のエネルギー必要量を設定する栄養管理法である．栄養摂取方法は経口摂取を第一選択とするが，経口摂取だけでは必要なエネルギーを充足できない場合は，経管栄養や静脈栄養を駆使する．エネルギー必要量は，リハの量（時間）と質（強度）に応じて設定することが重要である．攻めの栄養管理の効果はいくつかの症例報告によって効果が示されている．リハとともに約35 kcal/理想体重(kg)/日の積極的な栄養管理で身体機能と嚥下機能が向上したことから，攻めの栄養管理のエネルギー量の目安は35 kcal/理想体重（kg)/日である．また，攻めの栄養管理におけるたんぱく質量の目安は1.3～1.4 g/理想体重(kg)/日である．目安量に到る過程では，refeeding症候群や，腎機能や糖脂質代謝の変化に留意

しながら徐々に投与量を増やしていく．回復期リハ病棟の低体重（body mass index＜18.5 kg/m²）患者において，入院中の体重増加は ADL の改善と関連していた[6]．攻めの栄養管理で体重を増やすことが，リハ患者の ADL をより改善する可能性がある．

♪ リハ栄養とその効果

リハ栄養は，"国際生活機能分類（ICF）による全人的評価と栄養障害・サルコペニア・栄養素摂取の過不足の有無と原因の評価，リハ栄養診断・ゴール設定を行った上で，障害者やフレイル高齢者の栄養状態・サルコペニア・フレイルを改善し，機能・活動・参加，QOL を最大限高める「リハからみた栄養管理」や「栄養からみたリハ」と定義されている[7]．ここでいうリハとは，リハセラピストが行う理学/作業/言語聴覚療法のみ（狭義のリハ）を指すのではなく，リハ対象者が個人のあるべき姿に至ることに対するすべての支援（広義のリハ）を指す．リハ栄養は，リハと栄養ケアを同時に行って最大限の効果を狙う介入方法である．

リハと栄養ケアを同時に行うと，リハ対象者の転帰が良好になる可能性がある．系統的レビューとメタアナリシスにおいて，サルコペニア高齢者に対する運動療法と栄養介入の組み合わせで筋肉量，筋力，および歩行速度の改善効果を示した．また，別の系統的レビューでは，たんぱく質補給と併せてレジスタンストレーニングを実施した高齢者は，レジスタンストレーニングのみの場合と比較して，除脂肪体重と脚力の増加を示した．さらに，リハ栄養診療ガイドライン 2018 でも，リハを実施している脳血管疾患，大腿骨近位部骨折，急性疾患患者に強化型栄養療法を行うことを推奨している（弱い推奨）．リハ対象者の良好な転帰を得るためには，リハ単独よりも栄養療法を同時に行うリハ栄養を行うことが重要である．

♪ リハ栄養ケアプロセスとは

リハ栄養ケアプロセスは，障害者やフレイル高齢者の栄養状態・サルコペニア・栄養素摂取・フレイルに関連する問題に対し，質の高いリハ栄養ケアを行うための体系的な問題解決手法である[8]．リハ栄養ケアプロセスは，リハ栄養アセスメント・診断推論，リハ栄養診断，リハ栄養ゴール設定，リハ栄養介入，リハ栄養モニタリングの5つのステップから構成されている **図1**[8]．

リハ栄養アセスメント・診断推論では，国際生活機能分類を用いて対象者を全人的に評価する **表1**．リハ栄養診断は診断するプロセスであり，栄養障害，サ

JCOPY 498-01802

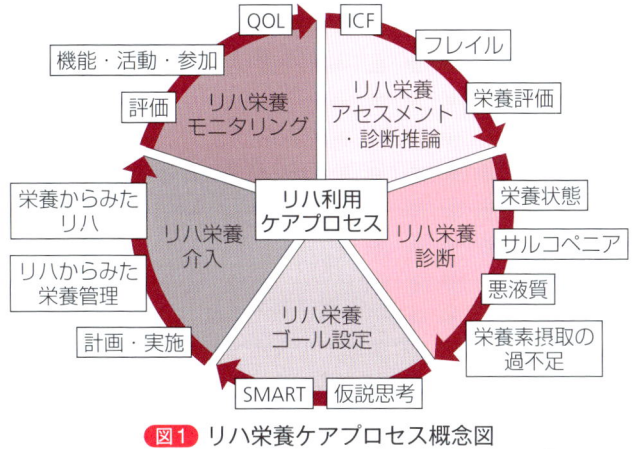

図1 リハ栄養ケアプロセス概念図
(西岡心大. リハビリテーション栄養. 2017; 1: 17-21)[8]

表1 リハ栄養アセスメントで評価する指標の例

- 現病歴/既往歴/併存症
- 病前の生活状況および今後の意向
- 機能検査
- ADL/IADL/社会的参加状況
- 食事・栄養歴
- 身体計測/体組成分析
- 生化学的検査（血液，尿，便等）
- 臨床所見
- 薬剤処方

(西岡心大. リハビリテーション栄養. 2017; 1: 17-21)[8]

ルコペニア，栄養素摂取の過不足の各領域の下位項目を用いてリハ栄養的問題を診断する．リハ栄養のゴール設定は，リハ栄養介入の目的や目標を明確化する．リハ栄養ゴール設定はリハ栄養診断と整合性をとることがポイントであり Specific: 具体的, Measurable: 測定可能, Achievable: 達成可能, Relevant: 切実な, Time-bound: 期限付きのSMART な形が望ましい．リハ栄養介入は，「リハから見た栄養管理」と，「栄養から見たリハ」がある．「リハから見た栄養管理」とは，ICF やリハを考慮したうえで，栄養状態・サルコペニアを改善し，機能・活動・参加，QOL を最大限高める栄養管理である．「栄養から見たリハ」とは，栄養状態・サルコペニア，ICF，栄養管理を考慮したうえで，栄養状態・サルコペニアを改善し，機能・活動・参加，QOL を最大限高めるリハである．リハ栄養

モニタリングは，リハ栄養介入の効果を判定し，これまで行ってきた介入を継続するか否かを判断する．これらのステップを順番に進めることで，質の高いリハ栄養ケアを実践できる．

♪ リハ栄養ケアプロセスで攻めの栄養療法をどう行うか

　攻めの栄養療法を行う際に重要なのは，リハ栄養アセスメント・診断推論とリハ栄養ゴール設定である．なぜなら，攻めるかどうかは，対象者の把握と評価，ゴール設定次第だからである．リハ栄養アセスメント・診断推論で対象者の把握と問題点の原因を追及し，リハ栄養ゴール設定で対象者のあるべき姿を明確にして，攻めの栄養療法が必要なのかを明らかにする手順が極めて重要である．もし，攻めの栄養療法を行うことで低栄養やサルコペニアが改善し，ICF の機能・活動・参加が向上して対象者の QOL が上向くならば攻めの栄養療法は推奨される．一方，がんや心不全の終末期で栄養負荷が負担になる場合には攻めの栄養管理は禁忌である．攻めの栄養療法は，適応を評価して行うべきである．

　攻めの栄養療法の必要性が高い対象者であれば，リハ栄養介入プロセスの「リハからみた栄養」でどの程度攻めるかを決定する．例えば，1 か月で 1 kg の体重増加を目指すというリハ栄養ゴール設定をしたとする．1 kg の体重を増やすために必要なエネルギー量を 7,200 kcal であるとすると，1 日のエネルギー蓄積量は 240 kcal/日であり，1 日に 240 kcal を攻める（蓄積する）エネルギー摂取量プランを立てる．この際，リハ栄養介入のリハからみた栄養とこれがリハ栄養の考え方に沿ってリハ(運動)の量と強度を踏まえて蓄積量を考慮する．そして必ず，モニタリングで攻めた効果を検証する．「攻めっぱなし」のリハ栄養管理は避けなければならない．

♪ さいごに

　攻めの栄養療法とリハ栄養の考え方について述べた．低栄養やサルコペニアには，明確なゴールを設定し，攻めの栄養療法を行うことでリハの効果を向上させるリハ栄養の考え方が有用である．攻めの栄養療法は，リハ栄養ケアプロセスのリハ栄養アセスメント・診断推論とリハ栄養ゴール設定を重視して行ってほしい．

文献
1) Cederholm T, Jensen GL, Correia MITD, et al. GLIM criteria for the diagnosis of malnutrition—A consensus report from the global clinical nutrition community. Clin Nutr.

JCOPY 498-01802

2019; 38（1）: 1-9.

2) Cruz-Jentoft AJ, Bahat G, Bauer J, et al. Sarcopenia: revised European consensus on definition and diagnosis. Age Ageing. 2019. pii: afz046. doi: 10.1093/ageing/afz046.

3) 食事摂取基準策定検討会. 参考表 1 体重当たりの推定エネルギー必要量. In:「日本人の食事摂取基準」策定検討会報告書（案）. 2019. p.79.

4) 食事摂取基準策定検討会. たんぱく質の食事摂取基準. In: 食事摂取基準策定検討会.「日本人の食事摂取基準」策定検討会報告書（案）. 2019. p.127.

5) サルコペニア診療ガイドライン作成委員会. 第 3 章 サルコペニアの予防 CQ1 栄養・食事か？ サルコペニア発症を予防・抑制できるか？ In: サルコペニア診療ガイドライン 2017. 2017. p.34-5.

6) Kokura Y, Nishioka S, Okamoto T, et al. Weight gain is associated with improvement in activities of daily living in underweight rehabilitation inpatients: a nationwide survey. Eur J Clin Nutr. 2019; doi: 10.1038/s41430-019-0450-9.

7) Wakabayashi H. Rehabilitation nutrition in general and family medicine. J Gen Fam Med. 2017; 18（4）: 153-4.

8) 西岡心大. リハビリテーション栄養ケアプロセスとは. リハビリテーション栄養. 2017; 1: 17-21.

〈小蔵要司〉

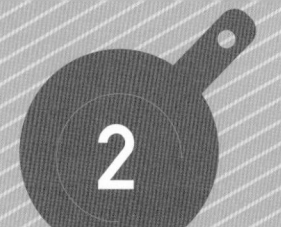

2 リハビリテーション栄養診療ガイドライン 2018 を使いこなす

ポイント

🔑 診療ガイドラインは患者と医療者においてなされる意思決定を支援することを目的とし，EBM（evidence based medicine）の考えに基づいて作成されている.

🔑 EBM は臨床現場でエビデンスを活用するための方法論であり，EBM 実践において診療ガイドラインは有用な情報源となる.

🔑 リハビリテーション栄養診療ガイドライン 2018 は「脳血管疾患」「大腿骨近位部骨折」「成人がん」「急性疾患」の臨床課題に対し，GRADE system に準じて作成されている.

🎵 はじめに

　この稿ではリハビリテーション（以下，リハ）栄養診療ガイドライン 2018[1-3] の活用方法について紹介する．臨床現場でエビデンスを活用するにあたり，「診療ガイドライン」とは何か，「EBM」とは何か整理する．さらに臨床現場における EBM の実践を通して，診療ガイドラインの活用方法について概説する.

🎵 「診療ガイドライン」とは何か

　診療ガイドラインは誰のために，何のためにあるのか．本ガイドライン策定におけるパネル会議での患者家族の声が強く印象に残っている．「ガイドラインに記載された内容は一人ひとりの治療決定に強い拘束力をもっている」とは多くの医療機関に関わってきた患者家族の声である．「診療ガイドライン」とは何か，誰のためにあるのか，遵守すべき拘束力を持つのか，使い手として共通の認識を持

JCOPY 498-01802

つ必要がある.

　診療ガイドラインとは,「診療上の重要度の高い医療行為について,エビデンスのシステマティックレビューとその総体評価,益と害のバランスなどを考慮して,患者と医療者の意思決定を支援するために最適と考えられる推奨を提示する文書」と定義されている[4].さらに Minds には「診療ガイドラインは一般的な診療方法であり,必ずしも個々の患者の状況に当てはまるとは限らない.臨床現場においての最終的な判断は,患者と主治医が協働して行わなければならない」とされている[3].したがって診療ガイドラインの推奨は決して個々の患者の診療を拘束するものではなく,患者と医療者のために,意思決定を支援することを目的として作成されている.診療ガイドラインは診療のバラつきの存在や,重要な研究成果が公表されることで診療が変わるような重要度の高い課題を取り上げ,それに対する推奨を提示している.決して医療のマニュアルではない.

♪ リハ栄養診療ガイドライン 2018 のポイント

　現時点での知見をもとに日本リハ栄養学会が中心となり,「脳血管疾患」「大腿骨近位部骨折」「成人がん」「急性疾患」4 疾患の臨床上の課題 (clinical question; CQ) に対して GRADE system[5,6]に基づき以下の推奨文がまとめられた.強化型栄養療法とは病院内での給食の提供など標準的栄養ケア,または在宅・施設での日常的な食事摂取に加えて,患者個別の栄養アセスメントに基づく栄養指導,栄養カウンセリング,経口補助食品の提供および静脈・経腸栄養を実施することを指している.選出された適格論文や方法,各アウトカムへの効果の大きさや質,判断の要約などの詳細についてはリハ栄養診療ガイドラインの全文をご覧頂きたい[1-2].

脳血管疾患

【CQ】リハを実施されている高齢の脳血管疾患患者に,強化型栄養療法は行うべきか?

【推奨】リハを実施されている急性期の高齢の脳血管疾患患者において,死亡率,感染の合併症を減らし,QOL を向上する目的に,強化型栄養療法を行うことを弱く推奨する（弱い推奨/エビデンスの確実性: 低）.

大腿骨近位部骨折

【CQ】リハを実施している 65 歳以上の大腿骨近位部骨折患者に強化型栄養療法を行うべきか?

【推奨】リハを実施している 65 歳以上の大腿骨近位部骨折の患者において,死亡

率および合併症発症率の低下や日常生活動作 (activities of daily living: ADL) および筋力の改善を目的として，術後早期からのリハと併用して強化型栄養療法を行うことを弱く推奨する（弱い推奨/エビデンスの確実性: 低い）．

成人がん

【CQ】不応性悪液質を除く成人がん患者にリハと栄養指導を組み合わせたプログラムを行うべきか

【推奨】補助化学療法または放射線療法を行う成人がん患者に対して，リハと栄養指導を組み合わせたプログラムを行うことについて一律・一定の推奨はしないこととする（エビデンスの確実性: 非常に低い）．ただし患者および家族の意向と病状を勘案し，リハと栄養指導の必要性を個別に判断することが望ましい．低栄養や悪液質を有し，ADL低下を認める成人がん患者に対するリハと強化型栄養療法の組み合わせ効果については現時点でエビデンスが存在せず特定の推奨を行うことはできない．

急性疾患

（発症から短時間で急激に症状が生じるあらゆる疾患を指す．acute illness）

【CQ】リハを実施されている急性疾患患者に強化型栄養サポートを行うべきか？

【推奨】リハを実施されている急性疾患患者に対して強化型栄養療法を行うことを弱く推奨する．ただし，自主的リハに加え強化型リハプログラムの併用が望ましい（弱い推奨/エビデンスの確実性: 非常に低い）．

✎ EBM 実践に診療ガイドラインを活用する

● 診療ガイドライン作成過程を理解し EBM 実践に活かす

診療ガイドラインは「エビデンスに基づいた医療」と訳される evidence based medicine (EBM) の考え方に基づいて作成される．EBM は 5 つの step で進められる．疑問・問題を定式化し（step 1），疑問・問題を解決するための情報を収集し（step 2），集めた情報を批判的に吟味し（step 3），情報を患者に適用し（step 4），患者への適応した step 1〜4 を振り返る（step 5）．EBM とは step 1〜5 の流れで構成される，臨床現場でエビデンスを活用するための方法論である．

診療ガイドラインの作成過程は EBM の考えに基づく．目的とする臨床上の課題（CQ）を決定し（step 1），CQ に関連する国内外の研究を系統的に検索し，各々の治療法などの効果の大きさ（エビデンス）を収集する（step 2）．収集された研究を批判的に吟味し（step 3），その統合されたエビデンスをもとに診療ガイドラインパネル会議において推奨度とエビデンスの質（確実性）を決定し，患者

と医療者の意思決定を支援するために最適と考える推奨文を作成する（step 4）という手順となる.

　エビデンスを統合する際，研究は同一のテーマに対するものであっても，研究デザインの違い，研究対象の違い，介入方法の違い，アウトカムの測定方法の違い，統計的な不確実性などによって，必ずしも同一の結果を示すとは限らない．エビデンス総体を構成する研究を系統的に検索・収集し，評価・統合する一連のプロセスをシステマティックレビュー（systematic review: SR）といい，偏り（bias）を避ける最善の方法となる[4]．リハ栄養診療ガイドライン作成はエビデンスを統合する方法として，SR を用いた GRADE system[5,6]に準拠し，Minds 診療ガイドライン作成の手引き 2014[4]を参考に作成されている．推奨文，推奨度はエビデンス総体だけではなく，患者家族の意向や価値観，費用対効果，環境，医療者の専門性を考慮し，決定されている．一例を挙げると，成人がんでは運動療法の介入が QOL を低下させる可能性が否定できず，その高い脱落率から，リハ栄養の介入をしないことを推奨原案としていた．しかし，パネル会議における患者家族のリハ栄養介入への意向・価値観を取り入れ，成人がん推奨文が作成され，がん患者へのリハ栄養の介入を否定はしなかった．エビデンス，医療者の技術・経験から公平に判断する立場をとるも，患者家族の意向や価値観を取り入れて推奨文は作成されている.

　このような過程を経て作成されたリハ栄養診療ガイドラインは，臨床現場でEBM の実践を行う中で，Step 2，Step 3 の手順を代行し，治療方針を立てる際の Step 4 を支援するための有用な情報源となる.

●目の前の患者一人ひとりに診療ガイドライン適応を判断する

　その診療ガイドラインも，信頼できるものであるかを批判的に吟味し，記載内容が目の前の患者にとってベストなものかどうか，どのように適用するかを判断する必要がある．まず併存疾患などの臨床状況や患者個人の因子，社会的環境，医療環境など含めた状況を把握する．診療ガイドラインを参照し，エビデンス，患者の病状と周囲を取り巻く環境，患者の意向と行動（価値観），医療者の技術・経験をバランスよく考慮し，一人ひとりの患者においてベストな診療を選択することが重要となる 図1 [7]．推奨だけでは解決しない問題が存在し，独力で適切な患者への適応，選択ができない場合，カンファレンスで提示するなどして先輩・同僚の意見を聞くことも一つの手段だろう．選択した結果が推奨する場合であっても，異なる場合であっても，診療ガイドラインを示した上で，医療者としての自分の判断について十分な説明を行う．その上で患者の考えをよく聞き，話

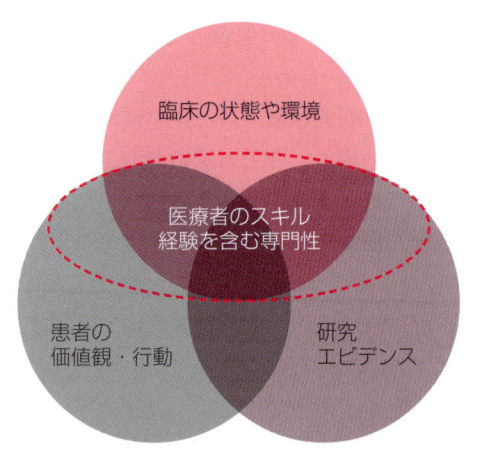

図1 科学的証拠に基づいた臨床決定のためのモデル
（意思決定方法を検討するためのガイド）
(Haynes RB, et al. BMJ Evidence-Based Medicine. 2002; 7: 36-8)[7]

し合い，合意形成を目指すことが何より重要となる．

●期待されるべき効果・結果が得られなかった場合の要因分析

診療ガイドラインに該当すると判断されたが，本来期待されるべき効果，結果が得られないときに，診療ガイドラインの想定内の事象なのか，想定外なのかを見極め，EBM における Step 1〜4 を振り返ることが重要となる．個々の医療者が経験的に自分の判断で診療ガイドラインの推奨をアレンジするのではなく，診療ガイドラインに準じた方法からどのようにアレンジしていったのかを明確にしていく．その振り返りが，新たな患者へ適応すべき臨床経験と，新たな診療ガイドライン作成のための基準として蓄積され，未来の不特定多数の患者に活かされる．

●未来の不特定多数の患者に向けた診療ガイドライン適応への反映

診療ガイドラインは一度作成されれば完成ではなく，常に進化する必要がある．リハ栄養診療ガイドライン[1-3]を GRADE system[5,6]に準拠して推奨を作成したことで，現時点におけるリハ栄養介入にどこまで期待できるのかが明確になった．しかしながら，エビデンス総体を構成する研究の少なさ，エビデンスの確実性や推奨度は低いのが現状である．5 年後の改訂に向けて，EBM 実践に基づく診療ガイドラインの活用経験の積み重ねと，診療ガイドライン改訂に向けて質の高い臨床研究の蓄積が望まれる．

JCOPY 498-01802

♩さいごに

　以上,「診療ガイドライン」とは何か,「EBM」とは何か整理し,臨床現場における EBM の実践を通した診療ガイドラインの活用方法について概説した. 臨床家として EBM の実践を通じ,眼前の患者・状況において適切な対応を考える姿勢が診療ガイドラインを使いこなす上で重要である. リハ栄養診療ガイドラインが活用されることでさらに進化し,眼前の患者に提供されるリハ栄養の質の向上,ひいては,医療全体の質の向上に繋がることを願っている.

文献

1) 日本リハビリテーション栄養学会　診療ガイドライン作成委員. リハビリテーション栄養学会診療ガイドライン 2018 年版. リハビリテーション栄養. 2018; 2: 256-90.
2) 日本リハビリテーション学会ホームページ. https://sites.google.com/site/jsrhnt/gaidorain（2019.5.7 アクセス）
3) 日本医療機能評価機構: 医療情報サービス Minds. Minds ガイドラインライブラリ https://minds.jcqhc.or.jp/（2019.5.7 アクセス）
4) 森官敏夫, 吉田正博, 小島原典子. Minds 診療ガイドライン作成の手引き 2014. 東京: 医学書院; 2014. p.3. http://minds4.jcqhc.or.jp/minds/guideline/handbook2014.html（2019.5.7 アクセス）
5) GRADE working group, The GRADE working group. http://www.gradeworkinggroup.org/（2019.5.7 アクセス）
6) 相原守夫. 診療ガイドラインのための GRADE システム. 3 版. 東京: 中外医学社; 2018.
7) Haynes RB, Devereaux PJ, Guyatt GH. Clinical expertise in the era of evidence-based medicine and patient choice. BMJ Evidence-Based Medicine. 2002; 7: 36-8.

〈熊谷直子〉

3

なぜ「攻めの栄養療法」が重要か ― 口からの摂取をあきらめないために

ポイント

🔑 高齢者の入院中に行われる不必要な安静禁食は，摂食嚥下機能の低下を招く可能性があり，口から食べる機会を奪うことにつながる．

🔑 サルコペニアの摂食嚥下障害の改善には，摂食嚥下リハビリテーションと同時に栄養改善を行う必要がある．

🔑 サルコペニア，低栄養の改善には，攻めの栄養療法が重要である．

はじめに

我が国では高齢化に伴って，要介護高齢者も増加している．要介護になる原因として，認知症，脳卒中，骨折，高齢者の衰弱があげられる．これらの患者は低栄養であることが多い．高齢者が入院中の不必要な安静禁食によって，摂食嚥下機能が低下し，経口摂取が困難となる場合がある．このような場合は摂食嚥下訓練のみで再び経口摂取を獲得することは困難なことがあり，同時に栄養改善を行うことによって摂食嚥下機能が改善することがある．本稿では経口摂取を継続するための攻めの栄養療法の重要性について述べる．

経口摂取が困難となる原因

摂食嚥下障害の後天的な原因は次のとおりである．舌がん，喉頭がん，歯の脱落などによる器質的変化と，脳血管疾患，頭部外傷，神経筋疾患などの神経・筋の変化や老化による機能的変化である．近年，高齢化に伴い，サルコペニアを原因とする摂食嚥下障害が注目されている．

JCOPY 498-01802

サルコペニアの摂食嚥下障害になりやすい対象として，フレイル高齢者が挙げられる．フレイルとは加齢に伴うホメオスタシスの低下，外的ストレスに対する脆弱性によって，要介護状態になりやすい状態である．近年フレイル高齢者の増加が問題となっており，身体的フレイルの主な原因はサルコペニアである．

入院時にサルコペニアを有していない患者が，退院時にはサルコペニアを有することがある．原因の一つとして，医原性サルコペニアが挙げられる．医原性サルコペニアは入院中の急性，慢性炎症や医原性因子によって引き起こされるサルコペニアである．医原性因子とは不必要な安静によって引き起こされる活動関連サルコペニア，不必要な禁食と不適切な栄養管理によって引き起こされる栄養関連サルコペニアなどの不適切な医療を指している．医原性サルコペニアは，主に医療従事者によって引き起こされる[1]．入院時に嚥下障害がなかった高齢患者を対象とした報告で，嚥下障害の発症と，骨格筋量，日常生活動作（ADL），体格指数（BMI）の独立した関連が明らかとなっている[2]．医原性サルコペニアは摂食嚥下障害の原因となる．

♪ 疾病構造の変化とサルコペニアの摂食嚥下障害への対応

高齢化に伴い，疾患治療においても併存疾患の増加，ポリファーマシー，認知症などを視野に入れた老年医学が注目されている．高齢者の摂食嚥下機能の低下においても，併存疾患，薬剤，認知症との関連を認める．そのため，摂食嚥下訓練中心の従来型の摂食嚥下障害への対応ではサルコペニアを伴う摂食嚥下障害は改善しにくい．サルコペニアを伴う摂食嚥下障害の増加を背景に 2018 年，日本摂食嚥下リハビリテーション（リハ）学会，日本サルコペニア・フレイル学会，日本リハ栄養学会，日本嚥下医学会の 4 学会が「サルコペニアと摂食嚥下障害 4 学会合同ポジションペーパー」[3]を発表した．同ポジションペーパーにおいて，サルコペニアと摂食嚥下障害の関連について 4 学会が統一見解を示した．ポジションペーパーには次の内容が含まれている．サルコペニアによって生じる嚥下障害は活動の低下，低栄養，疾患による全身の筋肉と，嚥下関連筋の二次性サルコペニアと関連している．がん，心大血管疾患術後，アルツハイマー型認知症では全身の筋肉量減少と摂食嚥下機能に関連を認める．サルコペニアの摂食嚥下障害の治療として摂食嚥下リハと栄養改善を併用することが重要であり，通常の摂食嚥下リハだけでは改善が難しい．サルコペニア，経口摂取，栄養状態は相互に関連しあい，なかでも経口摂取と十分な栄養量の確保はサルコペニアと摂食嚥下機能の改善に影響することがうかがえる．また，ポジションペーパーは摂食嚥下障害

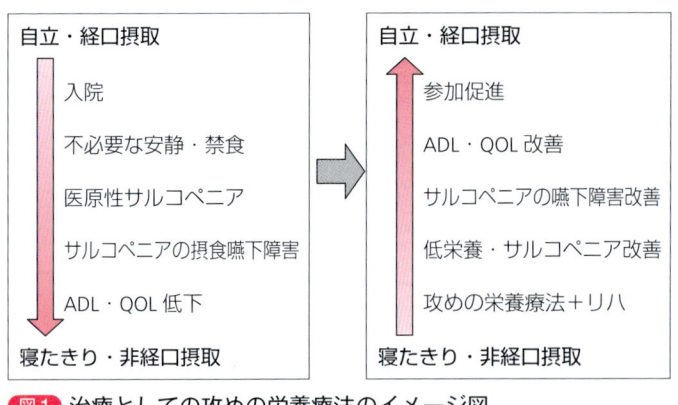

自立・経口摂取

入院

不必要な安静・禁食

医原性サルコペニア

サルコペニアの摂食嚥下障害

ADL・QOL 低下

寝たきり・非経口摂取

自立・経口摂取

参加促進

ADL・QOL 改善

サルコペニアの嚥下障害改善

低栄養・サルコペニア改善

攻めの栄養療法＋リハ

寝たきり・非経口摂取

図1 治療としての攻めの栄養療法のイメージ図

を認めない高齢者の，入院中のサルコペニアの摂食嚥下障害の発症は予防できる可能性を示唆している．発症予防にはサルコペニア，低栄養，低 ADL をリハや栄養管理で改善することが重要である．

サルコペニアの嚥下障害に対する治療としての攻めの栄養療法 図1

●低栄養とサルコペニアを改善する

　回復期リハ病棟入院時に経管栄養を行っていた患者を対象とした多施設研究では，低栄養リスクが経口摂取の獲得を阻害する因子であった[4]．しかし，入院患者の低栄養が治療に与えるリスクは十分に認識されておらず，認識されている場合でも栄養介入は不十分なことが多い．不適切な栄養管理によって低栄養になり，全身の筋肉および嚥下筋の低下を引き起こす．低栄養やサルコペニアの改善には，攻めの栄養療法が重要である．

　サルコペニアの摂食嚥下障害の改善に，攻めの栄養療法が有効である根拠として3例のケースレポート[5-7]があり，いずれも嚥下機能の改善を認めている．この3例に共通している栄養療法は，理想体重当たり 32〜35 kcal/kg 程度のエネルギー補給により 10 kg 程度の体重増加を認めていることである．また，チーム介入が行われ，多角的な評価による攻めの栄養療法が行われている．サルコペニアの摂食嚥下障害に対応するためには，サルコペニア，低栄養改善に対して攻めの栄養療法が多職種によって行われることが望ましい．栄養介入を行う場合には国際生活機能分類（ICF），栄養状態，サルコペニアなどを多職種で評価する．その

うえで具体的な目標設定を行い介入するリハ栄養の考え方を取り入れることが有効である．

● 早期に経口摂取を開始する重要性

　従来の摂食嚥下障害への対応は摂食嚥下訓練を中心として行われていた．脳卒中を原因とする摂食嚥下障害の場合は，摂食嚥下リハの実施と時間経過によって嚥下機能の改善がみられることが多い．そのため栄養摂取量に注意が払われることが少なかった．しかし，サルコペニアの摂食嚥下障害の改善には低栄養，サルコペニアの改善が重要であり，攻めの栄養療法が重要な役割を果たす．サルコペニアの摂食嚥下障害でも，可能であれば経口から必要栄養量を補給することが望ましい．食形態は嚥下機能評価の結果を踏まえて，摂取するのにかかる時間，嚥下筋の疲労を考慮して決定する．適切な量と食形態の食事を提供することが，口腔機能や摂食嚥下機能の維持と改善につながる．一方で，経口摂取だけでは必要栄養量を確保できない場合もある．少量であっても経口摂取は，嚥下機能の改善において重要である．十分な栄養量が確保できない場合には静脈栄養や経管栄養を用いて必要栄養量を確保する．口からの摂取にこだわることを大前提として，不足が生じる場合には積極的に必要栄養量の確保を行う「攻めの栄養療法」の視点が，口からの摂取を維持することにつながる．

♪ 口からの摂取をあきらめないために

　口から摂取することで，これを介して行われる家族団欒や，味，香り，食感などの周囲との共有，レジャーとしての外食などが付加価値として得られる．経口摂取ができないということは高齢者の活動，参加の阻害因子となる．患者の栄養状態の維持や，ADL 向上以外にも，精神面に影響を与える行為として重要な役割を果たしている．重度の摂食嚥下機能障害の患者にとって経口摂取は誤嚥や窒息のリスクを伴うが，静脈栄養や経管栄養による栄養補給は決して 100％ 安全な方法ではない．静脈栄養ではカテーテル感染症，経管栄養では逆流，誤嚥などのリスクを伴う．静脈栄養のみの栄養管理は消化管を使用しないことによる免疫能低下のリスクも伴う．また，経口摂取を行わないと，嚥下機能の低下が進む．我々医療者が「とりあえず禁食」の指示をすることによって，口から摂取する機会を奪うことは避けなければならない．摂食嚥下障害における攻めの栄養療法は，医原性サルコペニアの予防と，低栄養とサルコペニアの改善のために，必要な栄養量と食形態を確保することである．口からの摂取をあきらめないためには，多職種で評価し判断することが重要である．その禁食の指示が治療上必要か，経口摂

取の可能性が残っていないかを口腔機能，摂食嚥下機能，サルコペニア評価，栄養評価を行い判断することが望ましい．

♪ さいごに

　口からの摂取をあきらめないためには，早期にサルコペニア，栄養状態，口腔機能を含めた多角的な摂食嚥下機能の評価が不可欠である．いずれかの低下を認める場合には原因を評価しその改善を行う．改善が困難な場合には機能の維持に努める．高齢者の場合は特に一つの項目のみが低下していることは少なく重複していることが多い．このような場合にこそ攻めの栄養療法は力を発揮する．適応がある場合に，攻めの栄養療法を行わないことは患者の食べる機会を奪い，その先につながる ADL の改善の機会を奪うことになる．栄養管理に携わる者は，患者が口から食事を摂取し，活動，参加への扉を開く存在であってほしい．

文献

1) Nagano A, Nishioka S, Wakabayashi H. Rehabilitation nutrition for iatrogenic sarcopenia and sarcopenic dysphagia. J Nutr Health Aging. 2019; 23（3): 256-65.
2) Maeda K, Takaki M, Akagi J. Decreased skeletal muscle mass and risk factors of sarcopenic dysphagia: a prospective observational cohort study. J Gerontol A Biol Sci Med Sci. 2017; 72（9): 1290-4.
3) Fujishima I, Fujiu-Kurachi M, Arai H, et al. Sarcopenia and dysphagia: position paper by four professional organizations. Geriatr Gerontol Int. 2019; 19（2): 91-7.
4) Nishioka S, Okamoto T, Takayama M, et al. Malnutrition risk predicts recovery of full oral intake among older adult stroke patients undergoing enteral nutrition: secondary analysis of a multicentre survey (the APPLE study). Clin Nutr. 2017; 36 (4): 1089-96.
5) Wakabayashi H, Uwano R. Rehabilitation nutrition for possible sarcopenic dysphagia after lung cancer surgery: a case report. Am J Phys Med Rehabil. 2016; 95: e84-9.
6) Maeda K, Akagi J. Treatment of sarcopenic dysphagia with rehabilitation and nutritional support: a comprehensive approach. J Acad Nutr Diet. 2016; 116: 573-7.
7) Hashida N, Shamoto H, Maeda K, et al. Rehabilitation and nutritional support for sarcopenic dysphagia and tongue atrophy after glossectomy: a case report. Nutrition. 2017; 35: 128-31.

〈二井麻里亜〉

JCOPY 498-01802

口からの摂取をあきらめないための KT バランスチャート

ポイント

🔑 口から食べることを攻めていくためには，評価を可視化できる KT バランスチャートが効果的である．

🔑 KT バランスチャートは信頼性と妥当性が検証済である．

🔑 口からの摂取へ挑むためには，攻めの栄養管理が重要であり，状況を見極めて栄養ルートを選択し，早期経口摂取を行う．

♪ はじめに

　私たちは経口摂取の重要性を十分理解している．栄養補給において経口摂取がその他の栄養補給手段と比較してどれだけ素晴らしいかも認知している．しかし，理解・認知しているからと言って，「行動しているか？　挑んでいるか？」と聞かれたら，外的圧力や阻害因子を理由にして踏みとどまってはいないだろうか？　口から食べる幸せを守る会・代表小山珠美氏の講演会へ初めて参加した時，経口摂取を願う患者家族へ寄り添い，高度なスキルを持つ看護師がどんどん挑んでいる姿を拝聴し感銘を受けた．小山氏らは，口から食べる幸せをサポートする包括的スキルとして観察と実践からアセスメントと支援方法が導き出せる「口から食べるバランスチャート」（KT バランスチャートと呼称）の開発と普及そして信頼性，妥当性の検証を行った．その結果，KT バランスチャートは，多くの医療福祉スタッフへと広まりつつあり，昨今では，在宅，地域住民へ対象をひろげ食事サポーター制度を導入した．食と栄養に関わる管理栄養士としては，先頭切って攻めている小山氏へ続くことが責務と考える．本稿では，KT バランスチャートを媒体として攻めの栄養管理について報告する．

♪ KT バランスチャートの概要

KT バランスチャートの評価内容は，

1）心身の医学的視点（食べる意欲，全身状態，呼吸状態，口腔状態）
2）摂食嚥下の機能的視点（認知機能，咀嚼・送り込み，嚥下）
3）姿勢・活動的視点（姿勢・耐久性，食事動作，活動）
4）摂食状況・食物形態・栄養的視点（摂食状況レベル，食物形態，栄養）
の 13 項目で構成されている．

13 項目それぞれを 1〜5 点でスコア化し，評価点の低い項目へのケアの充実とステップアップしていくためのアプローチスキルを融合させた．1 点: かなり不良もしくは困難，2 点: 不良もしくは困難，3 点: やや不良もしくは困難，4 点: 概ね良好，5 点: かなり良好という評価であり，各 13 項目において判定基準やステップアップへ至るための基準が示されている．評価の高い項目を良好な側面として維持し，強みから不足分をカバーできるアプローチを展開することで，生活者としてバランスと調和を包括的に目指している．KT バランスチャートを用いた包括的視点は，介入が必要な側面と良好な能力，介入後の変化が可視化されるので，対象者や家族も含めた多職種間で現在の状況共有が可能である．対象者の不足な点が焦点化されることは，具体的プランを作成する上で効果的である．

♪ 口からの摂取をあきらめないための多職種の攻めるアプローチ

KT バランスチャートの各項目は，次に示すように，各職種の専門性に沿って分けられている．①食べる意欲，②全身状態，③呼吸状態，④口腔状態，⑤認知機能（食事中），⑥咀嚼・送り込み，⑦嚥下，⑧姿勢・耐久性，⑨食事動作，⑩活動，⑪摂食状況レベル，⑫食物形態，⑬栄養である．それぞれの専門分野を超えた多領域にお互いに関わることで，チームで取り組む強みが発揮される．KT バランスチャート 13 項目の 5 段階評価基準の一部を 図1 に示した．

♪ 口からの摂取をあきらめないための摂食嚥下調整食における栄養補給方法

KT バランスチャート⑫食物形態では，図1 のとおりに分類される．安全・安楽・自律性を高めるための食物形態選択の目的としては，以下の点に留意が必要である．1）摂食嚥下機能，嗜好，食欲に応じて食物形態の選択ができる．2）栄

JCOPY 498-01802

⑪摂食状況レベル

評価	⑪摂食状況レベル
1	人工栄養のみ，もしくは間接嚥下訓練のみ
2	少量の経口摂取は可能（直接嚥下訓練含む）だが，主に人工栄養に依存
3	半分以上が経口摂取で，補助的に人工栄養を使用
4	形態を変えた食事や飲料を経口摂取，人工栄養は使用しない
5	形態を変えずに食事や飲料を経口摂取，人工栄養は使用しない

⑫食物形態

評価	⑫食物形態
1	口からは何も食べていない
2	ゼリーやムース食を主に食べる
3	ペースト食を主に食べる
4	咀嚼食を主に食べる
5	普通食を主に食べる

⑬栄養

評価	⑬栄養
1	栄養状態がとても悪い
2	栄養状態が悪い
3	栄養状態が悪くない
4	栄養状態が良い
5	栄養状態がとても良い

図1 KT バランスチャート評価基準一覧の一部
(口から食べる幸せをサポートする包括的スキル 第2版. 医学書院；2017より)

養状態を良好に保つことができる．3)誤嚥性肺炎などのリスクの軽減をはかる．4) 食欲低下や食事拒否を招かぬよう，適正な食物形態にこだわりすぎない．チャートの項目に応じた栄養補給方法では，1点では，経腸栄養量の充足と消化器系の合併症予防と対応，2点と3点では，何らかの形で栄養補給を積極的に行う必要がある．理由としては，全体量が多いと全量摂取困難，エネルギー不足，体調に左右されて摂取不足等が予想できる．そのため通常食品のみで必要量を充足させることは困難である．4点では，食事内容が普通食へと近づいている状況であり，栄養補給内容の幅が広がる．嗜好を考慮した提供がより食意欲を高めて栄養補給につながる場合も経験する．5点では，リハがより積極的に実施されることが予想されるので体重測定を実施しながらの必要エネルギー評価が重要となる．各段階において共通した注意事項は，水分の in out バランスの確認である．経口摂取に注意が向きすぎて水分不足や経腸栄養から離脱した患者に，経口移行

後，食べたくない，ぼーっとしている，リハに行く元気がでない等の症状が徐々にあらわれることがある．このような患者に静脈栄養を数日行うと改善する様子を目にすることがある．逆に，心不全等で水分制限が必要な患者へ，通常と同じように各食コップ1杯，食間も各1回　計180×6回＝1080 mLを提供し，循環器科医師から水分制限指示がされていたことを遅れて気づく場合もあるため注意が必要である．その他の注意点としては，2〜4点の段階で経腸栄養を1日1回または2回と栄養補給的に実施する場合は，再栄養アセスメントを行うことが挙げられる．嚥下調整食における摂取栄養量，体重減少率，リハの時間や訓練状況等と経腸栄養量の検討が必要である．食形態を考えながら全身状態に目を向け，問題が予想できれば，何らかの策を検討していく．

♪ KTバランスチャートの信頼性と妥当性について

　Koyamaらは，高齢者肺炎への入院後早期の食支援開始は入院期間短縮と経口摂取率改善の効果を示した[1]．食支援の確立には，対象者の観察や食支援の実践からえたアセスメント支援方法の検討や改善が必要である．Maedaらは，KTバランスチャート（英語名: KT index）のツールとしての信頼性と妥当性を検証した[2]．特筆すべき点は，信頼性（再現性）の検討を介護施設スタッフの評価で行ったことである．KTバランスチャートを回復期リハ病棟に導入すると，リハアウトカムであるFIM利得，FIM効率，実績指数いずれも有意に改善した[3]．また，入院中の平均エネルギー，たんぱく質摂取量も導入前と比較して導入後が有意に増加し，入院期間の短縮も示唆された[3]．

♪ KTバランスチャートの使用例（熊本リハビリテーション病院の場合）

　当院においては，脳卒中後の嚥下障害による経腸栄養患者を中心にKTバランスチャートを実施している．KTバランスチャートの管理は言語聴覚士が行い，多職種で3食経口摂取までは毎週入力，経口摂取移行後は，毎月入力している．毎週火曜日の摂食嚥下カンファレンスにおいて，対象者の摂食嚥下機能における変化やアプローチ内容，予後予測等をKTバランスチャートの電子カルテ画面にてレーダーチャートを見ながらディスカッションをしている．KTバランスチャートの評価を入力する担当職種を 表1 に示した．筆者の感想としては，KTバランスチャートにおける嚥下障害のアプローチ状況，患者の強みと弱みの理解が可能である．例えば，「栄養状態だけが改善していない」がレーダーチャートに

表1 当院におけるKTバランスチャート評価担当

KTバランスチャート項目	担当職種
1 食べる意欲　2 全身状態　3 呼吸状態	看護師
4 口腔状態	歯科衛生士
5 認知機能（食事中）　6 咀嚼・送り込み　7 嚥下	言語聴覚士
8 姿勢・耐久性	理学療法士
9 食事動作　10 活動	作業療法士
11 摂食状況レベル　12 食物形態　13 栄養	管理栄養士

よってみえる化され，再栄養アセスメントの栄養計画の修正等へつなげることができる点が優れていると感じる．また，多職種のアプローチ状況等についてKTバランスチャートをもとにディスカッションするので，情報共有と相互理解，共通目標の明確化，訓練の進捗状況に応じた栄養調整，今後想定される問題等についての検討が可能となった．

♪KTバランスチャートを使用する際の注意点

各段階には，到達目標と次にステップアップへの評価基準，必要な達成目標が提示してある．KTバランスチャートエッセンスノート[4]を利用して正確な評価と多職種でディスカッションを繰り返し実施していくことが必要である．また，KTバランスチャートは点数の上昇だけを見るのではない．終末期にある人は点数が減っていく．その際には，患者のQOLを考えた場合，どのようなアプローチが最適なのかも考えなければならない．また，フレイル高齢者への予防的視点や障害のある小児への食事支援にも使用できる．高齢者の健康寿命延伸のため，フレイル予防的見地から使用，また障害のある小児においては，成長に応じたできる機能を確認できる．

KTバランスチャートによる評価と支援のサイクルを示す　**図2**．

♪さいごに―今後の口からの摂取をあきらめない取り組みを地域へむけて―

現在NPO法人口から食べる幸せを守る会（KTSM）では，口からの摂取をあきらめない取り組みを地域へむけて発信していくために食事サポーター養成を行っている．超高齢社会の日本において「口から食べる取り組み」は病院・施設のみに頼るのではなく，地域の方にも知識を持ってもらいすすめていく必要があ

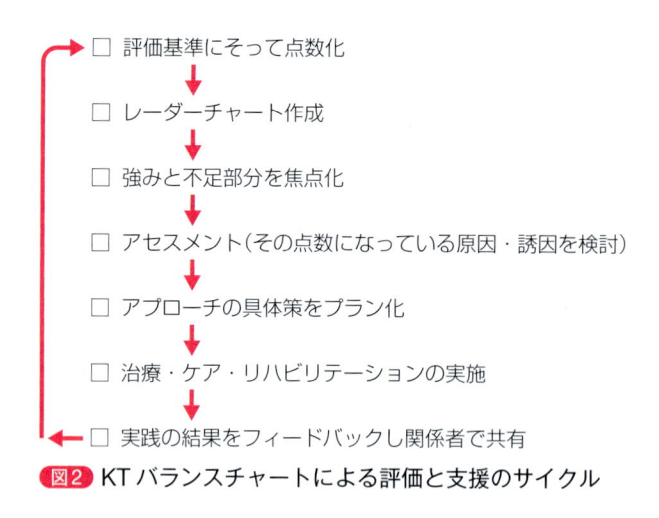

- □ 評価基準にそって点数化
- □ レーダーチャート作成
- □ 強みと不足部分を焦点化
- □ アセスメント（その点数になっている原因・誘因を検討）
- □ アプローチの具体策をプラン化
- □ 治療・ケア・リハビリテーションの実施
- □ 実践の結果をフィードバックし関係者で共有

図2 KTバランスチャートによる評価と支援のサイクル

る．高齢者の増加に伴い，要介護高齢者も増加しており，摂食嚥下障害は今後も増加していくことが予想される．口から食べることのサポートは，口腔機能・身体活動・栄養状態・社会参加などを良好に保つことにつながるためフレイル対策や食育にも貢献できる．これらの制度を展開することは地域住民の健康寿命の延長，介護予防へつながる．その結果，医療費・介護費用の削減だけでなく「人生の最期まで食べて幸せに暮らしたい」という誰もが願う人生のテーマの達成になると小山氏は食事サポーター養成を計画した[5]．食事サポーターの役割としては，口から安全に食べるための正確な知識を持ち，食事を自力で摂取困難な人達への理解を深める．そして基本的な食事介助方法を修得することで，大切な家族の幸せを守り安心して生活ができることへつながる．今後ますます食事サポーターのニーズは多大となる．幸せに食べ続けられる社会となるよう管理栄養士も行動を起こすべきである．

参考書籍

- 小山珠美，編集．口から食べる幸せをサポートする包括的スキル─KTバランスチャートの活用と支援（第2版）．医学書院．
- 小山珠美，前田圭介，著．KTバランスチャートエッセンスノート．医学書院．
- おいしく食べ続けたい！食事サポーター講座標準テキスト．NPO法人口から食べる幸せを守る会．

※KTバランスチャートを臨床においてご利用される場合は許諾申請の必要はありませんが，研究実績等を蓄積していくために，KTバランスチャートを用いた研究発表や実践報告を学会等で行った場合は，下記までご一報いただければ幸いです．
医学書院看護出版部KTバランスチャート係
ktbc@igaku-shoin.co.jp

※「KT バランスチャート」および「KTBC」は，特定非営利法人口から食べる幸せを守る会の登録商標です（商標登録第 5947805 号，5947806 号）．

文献

1) Koyama T, Maeda K, Anzai H, et al. Early commencement of oral intake and physical function are associated with early hospital discharge with oral intake in hospitalized elderly individuals with pneumonia. J Am Geriatr Soc. 2015; 63 (10): 2183-5.
2) Maeda K, Shamoto H, Wakabayashi H, et al. Reliability and validity of a simplified comprehensive assessment tool for feeding support: Kuchi-Kara Taberu Index. J Am Geriatr Soc. 2016; 64 (12): e248-252.
3) Waza M, Maeda K, Katsuragawa C, et al. Comprehensive tool to assess oral feeding support for functional recovery in post-acute rehabilitation. J Am Med Dir Assoc. 2019; 20 (4): 426-31.
4) 小山珠美，前田圭介．KT バランスチャートエッセンスノート．東京: 医学書院; 2018.
5) 食事サポーター　NPO 法人口から食べる幸せを守る会．http://ktsm.jimdo.com/

〈嶋津さゆり〉

口からの摂取をあきらめないための KT バランスチャート

5 低栄養・サルコペニアの診断方法

ポイント

🔑 低栄養診断は GLIM criteria を用い，①スクリーニング，②アセスメント，③診断，④重症度判定の手順で行う．

🔑 サルコペニアは，進行性，全身性に生じる骨格筋疾患で，転倒，骨折，身体障害および死亡率といった不良な転帰の増加に関連する．

🔑 サルコペニアの診断には，アジア人の基準である AWGS を用いることが望ましい．

♪ はじめに

2010 年，European Working Group on Sarcopenia in Order People（EWGSOP）によってサルコペニアの定義が発表され，2018 年に改訂された（EWGSOP2）[1,2]．EWGSOP2 では，「サルコペニアは，進行性，全身性に生じる骨格筋疾患で，転倒，骨折，身体障害および死亡率といった不良の転機の増加に関連する」と定義された[2]．これは，サルコペニアが高齢者だけではなく，若年者にもみられることを示唆している．さらに，EWGSOP2 では，低栄養に関連したサルコペニアという概念が提唱された．低栄養を早期に発見することが，サルコペニアの発症予防・抑制することが必要である[2]．

♪ 低栄養の診断方法（GLIM criteria）

2018 年，世界の静脈経腸栄養関連の学会である，欧州臨床栄養代謝学会（ESPEN）・米国静脈経腸栄養学会（ASPEN）・南米栄養治療・臨床栄養代謝学会（FELANPE）・アジア静脈経腸栄養学会（PENSA）の代表者で構成される the

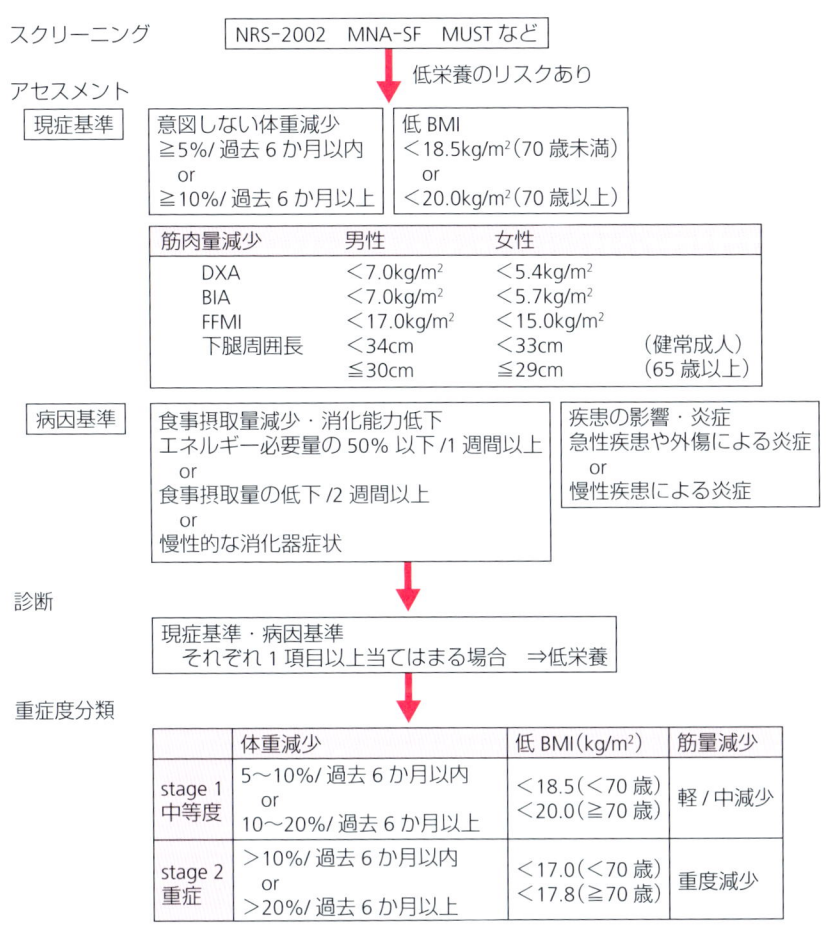

スクリーニング NRS-2002 MNA-SF MUST など

↓ 低栄養のリスクあり

アセスメント

| 現症基準 | 意図しない体重減少 ≧5%/過去6か月以内 or ≧10%/過去6か月以上 | 低BMI <18.5kg/m²（70歳未満） or <20.0kg/m²（70歳以上） |

筋肉量減少	男性	女性	
DXA	<7.0kg/m²	<5.4kg/m²	
BIA	<7.0kg/m²	<5.7kg/m²	
FFMI	<17.0kg/m²	<15.0kg/m²	
下腿周囲長	<34cm	<33cm	（健常成人）
	≦30cm	≦29cm	（65歳以上）

| 病因基準 | 食事摂取量減少・消化能力低下 エネルギー必要量の50%以下/1週間以上 or 食事摂取量の低下/2週間以上 or 慢性的な消化器症状 | 疾患の影響・炎症 急性疾患や外傷による炎症 or 慢性疾患による炎症 |

診断

現症基準・病因基準
　それぞれ1項目以上当てはまる場合　⇒低栄養

重症度分類

	体重減少	低BMI(kg/m²)	筋量減少
stage 1 中等度	5〜10%/過去6か月以内 or 10〜20%/過去6か月以上	<18.5(<70歳) <20.0(≧70歳)	軽/中減少
stage 2 重症	>10%/過去6か月以内 or >20%/過去6か月以上	<17.0(<70歳) <17.8(≧70歳)	重度減少

図1 GLIM criteria での低栄養診断の流れ（アジアの場合）（文献3〜6より）

Global Leadership Initiative on Malnutrition（GLIM）によって，GLIM criteria が発表された[3]．GLIM criteria の診断基準では，①スクリーニング，②アセスメント，③診断，④重症度判定の順で低栄養の診断から重症度判定までを行う**図1**．

● **スクリーニング**

　従来使用されている信頼性と妥当性が検証済みであるツールを使うこととされ，Nutritional Risk Screening（NRS）-2002, Mini Nutritional Assessment-Short Form（MNA®-SF）, Malnutrition Universal Screening Tool（MUST）な

どが挙げられる．スクリーニングの結果，対象者が低栄養のリスクを示した場合，低栄養の診断へ進む．

●アセスメント

現症基準3項目と病因基準2項目の評価を行う．現症基準は，1）意図しない体重減少，2）低 BMI，3）筋肉量減少からなる．低 BMI と筋肉量の評価はアジア人のための基準が提供されている．筋肉量の評価は，二重エネルギー X 線吸収測定法（DXA），生体インピーダンス法（BIA），コンピュータ断層撮影（CT），磁気共鳴画像（MRI）などで計測した身体組成測定を用いるのが望ましいとされている．DXA および BIA の四肢骨格筋量の基準は，アジア人のサルコペニア診断基準 Asian Working Group for Sarcopenia（AWGS）の評価基準が採用されている．四肢骨格筋量指数（appendicular skeletal muscle mass index: ASMI）は，四肢の筋量の合計（appendicular skeletal muscle mass: ASM）を身長（m）の2乗で除した値となる．また，除脂肪量指数（fat-free mass index: FFMI）は，身長と体重，DXA・BIA 等の体脂肪率から計算できる．四肢骨格筋量の測定に用いる DXA・BIA を置いていない施設もあるが，下腿周囲長で代用することもできる．日本人を対象とした下腿周囲長を用いた骨格筋量の減少判断のためのカットオフ値は，地域在住高齢者は男性34 cm 未満，女性33 cm 未満，入院高齢者では男性30 cm 以下，女性29 cm 以下である[4,5]．

病因基準は1）摂取量減少・消化吸収，2）疾患の影響・炎症の2項目からなる．摂取量減少・消化吸収の項目は，1週間以上エネルギー必要量50％以下の食事摂取量，2週間以上持続する食事摂取量の低下，慢性的な食物消化吸収障害となっている．慢性的な食物消化吸収障害は，嚥下障害，嘔気，嘔吐，下痢，便秘などが含まれる．また，短腸症候群，膵機能不全，肥満手術後の消化吸収不全，食道狭窄，腸管麻痺，結腸偽閉塞などの疾患にも関連する．吸収能の低下は，慢性の下痢または脂肪便などの結果として出現する．ストーマ患者では排泄量の増加で診断し，重症度は脂肪便の頻度，期間，量で臨床的判断や補助診断を行う．一方，疾患の影響・炎症は，急性疾患や外傷による炎症と慢性疾患による炎症とが含まれる．急性疾患や外傷による炎症は，重症感染症，熱傷，外傷，頭部外傷に関連するものが重度の炎症の可能性が高く，そのほかの急性疾患や障害は，軽度から中等度の炎症と考えられている．慢性または再発性の軽度から中等度の炎症は，悪性腫瘍，慢性閉塞性肺疾患，うっ血性心不全，慢性腎臓病等の疾患と関連すると考えられている．重度炎症は，一般には慢性疾患では生じない．なお，炎症判断の支持的指標として，CRP，アルブミン，プレアルブミンを使用するこ

JCOPY 498-01802

とが可能である.

● 診断

現症基準と病因基準の，それぞれ 1 項目以上該当する場合に低栄養と診断する.

● 重症度分類

低栄養と診断された場合，現症基準の体重減少・低 BMI・筋肉量減少を元に重症度分類を行う．中等度低栄養，重度の低栄養の 2 つに分類を行う．アジア人の低 BMI の基準は調査を要するとされていたが，Maeda らにより日本人における低 BMI の基準が提唱された[6]．この論文では，70 歳未満で 18.5 kg/m^2，70 歳以上で 20.0 kg/m^{2}未満を中等度（stage 1），70 歳未満で 17.0 kg/m^{2}未満，70 歳以上で 17.8 kg/m^{2}未満を重度（stage 2）としている[6]．

GLIM criteria では，低栄養と炎症に関連する病因を 4 つに分類している．①慢性疾患で炎症を伴う低栄養，②慢性疾患で炎症はわずか，または炎症を認めない低栄養，③急性疾患または高度な炎症を伴う低栄養，④社会経済的や環境要因による食糧不足に起因する飢餓による低栄養の 4 分類である．また，低栄養の判定は，管理栄養士などの栄養専門職による詳細な栄養アセスメントにより補完されると記載されている.

♪ サルコペニアの診断方法

2017 年，サルコペニア診療ガイドライン 2017 年版が発刊され，サルコペニアの診断はアジア人のサルコペニアの診断基準である AWGS の使用が推奨されている[7,8] **図2**．これは，人種により体格が違うことを示唆している.

AWGS では，筋力低下を握力または歩行速度の結果を用い，サルコペニアの有無を診断する．握力は左右 2 回測定し，最大値を採用する．歩行速度は，加速・減速を除く，通常歩行速度を 4 m 以上で評価することが望ましい．歩行速度 0.8 m/秒以下かどうかの判断の 1 つとして，横断歩道の青信号を渡るときに，若い人の横断歩道の平均歩行速度が 1.5～1.6 m/秒程度のため，若い人が渡りきった時に中央に達しているかが目安になる[7,8]．

筋力低下がみられた場合，筋肉量の評価を行う．筋肉量減少の評価は，DXA および BIA を用い，四肢骨格筋量指数（skeletal muscle mass index: SMI, 前述のASMI と同義語）で筋肉量の評価を行う．AWGS では，DXA または BIA での SMI の評価としているが，GLIM criteria の診断で用いた下腿周囲長のカットオフ値で筋肉量低下を評価することも可能であると考える．筋力低下と筋肉量低下の両方が該当した場合，サルコペニアと診断される.

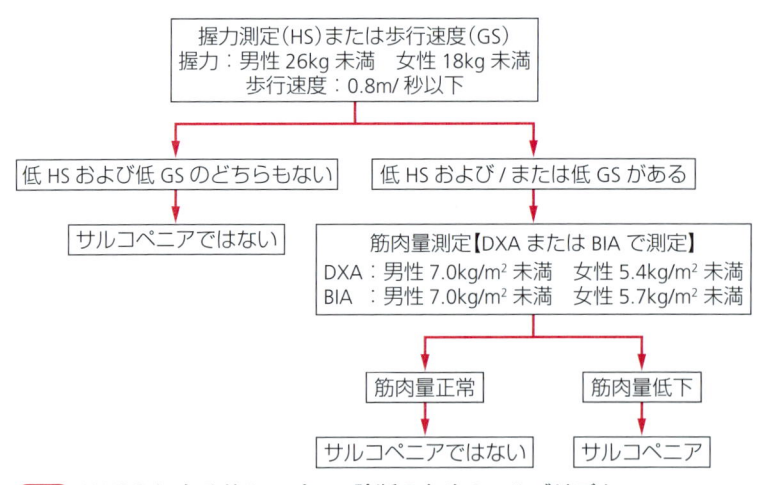

図2 AWGS によるサルコペニア診断のためのアルゴリズム

(Chen LK, et al. J Am Med Dir Assoc. 2014; 15: 95-101) [8]

表1 一次性，二次性サルコペニアの違い

一次性サルコペニア	加齢性サルコペニア	加齢以外に明らかな原因がないもの
二次性サルコペニア	活動に関連するサルコペニア	寝たきり，不活動が原因となるもの
	疾患に関連するサルコペニア	重症臓器不全（心臓，肺，肝臓，腎臓，脳），炎症性腸疾患，悪性腫瘍や内分泌疾患に付随するもの
	栄養に関連するサルコペニア	吸収不良，消化管疾患および食欲不振を起こす薬剤使用などに伴う，摂取エネルギー量および/またはたんぱく質摂取量不足に起因するもの

　サルコペニアの原因分類は，加齢以外に原因が明らかでない「一次性サルコペニア」，活動・疾患・栄養のうち，1つ以上の原因が明らかな場合の「二次性サルコペニア」に分類する[8] **表1**．サルコペニア診療ガイドライン 2017 年版では，一次性については AWGS で規定されているように 65 歳以上を対象とし，二次性については特に年齢基準を設けないこととしている[7,8]．

　EWGSOP2 では，サルコペニアの分類に新たに急性サルコペニアと慢性サルコペニアを挙げている[2]．急性サルコペニアは発症して 6 か月未満のサルコペニアと考えられ，急性疾患または外傷に関連しているとされている．慢性サルコペニアは 6 か月以上持続するサルコペニアで，慢性および進行性の状態に関連する可能性が高く，死亡リスクは増加するとしている．また，低栄養に関連したサルコペニアという概念も提唱された[2]．低栄養の原因が食事摂取量の低下，下痢や嘔

吐のような栄養素の利用効率の低下，がんや悪液質のような炎症を伴うことによる栄養素必要量の増加のいずれかに関連したサルコペニアであるとしている．低栄養では体脂肪の低下を通常認めるが，サルコペニアでは必ずしも体脂肪の低下は認めないとしている．

　2019年10月に新しいアジアのサルコペニアの基準（AWGS2019）が発表される．常に新しい基準に合わせた，サルコペニアの評価をしていく必要がある．

♪さいごに

　サルコペニアの予防・改善に栄養は密接な関係があるが，リハも不可欠である．管理栄養士を始めとする栄養専門職や栄養サポートチームで早期に低栄養診断を行い，低栄養を認める場合はその原因を追究し，適切な栄養介入を行う必要がある．そのためには多職種で情報共有し，連携することが不可欠である．

文献

1) Cruz-Jentoft AJ, Baeyens JP, Bauer JM, et al. Sarcopenia: European consensus on definition and diagnosis: Report of the European Working Group on Sarcopenia in Older People. Age Ageing. 2010; 39（4）: 412-23.
2) Cruz-Jentoft AJ, Bahat G, Bauer J, et al. Sarcopenia: revised European consensus on definition and diagnosis. Age Ageing. 2019; 48（1）: 16-31.
3) Cederholm T, Jensen GL, Correia MITD, et al. GLIM criteria for the diagnosis of malnutrition—A consensus report from the global clinical nutrition community. Clin Nutr. 2019; 38（1）: 1-9.
4) Kawakami R, Murakami H, Sanada K, et al. Calf circumference as a surrogate marker of muscle mass for diagnosing sarcopenia in Japanese men and women. Geriatr Gerontol Int. 2015; 15（8）: 969-76.
5) Maeda K, Koga T, Nasu T, et al. Predictive accuracy of calf circumference measurements to detect decreased skeletal muscle mass and European society for clinical nutrition and metabolism-defined malnutrition in hospitalized older patients. Ann Nutr Metab. 2017; 71（1-2）: 10-15.
6) Maeda K, Ishida Y, Nonogaki T, et al. Reference body mass index values and the prevalence of malnutrition according to the Global Leadership Initiative on Malnutrition criteria. Clin Nutr. 2019 Jan 23. doi: 10.1016/j.clnu.2019.01.011.
7) サルコペニア作成委員会, 編. サルコペニア診療ガイドライン2017年版. 東京: ライフサイエンス出版; 2017.
8) Chen LK, Liu LK, Woo J, et al. Sarcopenia in Asia: Consensus Report of the Asian Working Group for Sarcopenia. J Am Med Dir Assoc. 2014; 15（2）: 95-101.

〈種村陽子〉

6 サルコペニアの摂食嚥下障害と診断方法（フローチャート）

ポイント

- 🔑 サルコペニアの摂食嚥下障害とは，全身と嚥下関連筋群のサルコペニアによる摂食嚥下障害である．
- 🔑 医原性サルコペニアとは治療のための医療行為で発症したサルコペニアであり，サルコペニアの摂食嚥下障害を誘発する要因になるため，発症させないことが重要である．
- 🔑 治療法は確立されていないが，リハビリテーション栄養が有用な可能性がある．

♪ はじめに

　サルコペニアの摂食嚥下障害（以下，sarcopenic dysphagia: SD）とは，全身と嚥下関連筋群のサルコペニアによる嚥下障害である[1]．SD の原因は，加齢によって起こる一次性サルコペニアと活動低下，低栄養，疾患（侵襲と悪液質）によって起こる二次性サルコペニアを含む[1]．SD の予防には，治療のための医療行為で起こる医原性サルコペニアを発症させないことが重要である．SD の治療はまだ確立されていないが，嚥下関連筋群へのレジスタンストレーニングと体重増加を目指したリハビリテーション（以下，リハ）栄養の介入が有用な可能性がある．栄養管理は高エネルギー，高たんぱく質の攻めの栄養療法の有効性が示唆されている．

♪ 医原性サルコペニア

　医原性サルコペニアとは，サルコペニアを有していない患者が治療のための医

JCOPY 498-01802

療行為によって，発症するサルコペニアである．発症要因として，①不適切な栄養管理，②不必要なベッド上安静，③医原性疾患が考えられる[2]．

不適切な長期禁食や誤嚥性肺炎を発症後，摂食嚥下機能評価や経管栄養の検討を行わないまま，水電解質輸液のみで不必要に長期に管理されることがある．結果として低栄養や体重減少，骨格筋量減少によりサルコペニアが生じる．そのため，不適切な栄養管理は避けるべきである．禁食時は経口摂取開始可能かを随時検討し，摂取可能な場合は少量からでも経口摂取を開始するべきである．経口摂取のみで必要栄養量を充足できない場合は，経管栄養や静脈栄養の併用を考慮すべきである．また，禁食が長期化する場合は水電解質輸液だけではなく，アミノ酸製剤や脂肪乳剤の検討も必要である．

不必要なベッド上安静による活動量の低下は，筋萎縮や廃用症候群などを引き起こす．不活動にともなう筋萎縮は，筋たんぱく質合成能の低下と筋たんぱく質分解の亢進によって生じ，サルコペニアが生じる可能性がある．そのため，不必要なベッド上安静は避けて早期からリハを行い，骨格筋量を減少させないことが重要である．また，入院生活は非日常の生活になるため，入院することで活動量の低下を生じる可能性が高い．そこで，一般的にリハが処方されることが少ない病態でも，不活動を避けることは重要である．

医原性疾患は，薬剤による副作用やカテーテル感染による菌血症や敗血症などが考えられる．薬剤の副作用による食欲の減退や活動量の低下，菌血症や敗血症による異化の亢進にともない骨格筋量の低下を生じ，サルコペニアが生じる．医原性疾患においては，多職種と密に連携を取り介入することが重要となる．

医原性サルコペニアの発症は，SD を併発する可能性が高くなるため，医原性サルコペニアを予防することが重要である．医原性サルコペニアを発症させないためにも，発症要因とサルコペニアの評価を適宜行うことが重要である．評価を適宜行うことにより，発症リスクがある患者を早期に発見することができ，迅速に介入することが可能となる．発症リスクがある患者に対しては，多職種で介入することが重要である．

♪ サルコペニアの摂食嚥下障害の診断方法

SD の診断方法は，信頼性と妥当性が検証されている「サルコペニアの摂食嚥下障害診断フローチャート（以下，フローチャート）」 図1 を用いる[1]．フローチャートは，全身のサルコペニアの診断，嚥下機能の評価，嚥下障害を誘発する原因疾患の有無，嚥下関連筋群の筋力評価の 4 つの工程から構成されている．は

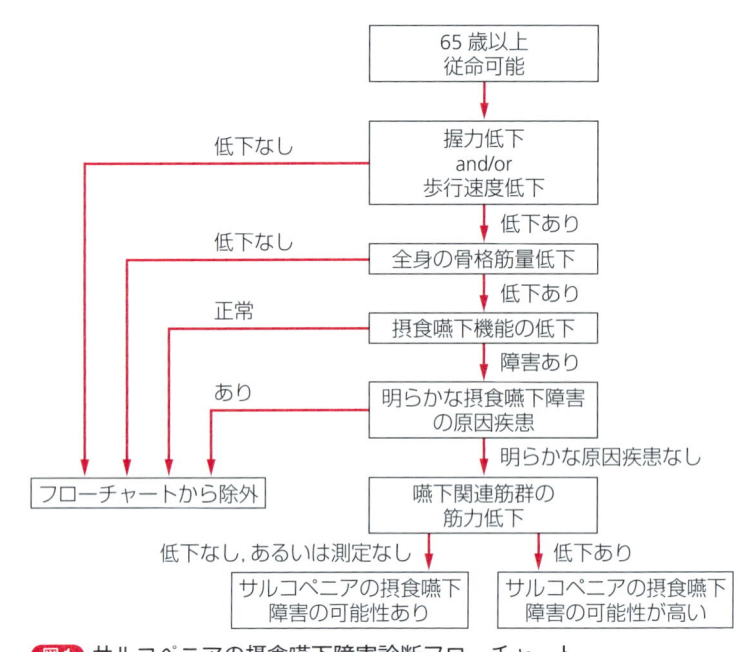

図1 サルコペニアの摂食嚥下障害診断フローチャート
(Mori T, et al. JCSM Clinical Reports. 2017; 2: 1-10) [1]

じめに，サルコペニアの診断は，Asia Working Group for Sarcopenia（以下，AWGS）の診断基準[3]を用い，歩行速度と握力のどちらかの低下を認め，さらに骨格筋量の低下を認めた場合にサルコペニアと評価する．それぞれのカットオフ値は，歩行速度（≦0.8 m/sec），握力（男性＜26 kg，女性＜18 kg），骨格筋量（BIA 法: 男性＜7.0 kg/m^2，女性＜5.7 kg/m^{2}または DXA 法: 男性＜7.0 kg/m^2，女性＜5.4 kg/m^2）を用いる．現時点では AWGS の診断基準を用いているが，今後新たな診断基準が発表された場合は，診断基準が変わる可能性がある．

骨格筋量は BIA 法や DXA 法で測定できない場合，下腿周囲長（calf circumference: CC）で代用可能である．CC を用いた骨格筋減少カットオフ値は入院患者で男性≦30 cm，女性≦29 cm[4]，地域在住高齢者で男性＜34 cm，女性＜33 cm である．次に，摂食嚥下機能の評価を行い，明らかに摂食嚥下障害の原因となる脳卒中，頭部外傷，神経筋疾患，頭頸部がんなどの疾患を有する者は，フローチャートから除外する．ただし脳卒中による重度の摂食嚥下障害患者では，栄養状態と経口摂取移行に関連を認める[5]ため，脳卒中後の不適切な栄養管理で二次性サルコペニアによる摂食嚥下障害を合併する可能性があることに注意が必要で

ある[6]．最後に，嚥下関連筋群の筋力評価を行う．嚥下関連筋力の評価は舌圧を用い，舌圧が＜20.0 kPa の場合に嚥下関連筋群の筋力低下ありと評価され，SDの可能性が高いと診断される．一方，嚥下関連筋群の筋力低下なし，または，舌圧が測定できない場合や未測定の場合は SD の可能性ありと診断される．フローチャートでは，嚥下関連筋群の筋力評価は，舌圧を用いた筋力評価としている．今後，筋面積評価などによる嚥下関連筋量評価が可能となれば，より SD の診断が行いやすくなると思われる．嚥下関連筋群の筋面積評価は CT や MRI で測定可能だが，どちらも容易に測定できるものではない．そのため，非侵襲的な超音波エコー検査による筋面積評価が有用な可能性がある．超音波エコー検査はオトガイ舌骨筋や舌筋，顎二腹筋前腹の横断面積およびその輝度，また筋肉の質についても評価できる．超音波エコー検査は，今後 SD 診断に広く応用される可能性がある．超音波エコー検査で SD を診断するための評価項目の1つにするためには，筋面積の基準値や筋肉量減少のカットオフ値が必要である．

♪ サルコペニアの摂食嚥下障害における治療

SD の予防法や治療法は確立されていないが，危険因子は，①摂食嚥下動作の機会を失う「長期禁食」，②廃用症候群を招く「ベッド上安静」，③骨格筋量減少を引き起こす「栄養摂取不足や侵襲・炎症」が考えられる[7] 図2 ．SD を予防するには，危険因子を避けるべきである．摂食嚥下障害を認めない高齢者の全身の

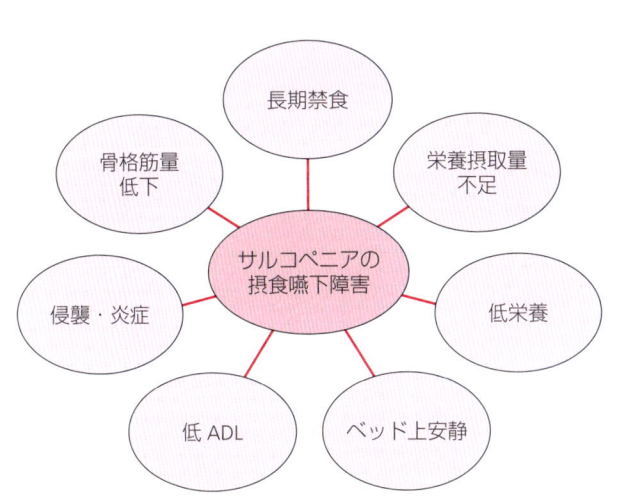

図2 サルコペニアの摂食嚥下障害の引き金とリスク要因
（前田圭介．リハビリテーション栄養．2018; 2: 12-5 より改変）[7]

サルコペニア，低栄養，低 ADL をリハや栄養管理で改善できれば，入院中の SD 発症を予防できる可能性がある[8]．

SD に対しては多職種による全身のサルコペニアに対する治療が有効だと思われる．サルコペニアの治療には，レジスタンストレーニングと活動量や体重増加を加味した栄養管理が有効である．また，嚥下関連筋のレジスタンストレーニングを行った介入研究では，摂食嚥下障害の原因がサルコペニアの場合，他疾患の場合より摂食嚥下障害が改善しやすい傾向にあった[9]．SD 患者に対して，理想体重を基に 35.3 kcal/kg/日のエネルギーと 1.42 g/kg/日のたんぱく質を付加することによって，摂食嚥下障害が改善した報告がある[10]．SD の治療では嚥下関連筋群にレジスタンストレーニングを実施しながら，活動量や体重増加を加味した高エネルギーと高たんぱく質な食事を提供するリハ栄養が有効な可能性がある．

♪ サルコペニアの摂食嚥下障害診断と治療における今後の展望

SD 診断は，嚥下関連筋群の筋力や筋面積のより簡便な評価方法が開発されるとさらに普及すると考えられる．また，フローチャートで除外される疾患も存在するが，除外後に低栄養などでサルコペニアを併発し，摂食嚥下機能がさらに悪化する可能性があるため注意が必要である．しかし，除外されている疾患は，SD の再評価を怠る可能性がある．そのため，評価後にサルコペニアの進行が原因で摂食嚥下機能が低下しても見落とされてしまう危険性がある．

栄養療法は高エネルギー，高たんぱく質が重要となる可能性が高いが，嚥下調整食は加水などの影響によって，エネルギーやたんぱく質量が少ない場合がある．さらに，摂食嚥下障害患者は低栄養を多く認め，耐久性も少なく一度に多くの量を摂取することが難しい場合が多い．摂食嚥下障害の状況にはよるが，嚥下調整食は少量で高エネルギー，高たんぱく質にすることが重要である．そこで，MCT オイルやプロテインパウダーなどを添加し，嚥下調整食を高エネルギー，高たんぱく質にすることが望ましい．しかし，摂食嚥下障害患者は，経口摂取のみで必要栄養量を充足させることが難しい場合も多い．そのため，食事摂取量，体重減少の有無や活動量などのモニタリングを行い，必要時に応じて経鼻胃管や胃瘻，間欠的経口経管栄養法などの経管栄養法を併用し必要栄養量を充足させることが重要である．また，BCAA が高配合された経口栄養補助食品の追加も検討する．

JCOPY 498-01802

♪ さいごに

SD には医原性サルコペニアが関わっていると思われる．SD を防ぐためにも医原性サルコペニアを予防することが重要である．また，サルコペニアの治療には SD の治療戦略が応用できる可能性がある．そのため，SD の予防および治療ともに多職種によるリハ栄養が有効だと思われる．

文献

1) Mori T, Fujishima I, Wakabayashi H, et al. Development, reliability, and validity of a diagnostic algorithm for sarcopenic dysphagia. JCSM Clinical Reports. 2017; 2: 1-10.
2) Wakabayashi H. Rehabilitation nutrition in general and family medicine. J Gen Fam Med. 2017; 18: 153-4.
3) Chen LK, Liu LK, Woo J, et al. Sarcopenia in Asia: consensus report of the Asian Working Group for Sarcopenia. J Am Med Dir Assoc. 2014; 15: 95-101.
4) Maeda K, Koga T, Nasu T, et al. Predictive accuracy of calf circumference measurements to detect decreased skeletal muscle mass and European society for clinical nutrition and metabolism-defined malnutrition in hospitalized older patients. Ann Nutr Metab. 2017; 71: 10-5.
5) Nishioka S, Okamoto T, Takayama M, et al. Malnutrition risk predicts recovery of full oral intake among older adult stroke patients undergoing enteral nutrition: Secondary analysis of a multicentre survey (the APPLE study). Clin Nutr. 2017; 36: 1089-96.
6) 渡辺理子，西岡心大，井上　健，他．サルコペニアの摂食嚥下障害の合併が疑われた回復期脳卒中患者に対するリハ栄養管理: 症例報告．リハビリテーション栄養．2019; 3: 116-20.
7) 前田圭介．サルコペニアの摂食嚥下障害 Update サルコペニアの摂食嚥下障害のリスクと発症機序．リハビリテーション栄養．2018; 2: 12-5.
8) Fujishima I, Fujiu-Kurachi M, Arai H, et al. Sarcopenia and dysphagia: Position paper by four professional organizations. Geriatr Gerontol Int. 2019; 19: 91-7.
9) Wakabayashi H, Matsushima M, Momosaki R, et al. The effects of resistance training of swallowing muscles on dysphagia in older people: a cluster, randomized, controlled trial. Nutrition. 2018; 48: 111-6.
10) Maeda K, Akagi J. Treatment of sarcopenic dysphagia with rehabilitation and nutritional support: a comprehensive approach. J Acad Nutr Diet. 2016; 116: 573-7.

〈森山大介〉

「攻めの栄養療法」の適応

ポイント

- 攻めの栄養療法は，一律にエネルギー負荷を行うことを意味するのではなく，栄養状態と運動機能の改善が見込める場合に行う．
- 攻めの栄養療法の適応判断は，セッティング別にタイミングが異なる．
- 疾患ごとに栄養療法が異なるように，急性期，回復期，慢性期などのセッティング別においても攻めの栄養療法のプロセスは異なる．

はじめに

　栄養療法は健康維持・増進，あるいは生活習慣病などの疾患において治癒・改善の一翼を担う存在である．何らかの栄養障害に陥った場合，適切な栄養スクリーニングと栄養アセスメントを行い，早期に栄養状態を維持改善するための方策を講じることは医療の基本とされている．また，栄養療法は創傷治癒促進，感染症の合併予防，治療に対する反応性といった患者予後への影響が実証されている．また，在院日数の短縮や医療費の削減においても効果が認められてきている．

　厚生労働省の 2018 年度病床機能報告では高度急性期，急性期，回復期，慢性期において平均在棟日数の中央値はそれぞれ 9 日，14 日，51 日，234 日であったと報告があった[1]．このような病床区分，いわゆるセッティングで攻めの栄養療法の対象患者の特徴が異なり，またかかわる職種，ゴール設定が異なる．本稿では，セッティング別の栄養療法の適応について述べる．

JCOPY 498-01802

♪ 急性期

　近年の集中治療医学の進化は目覚ましく，重症患者の生存率は飛躍的に改善している．その一方で，救命後の新たな問題として長期機能予後が注目されている．集中治療室(ICU)由来の機能障害であるICU関連筋力低下(ICU-acquired weakness: ICU-AW) は集中治療領域における代表的なサルコペニアであり，いまだ対策は確立されていない課題である．ICUで全身管理される重症病態では神経-内分泌の賦活化，免疫応答から代謝反応や異化亢進の急速進展が生じる．加えて，鎮痛・鎮静や人工呼吸器管理による活動制限に伴う骨格筋の萎縮が生じ，重度の栄養障害をもたらす．

　一般に重症患者の栄養投与ルートとして日本版重症患者の栄養療法ガイドラインでは経腸栄養を優先することを推奨している（エビデンスレベル: 高，推奨レベル: 強)[2]．しかし，その開始時期，投与経路，投与量が予後に影響するかはいまだ不明な部分が多い．目標エネルギー投与量としては急性期の初期1週間は重症患者ではエネルギー投与は必要最小限に抑えるunderfeedingが提唱されている．ただし，熱傷症例においては深度2〜3度，体表面積の10〜80%の患者に体重あたり30 kcal/kgを投与した群はそれ未満の群より死亡率が低かったという観察研究がある．このようなことから熱傷症例ではunderfeedingは推奨されず，熱傷診療ガイドラインでは低投与エネルギーは避けることを推奨している[3]．

　投与たんぱく質量においても至適量は現状では不明であるとされている．エネルギー投与量が目標量に達している場合は，1.2〜2.0 g/(実測体重) kg/dayのたんぱく喪失があることを考慮し投与量を設定すること推奨している（エビデンスレベル: 低，推奨レベル: 強）．Phillipsらの研究によるとICU入室した高齢重症患者の窒素バランスを改善するには2〜2.5 g/kg/dayのたんぱく質摂取が必要であるとも報告されている[4]．

　経腸栄養は現時点では最終的な転帰の改善には至らないが感染症の抑制や在院日数の短縮，医療費の削減といった点で優位性がある．腸管が使用できる場合はunderfeedingでのエネルギー投与を行い，腸管が使用不可である場合は静脈栄養を行う．少なくともガイドラインに沿ってたんぱく質の1.2〜2.0 g/kg/dayの投与は攻めの栄養療法として重要と言える．

　このように急性期のセッティングではICU入室の重症患者のようなストレス代謝や入院後の低活動をまねく．体たんぱく質合成の抵抗性や疾患に関連した食欲不振などにより入院後数日で筋肉量の減少が生じる．わが国の65歳以上の地

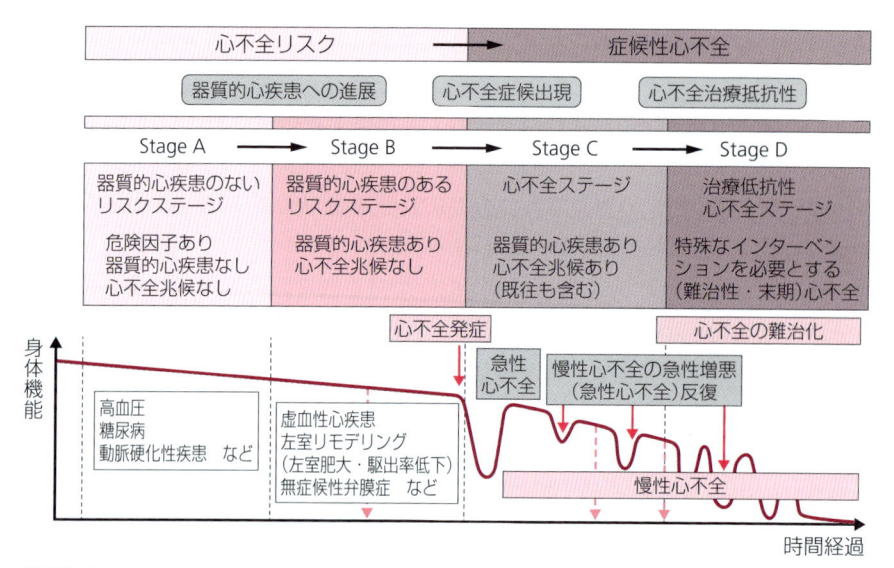

図1 慢性心不全の経過概略

域在住高齢者のサルコペニア有病率が7.5〜8.2％，低栄養が6％である．入院する前の患者が既にサルコペニア，低栄養を発症している可能性がある．入院時から栄養障害の是正に加えて侵襲による必要栄養量増大を鑑みた適正な栄養スクリーニングと栄養アセスメントが必要となる．

　特に近年では，心不全においては制限する栄養指導からBMIを維持する栄養管理へパラダイムシフトしている．心臓悪液質（カヘキシー）ではカテコラミン，コルチゾール，炎症性サイトカインの血中濃度の上昇とインスリン抵抗性，テストステロン低下，脂肪分解亢進が生じる．なかでもステージ C，D **図1** の慢性心不全の場合には，体たんぱく質異化亢進を踏まえ，たんぱく質摂取量を 1.2〜1.5 g/kg/day とすることが推奨されている[5]．

　また急性期のセッティングでは前述した通り，在院日数は 9〜14 日であるため攻めの栄養療法の効果検証は入院中には得られないことが多い．対象者の転帰先を踏まえ，実現可能なゴール設定を医師，看護師，薬剤師，セラピスト，管理栄養士，医療ソーシャルワーカーなどと共同し行うことが重要である．急性期における攻めの栄養療法は改善に至らずとも，栄養状態および身体機能の維持と次のセッティングへの橋渡しが要となる．攻めの栄養療法の禁忌は次の項目で述べられるため省略するが，超急性期における循環動態が不安定な時期，心不全終末期，

JCOPY 498-01802

不応性悪液質に対しては「攻め」の栄養療法は避ける．適応のタイミングの判断については，循環動態の安定後，機能改善が見込める患者に対して実施すべきである．また栄養療法で「攻める」際は，栄養負荷による血糖管理は，感染管理の意味でも重要である．

🎵 回復期

　主に脳卒中や大腿骨近位部骨折，廃用症候群などの患者において，病状が安定した状態が回復期である．回復期リハ病棟の 65 歳以上の高齢者において中等度以上の栄養障害患者が 44％存在している．Nishioka らの研究では大腿骨近位部骨折および低栄養の高齢者において，栄養改善は独立して ADL の改善と関連していた．回復期病棟の入院期間は疾患によって最短 60 日，最長 180 日までと定められており，急性期病院での安静や体たんぱく異化あるいは必要量に満たせていない栄養管理によりサルコペニアや低栄養を生じている場合がある．入院期間の中で短期目標と長期目標を明確に設定し，栄養障害がある症例には入院前半には栄養状態の改善を目指す．回復期においての攻めの栄養療法の適応は，対象者のほぼすべてが適応であるが，褥瘡や尿路感染症などの合併症がある場合には治療と並行し実践する．筋肉量と脂肪量が極端に少なくても筋力トレーニングを行える場合は，筋肉量および筋力の改善が見込める．寝たきりなど ADL が全く改善困難な場合，栄養負荷は脂肪量を増加させ介護負担増加となる可能性がある．筋肉量と脂肪量の両者を増加させることを目的に栄養負荷を行うべきである．

　回復期病棟では 1 日 6〜9 単位という積極的な機能訓練により身体機能の向上がうかがえても，骨格筋量の減少が生じる場合がある．機能訓練の強度と体重の推移など，アセスメントとモニタリングを繰り返し行うことで筋肉量の低下を招かないよう管理することが望ましい．

🎵 慢性期（生活期）

　長期療養型病棟では高齢患者の低栄養やサルコペニアの合併が多い．低栄養は 12〜54％，サルコペニアは 14〜33％該当すると報告されている．慢性期の患者は要介護度が高く，経管栄養患者も多い．また身体機能が低下しているものも多く，嚥下障害，食欲不振，低体重であるものが多いことも知られている．このような栄養障害のある症例において，経腸栄養や静脈栄養で行う攻めの栄養療法は refeeding syndrome のリスクを伴う．介入初期より over feeding で目標投与量を目指すのではなく，栄養障害の是正を行った上でモニタリングを行うことが望

ましい．Crockerらが行ったシステマティックレビューとメタ解析によると，リハの介入により ADL の自立，身体機能の改善の有効性が示されている[6]．しかしながら，回復期に比べ，療養型などの慢性期ではリハの介入時間も少なく，長期介護を要する高齢者を対象としたリハ栄養介入研究も現状のところ少ない．

地域在住高齢者へ攻めの栄養療法を適応する際は，情報が限られている中で簡便なスクリーニングツールを用いてアセスメントを行わなければならない．低栄養患者や嚥下障害を有する患者には歯科医師連携や，ケアマネジャーや介護スタッフとの連携は欠かせない．また栄養療法を行う際にも病院の治療食のような高度な栄養管理は，在宅療養では難しいことが少なくない．慢性期では栄養障害の是正を行った上で，嚥下障害や機能の改善が見込める場合に攻めの栄養療法は適応となる．ただし，アセスメント手段が少ない分，より緻密な連携と栄養プランニングが必要となる．

急性期や回復期と異なり，在宅療養患者に栄養介入を行う場合は，患者および家族の同意を得て契約を結び，ケアマネジャーがケアプランに組み込み自宅訪問を行う．そのため家族あるいは患者に関わる医療者が栄養療法に対して同意しているため前向きであることも多い．しかしながら，現実では栄養介入の理解が得られなかったり，管理栄養士の介入が困難なケースも多い．病院と異なり「作る．食べる」は患者，家族の手にあり栄養管理の継続が難しいこともある．家族のニーズに応えながら経済面や社会面を考慮してゴール設定を行うことが望ましい．

♪ さいごに

セッティング毎で在院日数が異なるため，攻めの栄養療法を適応するタイミングが患者の状態によって左右される．患者に関わるスタッフは対象患者がどの時点で攻めの栄養療法が適応されるべきであるかを見極め，栄養療法を次のセッティングへと繋げて頂きたい．

文献

1) 厚生労働省．第 21 回地域医療構想に関するワーキンググループ，平成 30 年度（2018 年度）病床機能報告の結果について．
2) 日本集中医療医学会重症患者の栄養管理ガイドライン作成委員会．日本版重症患者の栄養療法ガイドライン．日集中医誌．2016; 23: 185-281.
3) Rimeeika R, Gudavicience D, Adamonis K, et al. The effectiveness of caloric value of enteral nutrition in patients with major burn. Burn. 2006; 32: 83-9.
4) Phillips SM, Dickerson RN, Moore FA, et al. Protein turnover and metabolism in the elderly intensive care unit patient. Nutr Clin Pract. 2017; 32 (1 suppl): 112S-120S.

JCOPY 498-01802

5) Bauer J, Biolo G, Cederholm T, et al. Evidence-based recommendations for optimal dietary protein intake in older people: a position paper from the PROT-AGE Study Group. J Am Med Dir Assoc. 2013; 14 (8): 542-59.
6) Crocker T, Young J, Forster A, et al. The effect of physical rehabilitation term care facilities: systematic review with meta-analysis. Age Ageing. 2013; 42 (6): 682-8

〈若野知恵〉

「攻めの栄養療法」の適応

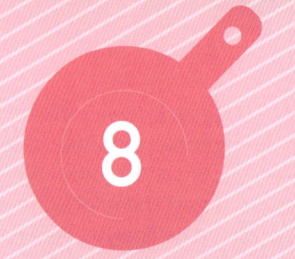

8 「攻めの栄養療法」の禁忌

ポイント

🔑 攻めの栄養療法は適応と禁忌の双方を理解して実践することを推奨する.

🔑 低栄養患者に対する攻めの栄養療法は短間隔の栄養評価が重要であり，病態を把握せずに実践すると患者に不利益をもたらす可能性がある.

🔑 エネルギー必要量における栄養組成（糖質・脂質・たんぱく質）割合を患者個々人で設定することが重要である.

♪ はじめに

　「攻めの栄養療法」とは，体重および筋肉量を増やすためにエネルギー消費量にエネルギー蓄積量を加味してエネルギー必要量を設定する栄養療法である．しかし，エネルギー必要量を設定する際，糖質，脂質，たんぱく質の割合を患者の病態に応じて調整する必要がある．病態を理解し，適切な栄養療法を行わなければ病態のさらなる悪化や合併症を発生させる可能性がある．さらに，リハビリテーション（以下，リハ）や運動療法を併用しない場合は，脂肪のみを増加させる．これらのことから，攻めの栄養療法は全ての患者にとっての有効な治療とはならない．攻めの栄養療法は，禁忌となる対象を理解して適応に沿った実践を行うことを推奨する．本稿では，攻めの栄養療法を実践するために理解すべき禁忌事項を各種疾患や合併症を中心に述べる．

♪ 低栄養患者における禁忌事項

● 飢餓

飢餓とは，社会経済的理由や疾患が要因となり栄養摂取量が不足し，慢性的な栄養障害をきたす病態である．飢餓が生じると，グリコーゲンからグルコースが供給されるが，貯蔵量には限界があり約1日で枯渇する．その後，筋たんぱく崩壊からアミノ酸（アラニン）が放出し，肝臓でグルコースに糖新生された後に全身に供給される．さらに飢餓が長期化すると，脂質分解が起こり，血液中に脂肪酸が供給され，β-酸化を経てケトン体が産生されてエネルギー源として利用される．

飢餓時の栄養療法で注意すべき合併症は，refeeding syndrome（RFS: 再摂食症候群）である．RFS とは，慢性的な飢餓状態を認める患者に大量の糖質を急速投与することで急激な細胞内移動が生じる代謝合併症である．急激な栄養投与により細胞内に水分・電解質が移動し，リン，マグネシウム，カリウム，ビタミン B_1 の低下や体液，代謝変化を引き起こす[1]．その結果，昏睡，痙攣，脳症，不整脈，心不全，呼吸不全などが生じる．これらの症状を予防するためには，RFS リスクが高い患者をスクリーニングすることが重要となる 表1 ．NICE ガイドラインによると，電解質を評価した後に栄養投与開始前にビタミン B_1 を200～300

表1 RFS のリスク因子

RFS のリスク因子	
At Risk	・5 日以上ほとんど食べていない
High Risk	**（1 つ以上の項目が該当する場合）** ・BMI が 16.0 kg/m² 未満 ・過去 3～6 か月で 15%以上の意図しない体重減少 ・10 日以上ほとんど食べていない ・栄養投与再開前の低カリウム血症，低リン血症，低マグネシウム血症 **（2 つ以上の項目が該当する場合）** ・BMI が 18.5 kg/m² 未満 ・過去 3～6 か月で 10%以上の意図しない体重減少 ・5 日以上ほとんど食べていない ・アルコール依存の既往，インスリン，抗がん剤，制酸薬，利尿剤の使用
Extremely High Risk	・BMI が 14.0 kg/m² 未満 ・15 日以上ほとんど食べていない

(Mehanna HM, et al. BMJ. 2008; 336: 1495-8[1]より)

mg/day で開始し，並行してマルチビタミンやミネラルを補充する．栄養投与量は，10 kcal/kg/day（重症例 BMI 14.0 kg/m^{2}未満の場合は 5 kcal/kg/day）を4〜7 日間かけて緩やかに増量する．飢餓時において，RFS のリスクが高い状況下では急激なエネルギー投与（主に糖質）は避ける．しかし，RFS が生じない場合は徐々に攻めの栄養療法を行うことが可能である．

● 侵襲

侵襲とは，重症感染症，大手術，多発外傷，熱傷などの生体を傷害し生体恒常性を阻害する可能性のある刺激をさす．生体に侵襲が加わると内因性エネルギー（endogenous energy supply）が供給され，ストレスホルモンやサイトカインが産生され供給量が増大する．栄養療法は，外因性エネルギー（exogenous energy supply）に該当し，生体のエネルギー需要は双方の相互作用で充足される．エネルギー必要量と等しい外因性エネルギーを補給することは過剰投与（overfeeding）となる可能性があり，高血糖などの合併症を生じやすい．

侵襲時の栄養療法で注意すべき合併症は高血糖である．侵襲により肝臓，骨格筋に貯蔵されているグリコーゲンが利用されるが，骨格筋中のグリコーゲンは他臓器でグルコース利用ができない．また，肝臓に貯蔵されたグリコーゲンも 12〜24 時間程度しか供給できないため，乳酸とアミノ酸から糖新生で生成されたグルコースを末梢組織で利用する．飢餓時と異なる点は，体外から糖質（ブドウ糖）を投与しても糖新生を抑制できず，インスリン感受性の低下からグリコーゲンや脂肪への変換が阻害され高血糖を生じるおそれが高まることである．その結果，好中球機能低下，細胞内殺菌能低下，免疫能低下などから感染症を誘発するため，目標血糖値を 180 mg/dL 以下に設定する．重症患者のエネルギー必要量は，間接熱量計の測定または 25〜30 kcal/kg/day の簡易式で推定する．たんぱく質投与量は，1.2〜2.0 g/kg/day（実測体重）を目安に腎機能を評価しながら設定する[2]．侵襲による低栄養は飢餓や悪液質とは異なり短期的に生じやすい．そのため，侵襲の根源である治療が適切に行われなければ，低栄養を改善させることは難しくなる．これらのことから，高度侵襲に対する攻めの栄養療法は禁忌となる．

● 悪液質

悪液質は通常の栄養療法で改善することが困難であり，著しい骨格筋量減少を認める．また，機能障害が進行する複合的な栄養不良から慢性炎症と骨格筋量の減少を主徴とする代謝異常をきたす症候群である．主な疾患は，がん，慢性心不全，慢性腎不全，慢性閉塞性肺疾患，自己免疫疾患，慢性の感染症・敗血症などの慢性消耗性疾患が該当する．がん悪液質は，前悪液質（precachexia），悪液質

JCOPY 498-01802

(cachexia)，不応性悪液質（refractory cachexia）の 3 つに分類されており，ステージに応じて栄養療法は異なる．前悪液質は，慢性炎症と軽度の体重減少，食欲不振を認める状態である．このステージは，早期の栄養療法が栄養不良の進展を遅延させるため重要となる．エネルギー必要量は 25〜30 kcal/kg/day，たんぱく質量は 1.0 g〜1.5 g/kg/day の摂取が推奨されており，定期的な評価は必要となるが，攻めの栄養管理も可能である[3]．

不応性悪液質は，急速に進行するがんや抗がん治療の抵抗性が影響し，栄養不良を改善させることが難しい状態である．このような病態下では，食事摂取量低下を認めたからといって経管栄養を行っても，下痢や腹部膨満，嘔吐などの合併症から継続した投与が難しい状況に陥る可能性が高い．また，静脈栄養では，浮腫や腹水・胸水などの体液貯留，高血糖などを生じさせ著しく QOL を低下させるおそれがある．そのため，不応性悪液質の場合は，栄養状態改善を目的とした攻めの栄養療法の適応はない．

♪ 各種疾患・合併症における禁忌事項

● 脂質異常症

血中のリポたんぱくは脂質を運搬し血中を循環する．通常，生体内の脂質は，ホメオスターシスの機構で適正に保たれるが，何らかの原因で血中脂質レベルが異常となると脂質異常症と診断される．脂質異常症の診断基準を **表2** [4]に示す．低比重リポたんぱくコレステロール（low-density lipoprotein cholesterol:

表2 脂質異常症診断基準（空腹時採血）*

LDL コレステロール	140 mg/dL 以上 120〜139 mg/dL	高 LDL コレステロール血症 境界域高 LDL コレステロール血症**
HDL コレステロール	40 mg/dL 未満	低 HDL コレステロール血症
トリグリセライド	150 mg/dL 以上	高トリグリセライド血症
Non-HDL コレステロール	170 mg/dL 以上 150〜160 mg/dL	高 non-HDL コレステロール血症 境界域高 non-HDL コレステロール血症**

*10 時間以上の絶食を「空腹時」とする．ただし水やお茶などカロリーのない水分の摂取は可とする．
**スクリーニングで境界域高 LDL-C 血症，境界域高 non-HDL-C 血症を示した場合は，高リスク病態がないか検討し，治療の必要性を考慮する．
- LDL-C は Friedewald 式（TC-HDL-C-TG/5）又は直接法で求める．
- TG が 400 mg/dL 以上や食後採血の場合は non-HDL-C（TC-HDL-C）か LDL-C 直接法を使用する．ただしスクリーニング時に高 TG 血症を伴わない場合は LDL-C との差が+30 mg/dL より小さくなる可能性を念頭においてリスクを評価する．
（日本動脈硬化学会．動脈硬化性疾患予防ガイドライン 2017 年版[4]より）

LDL-C）の高値および，中性脂肪（triglyceride: TG）の高値，高比重リポたんぱくコレステロール（high-density lipoprotein cholesterol: HDL-C）の低値は冠動脈疾患の危険因子となる．脂質異常症の栄養療法は，過剰なエネルギー摂取を制限し，脂質エネルギー比 20〜25％，糖質 50〜60％程度にする．また，飽和脂肪酸の低減，一価および多価不飽和脂肪酸への置換，トランス脂肪酸の低減を行う．脂質エネルギー比の低減が LDL-C の低下に繋がり，炭水化物エネルギー比の低減が TG と低 HDL-C に一定の効果を示す[4]．高 LDL-C 血症になると，酸化により変性した LDL 由来のコレステロールが血管壁に蓄積して粥状動脈硬化を発症・進展させる．HDL-C は血管壁に蓄積した過剰なコレステロールを肝臓に逆転送し，粥状動脈硬化を抑制する．高 TG 血症は，急性膵炎のリスク因子となるため糖質制限やアルコール制限を要する．脂質異常症患者に対する攻めの栄養療法は，薬物療法や運動療法を実施した場合においても，過剰なエネルギー量を摂取することは注意を要する．炭水化物が 60％以上を占める栄養組成や肉類などの動物性たんぱく質や飽和脂肪酸を含む油脂類を主体とした食事は，動脈硬化を助長させるため避ける．

●肝不全・肝性脳症

肝臓は，栄養代謝の中核を担う臓器であり血糖値の維持，グリコーゲン・アミノ酸・乳酸からの糖新生，脂肪酸からのケトン体産生などのエネルギー代謝に関わっている．特に，肝不全では芳香族アミノ酸（aromatic amino acid: AAA）の血中濃度が上昇し，分岐鎖アミノ酸（branched chain amino acid: BCAA）は，エネルギー産生や血中アンモニア代謝に用いられるため減少する．急性肝障害では，たんぱく質合成能低下を引き起こすため，たんぱく質を付加する．逆に，肝不全は高たんぱく質摂取が窒素負荷につながり，肝性脳症が生じる．これは，肝臓での，尿素サイクルが機能不全を起こし高アンモニア血症となることが誘因のひとつとなっている．そのため，肝不全の栄養療法では血中アンモニアや BTR（branched-chain amino acids/tyrosine molar ratio: 総分岐鎖アミノ酸/チロシンモル比）の評価を行い，たんぱく質量を調整することが必要である．これらの評価を行わずに過剰なたんぱく質を摂取すると肝性脳症を進行させ，肝性昏睡を引き起こす危険性がある．肝不全患者への攻めの栄養療法は，たんぱく質不耐症に応じてたんぱく質量を増減する．また，高アンモニア血症を認める場合，たんぱく質の過剰摂取は避ける．

●NAFLD/NASH

NAFLD（nonalcoholic fatty liver disease: 非アルコール性脂肪性肝疾患）は，

JCOPY 498-01802

肝障害を惹起する程度の飲酒歴やウイルス性肝炎，自己免疫性肝炎などを除外した肝への脂肪沈着を認める肝疾患の総称である．また，NASH（nonalcoholic steatohepatitis: 非アルコール性脂肪肝炎）は NAFLD の重症型で，アルコール性肝炎に類似した炎症，風船様肝細胞腫大，肝線維化を認め，肝硬変から肝細胞癌へ進展する疾患である．NAFLD/NASH は，インスリン抵抗性を示し，肥満，メタボリックシンドローム，糖尿病，脂質異常症の危険因子である．飽和脂肪酸，コレステロールは NAFLD/NASH 進展を促進させるため，過剰摂取に注意する．逆に，ω-3 不飽和脂肪酸は進展を抑制する可能性がある．肥満を伴う NAFLD 患者に対する栄養療法は，炭水化物 50～60％，脂質 20～25％に設定しエネルギー摂取量を控えることが推奨されている[5]．NAFLD の危険因子は過剰なエネルギー摂取による肥満（特に内臓肥満）である．BMI が正常域の患者でも肝機能異常を認める場合は，過剰なエネルギー投与は控えて運動療法を併用する．NAFLD/NASH に対しては，エネルギー制限を主体とする栄養療法に相反するため攻めの栄養療法の適応を慎重に検討する．

●慢性心不全

心不全は「心臓機能障害，すなわち，心臓に器質的および機能的異常が生じて心ポンプ機能の代償機転が破綻した結果，呼吸困難・倦怠感や浮腫が出現し，それに伴い運動耐容能が低下する臨床症候群」と定義されている．慢性心不全における栄養管理は，体液バランスに関わるナトリウム摂取と適正なエネルギー量の確保となる．エネルギー必要量は，サルコペニアやフレイルに考慮して 30 kcal/kg/day 以上のエネルギー量を設定し，たんぱく質量は 1.2～1.5 g/kg/day が推奨されている[6]．しかし，推算糸球体濾過量（eGFR）45 mL/分/1.73 m^{2}未満，CKD グレード 3b の腎機能障害を認める場合は，0.6～0.8 g/kg/day に制限する．ナトリウムは，細胞外液の浸透圧維持に関与するため，長期にわたって過剰摂取の状態が続くと浸透圧が高まり，血管内の水分が増加する．そのため，塩分の摂取基準は男性 7.5 g/日未満，女性 6.5 g/日未満に設定されており，高血圧および CKD の重症化予防には，男女とも 6.0 g/日未満とされている[7]．るい痩やサルコペニアを認める心不全患者に対する攻めの栄養療法は，エネルギー必要量を十分に確保することが重要となるが，腎機能障害を無視した高たんぱく質設定は避ける．また，十分なエネルギー量確保を目的とした食事を提供する場合は，副食に含まれる塩分摂取量の増加も懸念されるが，極度の減塩も食欲不振を招くため注意を要する．

肥満はエネルギー摂取とエネルギー消費のアンバランスによって過剰な脂肪が蓄積する状態である．原因疾患のない原発性肥満（単純性肥満）と原因疾患が存在する二次性肥満（症候性肥満）に分類され，体格指数（BMI）25 kg/m^{2}以上を「肥満」と定義される．肥満に起因あるいは関連する健康障害があり，医学的に治療が必要とされるものを「肥満症」と診断する．また，BMI 35 kg/m^{2}以上を認める場合は，「高度肥満症」となる．腹腔内に過剰な脂肪が蓄積した内臓脂肪型肥満は，高血圧，2型糖尿病，脂質異常症，NAFLD，高尿酸血症，睡眠時無呼吸症候群などの健康障害を合併しやすい．①肥満症，②高度肥満症の栄養療法は，現体重の①3％以上，②5〜10％以上の減量目標を設定し，①25 kcal/kg 標準体重/day，②20〜25 kcal/kg 標準体重/day 以下と運動療法が推奨されている[8]．たんぱく質量は 1.0 g/kg 標準体重（エネルギー比 20％以下）とされている．65歳以上のサルコペニア肥満の女性を対象とした研究では，低たんぱく食（0.8 g/kg）の低カロリー食と比較して高たんぱく食（1.2 g/kg）の低カロリー食群の筋肉量は増加を示し，低たんぱく群は減少を示した[9]．これらのことから，肥満症患者に対しては，26 kcal/kg 標準体重/day 以上のエネルギー量を設定することは避ける．たんぱく質量は腎機能障害を認める場合は制限を要するが，原則 1.0 g/kg 標準体重以上とし，0.8 g/kg 標準体重/day を下回ることがないよう注意する．

注意点 ▶ 禁忌における注意点
　本稿では，攻めの栄養療法の禁忌事項を中心に示したが，患者個々人により病態や体組成・代謝機能が異なる．そのため，必ずしも全ての患者に禁忌事項に該当しない可能性がある．

♪ さいごに

攻めの栄養療法は，体重および筋肉量の増加を目的とした栄養療法であるが，疾患や合併症に応じて栄養組成（糖質，たんぱく質，脂質のエネルギー比率）などを適時変更する必要がある．また，たんぱく質や脂質に関しては，栄養素の種類に応じて禁忌事項が異なるため適時変化する病態に応じた栄養療法を行う．なかでも，高齢者は，様々な疾患を合併していることが多い．定期的に栄養評価を

行い，攻めの栄養療法が新たな合併症を生じさせることのないようにモニタリングすることが重要である．

文献

1) Mehanna HM, Moledina J, Travis J. Refeeding syndrome: What it is, and how to prevent and treat it. BMJ. 2008; 336（7659）; 1495-8.
2) McClave SA, Taylor BE, Martindale RG, et al. Guidelines for the Provision and Assessment of Nutrition Support Therapy in the Adult Critically Ill Patient: Society of Critical Care Medicine (SCCM) and American Society for Parenteral and Enteral Nutrition (A. S. P. E. N.). JPEN J Parenter Enteral Nutr. 2016; 40（2）: 159-211.
3) Arends J, Bachmann P, Baracos V, et al. ESPEN guidelines on nutrition in cancer patients. Clin Nutr. 2017; 36（1）: 11-48.
4) 日本動脈硬化学会. 動脈硬化性疾患予防ガイドライン 2017 年版. 東京: ナナオ企画; 2017.
5) 日本消化器学会, 編. NAFLD/NASH 診療ガイドライン 2014. 東京: 南江堂; 2014.
6) 日本心不全学会ガイドライン委員会. 心不全患者における栄養評価・管理に関するステートメント. http://www.asas.or.jp/jhfs/pdf/statement20181012.pdf. 2019 年 5 月 22 日.
7) 食事摂取基準策定検討会. ナトリウムの食事摂取基準. In: 食事摂取基準策定検討会. 「日本人の食事摂取基準」策定検討会報告書（案）. 2019. p.291.
8) 日本肥満学会, 編. 肥満症診療ガイドライン. 東京: ライフサイエンス出版; 2016.
9) Muscariello E, Nasti G, Siervo M, et al. Dietary protein intake in sarcopenic obese older women. Clin Interv Aging. 2016; 11: 133-40.

〈鈴木達郎〉

9 ゴール設定と栄養投与量の考え方（SMART なゴールと蓄積量など）

ポイント

🔑 ゴール設定は，多職種で「SMART の原則」に従って行い，仮説と介入方法を繰り返し検討していく．

🔑 栄養状態の予後予測は低栄養の原因によって異なるため，その原因を明らかにした上で，原因に見合った栄養投与量の設定を行う．

🔑 攻めの栄養療法では，エネルギー蓄積量を付加し，かつ，たんぱく質量を充足させた栄養投与量の設定とリハビリテーション（運動）を併せて行う．

♪ はじめに

　ゴールとは，目指すべき仮の結論である．もちろん，ゴールが現状維持の場合もある．従来の栄養ケアマネジメントでは，このゴールがあまり強調されていなかったり，曖昧なことも少なくなかった．攻めの栄養療法を実践するためには，対象者の栄養状態・機能・活動・参加に関連する目標を踏まえ，多職種で予後予測を行った上で「SMART なゴール設定」をする．そして，仮説と介入方法を繰り返し検討していくことが必要である．

　攻めの栄養管理には，蓄積分のエネルギーやたんぱく質を付加した栄養投与量の設定が不可欠である．筋肉と脂肪を同時に増やすことを可能とするため，たんぱく質量の充足とレジスタンストレーニングなどを含むリハビリテーション（以下，リハ）を併せて行うことが重要である．

JCOPY 498-01802

♪ ゴール設定

攻めの栄養療法のゴール設定は，SMART の原則に従う．

●SMART の原則

S: Specific（具体的な）

誰がみてもわかるように，明確で具体的な表現・言葉で表す．単に「栄養状態の改善」では，ゴールがはっきりしない．栄養状態を低下させている原因は何かを体重や筋肉量，GLIM 基準などで具体的に評価する．ゴールが具体的であることにより，介入方法がより明確になる．

M: Measurable（測定可能）

目標が達成されたかどうかを判断できるように，内容を定量化して表現する．「栄養改善」など定性的な評価ではなく，「体重が 3 kg 増加する」など測定可能なもので数値化し，客観的に評価できるように表現する．

A: Achievable（達成可能）

目標は達成するものであり，理想ではなく，努力すれば実現可能な程度の高さに設定する．低すぎてもモチベーションが維持できず，継続的介入にも繋がらない．目標達成までの期間や介入の実現性も踏まえて，「1 か月で体重が 2 kg 増加する」など適切に設定する．

R: Relevant（切実・重要）

国際生活機能分類（ICF）で評価した機能・活動・参加，QOL の向上や維持に関連した，患者・家族にとって現実的な内容にする．「血清アルブミン値が 3.0 g/dL 以上になる」などと設定しがちであるが，これは患者・家族が成果を実感しにくい．「ソフト食を 3 食経口摂取して経管栄養から離脱できるようになる」「T 杖歩行 30 m が自立して，自宅での歩行とゴミ出しが自立する」というような内容にする．

T: Time-bound（明確な期限）

期限の設けられていない目標は，達成度が曖昧となり，ゴールとは言えない．短期目標と長期目標のゴールを設け，達成期限を明確にする．短期目標は日・週単位，長期目標は月単位を目安とする．現時点で先の見通しが不明な場合は，「いつまでに」「何を」見極めるかを明確にして，見極めをゴールとしてもよい．

●仮説思考のプロセス

仮説思考[1]とは，真の結論に短時間で辿り着くためのものであり，現在入手できる情報から問題の原因と解決策を推論してから行動をする思考方法である．仮

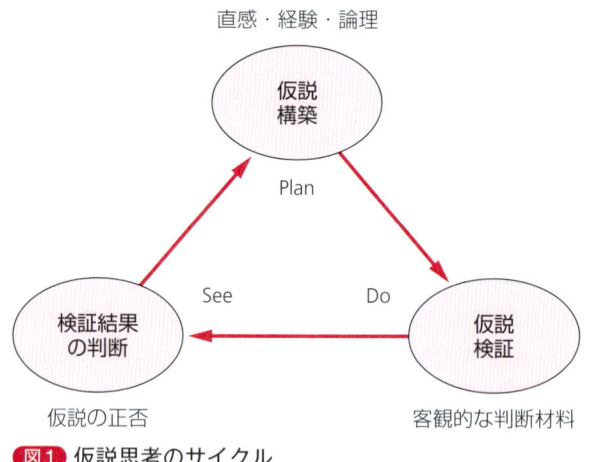

図1 仮説思考のサイクル

説とは「現時点で最も妥当だと思える仮の結論」のことをいう．仮説はあくまでも仮の結論であるため，正しい結論なのか，間違った結論なのか，常に検証しながら行動していく必要がある．

　仮説思考のプロセスとして，仮説の構築はゴール設定（Plan）を意味する．そして，仮説の検証（Do）と検証結果の判断（See）を繰り返すことがモニタリングである．ゴール設定に唯一の正解はないため，必ず仮説の構築→仮説の検証→検証結果の判断→仮説の構築（進化させる）のサイクル 図1 を繰り返す．

栄養投与量の考え方

● エネルギー消費量の求め方

　栄養障害患者に栄養サポートを行う際，重要となるのが総エネルギー消費量（total energy expenditure: TEE）の算定である．一般的な方法を2つ紹介する．①安静時エネルギー消費量（resting energy expenditure: REE）からの算出，または，基礎代謝量（basal energy expenditure: BEE）を推定し，ストレス係数（stress factor: SF）と活動係数（active factor: AF）を乗じて求める方法．②簡便な方法として理想体重1 kg当たりに対し，30〜40 kcalを乗じて求める方法がある．

● 活動係数（AF）

　一般的に使用されているAFは寝たきり1.0，ベッド上安静1.2，ベッド外活動1.3〜1.4とされている[2]．リハ介入がある場合，この数値では不足する可能性が

表1 活動係数の目安

活動レベル	行動因子
車椅子全介助	1.1〜1.2
日中車椅子　歩行練習開始	1.2〜1.3
日中車椅子　病棟歩行開始	1.3〜1.4
日中（杖）歩行　ADL練習主体	1.4〜1.5
日中（杖）歩行 階段昇降や筋トレなどの負荷量の多い練習主体	1.5〜1.7

（西岡心大. 回復期リハビリテーション病棟管理栄養士必携. 回復期リハビリテーション病棟協会; 2019. p.76 より改変）

高いため，リハ負荷内容に応じた活動係数を設定する．また，セラピストによる訓練以外にも，ADL訓練や自主訓練を行っている場合や，徘徊する人などは消費エネルギー量が高くなる．AF係数の目安例を **表1** に示す．麻痺や神経疾患がある場合にも，AFの設定は注意が必要である．筋緊張亢進，不随意運動を認める場合，通常よりエネルギー消費量が増大しているため，AFを高く設定する必要がある．逆に筋緊張低下を伴う遷延性意識障害，弛緩性の四肢麻痺などがある場合，通常よりエネルギー消費量が減少しているため，AFを低く設定する．

● **ストレス係数（SF）**

疾患による身体ストレスの状態や手術による侵襲などによって代謝が亢進する．栄養障害の程度や，病態および治療に伴う代謝亢進の程度など患者の状態を把握し，SFを設定する．SF係数例を **表2** に示す．

● **エネルギー蓄積量**

推定式で算出したTEEは，高度の炎症や終末期の場合を除き，あくまで現在の体重を維持するために必要なエネルギー量である．低栄養患者の体重・筋肉量増加を目的とする場合には，エネルギー蓄積量をTEEに付加する必要がある．体重1 kg当たりのエネルギー貯蔵量を約7,000 kcalとして「7,000（kcal）×体重増加目標（kg）÷目標到達までの日数（日）」を1日当たりのエネルギー蓄積量としてTEEに付加し，「攻めの栄養管理」 **図2** を検討する．例えば，1か月で2 kgの体重増加を目指したい場合，7,000 kcal×2 kg÷30日となり，約470 kcalがエネルギー蓄積量となる．エネルギー蓄積量を付加した場合，筋肉量を増加させるために，必ずレジスタンストレーニングなどの運動を行う．

高齢者では1 kgの体重増加には8,800〜22,600 kcal必要という報告[3]があり，

表2 ストレス係数の目安

ストレス因子	ストレス係数（SF）
飢餓状態	0.6～0.9
術後（合併症なし）	1.0
小手術	1.2
中等度手術	1.2～1.4
大手術	1.3～1.5
長管骨骨折	1.1～1.3
多発外傷	1.4
腹膜炎・敗血症	1.2～1.4
重症感染症	1.5～1.6
熱傷	1.2～2.0
発熱（1℃ごと）	+0.1

（岩佐正人. 日本静脈経腸栄養学会 静脈経腸栄養ハンドブック. 南江堂；2011. p.146-52）[2]

必ずしも計算通りに体重増加するとは限らない．TEE もエネルギー蓄積量も，あくまで推定式であるため，プラン実施後は必ずモニタリングを行い，提供量を調整することが不可欠である．

●必要たんぱく質量の求め方

　日本人の食事摂取基準（2020 年度版）によると，フレイルおよびサルコペニアの発症予防を目的とした場合，高齢者（65 歳以上）では少なくとも 1.0 g/kg 現体重/日以上のたんぱく質を摂取することが望ましいとされている[4]．また，PROT-AGE 研究グループによるポジショニングペーパーでは，運動量の多い高齢者は 1.2 g/kg 現体重/日以上が推奨されている[5]．著しい低栄養高齢者では 2.0 g/kg 現体重/日以上が必要とされることもある[5]．通常の栄養療法では，1.0 g/kg 現体重/日以上の摂取が必要であり，攻めの栄養療法を行う場合，1.2～2.0 g/kg 現体重/日の摂取が望ましい．

♪低栄養時の栄養管理

　低栄養を認める場合には，その原因を明らかにする．低栄養の原因は，①慢性疾患で炎症を伴う低栄養，②急性疾患あるいは外傷による高度の炎症を伴う低栄養，③炎症はわずか，あるいは認めない慢性疾患による低栄養，④飢餓による低栄養に大きく分類され，栄養管理の方法はそれぞれ異なる．

> 必要エネルギー量＝
> 　[基礎代謝量（BEE）× ストレス係数（SF）× 活動係数（AF）± エネルギー付加 / 削減量]

①BEE の算出：Harris-Benedict の式の場合

> 男性：66.5＋13.8× 体重（kg）＋5.0× 身長（cm）−6.8× 年齢
> 女性：665.1＋9.6× 体重（kg）＋1.8× 身長（cm）−4.7× 年齢

②SF の設定

③AF の設定

　[①×②×③＝総エネルギー消費量（TEE）]

④エネルギー付加 / 削減量の設定

> ●体重増加を目指す場合は…TEE＋付加体重（kg）×7,000kcal ÷ 目標到達日数
> ●体重減量を目指す場合は…TEE−削減体重（kg）×7,000kcal ÷ 目標達成日数

図2 必要エネルギー量の算出方法
(西岡心大. リハビリテーション栄養 Q&A 33＋症例 7. メディカ出版; 2017. p.32 より改変)

①慢性疾患で炎症を伴う低栄養（悪液質）

　悪液質は，前悪液質，悪液質，不応性悪液質の３つのステージに分けられる．不応性悪液質になると栄養不良は不可逆的な状態になるため，前悪液質の段階で栄養サポートを開始し，栄養状態の悪化を可及的に遅らせることが大切である．栄養療法単独での栄養改善は困難であるため，多方面からの介入が必要である．不応性悪液質になった時点でギアチェンジをする．ギアチェンジを意識せずに栄養管理を継続すると，時に生体の代謝機能を超えた負荷をかけることになり，臨床症状の悪化を惹起させてしまうことになる．不応性悪液質では, 5〜15 kcal/kg 現体重/日（およそ 200〜600 kcal/日）を目安とし，エネルギー投与を控える[6]．

②急性疾患あるいは外傷による高度の炎症を伴う低栄養（侵襲）

　侵襲時に多くのエネルギーを投与しても，筋肉のたんぱく質の分解は抑制できない．むしろ過栄養は栄養ストレスとして骨格筋のたんぱく分解を抑制させる．異化期は栄養状態の悪化防止を目標とし，侵襲の原因疾患の治療を優先する．侵襲時の栄養管理として，急性期の極期は 6〜15 kcal/kg 現体重/日，一般的な急性期と侵襲が慢性期に移行した場合は 6〜30 kcal/kg 現体重/日のエネルギーを投与するという目安がある[7]．一方，同化期ではエネルギー蓄積量を考慮した栄養管理を行う．

③炎症はわずか，あるいは認めない慢性疾患による低栄養

　脳卒中後の嚥下障害や，短腸症候群，膵機能不全，肥満手術後の消化吸収不全，食道狭窄，腸管麻痺，結腸偽閉塞などの疾患に起因する．これらは，食事摂取量減少または吸収能低下を伴いやすい．吸収能低下が重度の場合は，必須脂肪酸欠乏，ビタミン欠乏，微量元素欠乏など，多彩な栄養障害をきたす．成分栄養療法を行うか，中心静脈栄養などを単独または，組み合わせて行い，必要栄養量の充足に努める．

④飢餓による低栄養（飢餓）

　不適切な栄養管理においても容易に飢餓が引き起こされるため，安易に「とりあえず絶飲食」とすることは避ける．飢餓の場合，適切な栄養管理を行えば体重や筋肉量は回復する．エネルギー消費量分の栄養に加え，体重や筋肉量を戻すためのエネルギー蓄積量を考慮した栄養管理を行う．ただし，リフィーディング症候群のリスクがある場合は，現体重当たり 5〜10 kcal/日を超えない範囲で栄養投与を開始する[8]．モニタリングを行いながら，1週間以上かけて徐々に栄養量を上げていく．

✒ 過栄養時の栄養管理

　過栄養とは主に栄養摂取過剰や活動量不足により脂肪の過剰蓄積が生じ，健康障害発症リスクが高まる状態である．特に，サルコペニア肥満では単なる肥満と比べてより ADL 低下・転倒・骨折，死亡をきたしやすい．

①エネルギー摂取過剰に対するアプローチ

　体重 1 kg 当たりのエネルギー削減量を約 7,000 kcal として「7,000（kcal）×体重減量目標（kg）÷目標到達までの日数（日）を 1 日当たりのエネルギー削減量として TEE から削減し，栄養量を検討する 図2 ．例えば，2か月で 5 kg の減量を目指したい場合，7,000 kcal×5 kg÷60 日となり，約 580 kcal がエネルギー削減量となる．エネルギー削減量のみを注視すると，たんぱく質量が不足する可能性があるため，筋肉量を維持するためにも必要たんぱく質量（1.0 g/kg 標準体重/日）[9]は充足するように調整が必要である．

②エネルギー消費不足に対するアプローチ

　摂取栄養量のみ減らしても消費量が少なければ，脂肪は燃焼しにくい．筋肉量を増加させ，脂肪の燃焼を助長させるためにも，レジスタンストレーニングや持久性トレーニングなどの運動を併用する．

JCOPY 498-01802

▶ ゴール設定上の注意点

　患者・家族が積極的な栄養介入を望まない場合は，逆に QOL を低めてしまうことがあるため，攻めの栄養療法は行いにくい．必ず患者・家族の思いを確認し，ゴールを共有する手順をとることが必要である．また，SMART なゴール設定では，栄養とリハのゴール設定は連携しているはずである．少なくともリハのゴール設定を確認しながら，栄養のゴールを設定する必要がある．

♪ さいごに

　「SMART なゴール設定」なくして，質の高い「攻めの栄養療法」は成しえない．ICF で評価を行った上で，多職種で仮説と介入方法を繰り返し検証していくことが重要である．また，栄養量を付加した攻めの栄養療法にはリハなどの運動（活動）を併用することが必要である．リハ栄養管理を行う際は，常に目指すべきゴールの設定を行い，仮説と介入方法を繰り返し検証していくことが大切である．

文献
1) 江口夏朗，山川隆史．仮説思考．東京: ファーストプレス; 2007．p.8-23.
2) 岩佐正人．In: 静脈経腸栄養学会．日本静脈経腸栄養学会　静脈経腸栄養ハンドブック．東京: 南江堂; 2011．p.146-52.
3) Hébuterne X, Bermon S, Schneider SM. Ageing and muscle: the effects of malnutrition, re-nutrition, and physical exercise. Curr Opin Clin Nutr Metab Care. 2001; 4: 295-300.
4) 食事摂取基準策定検討会．生活習慣病等の発症予防．In: 食事摂取基準策定検討会．「日本人の食事摂取基準」策定検討会報告書（案）．2019．p.113-4.
5) Bauer J, Biolo G, Cederholm T, et al. Evidence-based recommendations for optimal dietary protein intake in older people: a position paper from the PROT-AGE Study Group. J Am Med Dir Assoc. 2013; 14: 542-59.
6) 東口髙志．各論　終末期がん患者のエネルギー代謝動態とその管理．静脈経腸栄養．2009; 24: 1071-5.
7) 寺島秀夫，只野惣介，大河内信弘．周術期を含め侵襲下におけるエネルギー投与に関する理論的考え方～既存のエネルギー投与量算定法からの脱却～．静脈経腸栄養．2009; 24: 1027-43.
8) 中谷　豊，阪上　浩，原田永勝．リフィーディング症候群．四国医誌．2012; 68: 23-8.
9) 日本老年医学会「高齢者の生活習慣病管理ガイドライン」作成ワーキング．高齢者肥満症の診療ガイドライン 2018．日本老年医学会．2018; 55: 464-538.

〈西山　愛〉

10 運動，リハビリテーションとの併用（タイミング含め）

ポイント

🔑 分岐鎖アミノ酸，特にロイシンには，強いたんぱく質同化刺激作用が存在する．

🔑 たんぱく質などの栄養摂取に運動，リハを併用することで骨格筋量や筋力の増加につながる．

🔑 運動，リハ（特にレジスタンス運動）直後から2時間以内の早いタイミングでの摂取が有用である．

♪ はじめに

骨格筋は運動機能の基礎だけでなく糖代謝の調節にも関与する人体にとって必須の組織である．筋肉量の獲得はパフォーマンスの向上だけでなく，健康の維持・増進の観点からも重要である．一般的にレジスタンス運動は骨格筋量の維持・増進に効率的な運動として実践されている．また骨格筋量の調節には栄養摂取，特にアミノ酸やたんぱく質摂取による筋たんぱく同化作用も重要な役割を果たす．近年では運動，リハビリテーション（以下，リハ）とこれらのアミノ酸やたんぱく質等の摂取により運動，リハおよび栄養摂取単独に比較して高い運動効果を獲得できる可能性が示されている．そこで本稿では栄養摂取と運動の併用による効果を述べる．

♪ 加齢による骨格筋の形態的変化

骨格筋は運動における力の発揮に欠かせない身体組織であり，可塑性に富み，活動量や負荷量に応じて，機能的かつ形態的な適応を示すことはよく知られてい

JCOPY 498-01802

る．しかし，一般的に70歳までに20歳代と比較すると，骨格筋面積は25〜30%，筋力は30〜40%減少し，50歳以降毎年1〜2%程度筋肉量が減少する．これらは，骨格筋線維の減少や個々の筋線維の萎縮によるものである．特に大殿筋や大腿四頭筋などの抗重力筋が影響を受けやすく，主に速筋であるタイプIIaが減少する．この加齢にともなう筋量減少とそれに伴う筋機能の低下がいわゆる一次性サルコペニアである．

高齢者の骨格筋では，組織レベル，細胞レベルでさまざまな変化が生じる．組織レベルでは，速筋線維の割合，毛細血管や運動神経の数が減少し，脂肪細胞がみられるようになる．細胞レベルでは，筋収縮を担うサルコメア，核，ミトコンドリアの減少がみられ，細胞の質を保つ小器官であるリソソームが減少することで異常なたんぱく質の蓄積がみられる．このような変化によって，量の減少，質（筋力など）の悪化をもたらす．さらに，生体レベルでみられる，①栄養状態の変化，②活動性の低下，③内分泌因子の変化，④筋再生能の低下などの変化が生じることでさらに骨格筋の減少に関与する．

🎵 骨格筋のエネルギー，たんぱく質代謝

● エネルギー代謝

基礎代謝は加齢とともに減少し，10年の経過により1〜3%程度減少し，特に男性での減少率が大きい．この減少は加齢に伴う除脂肪組織の減少によるものと考えられている．組織ごとに大きく異なり，臓器では代謝量が高く脂肪組織では低い．骨格筋の代謝量は臓器よりも低いが，臓器の大きさは加齢による変化は微量のため，臓器不全でなければ代謝量の低下に大きな影響を及ぼさない．脂肪は加齢に伴い蓄積する傾向にあり，代謝量が低いので大幅な増加にはつながらない．活動時のエネルギー代謝量の低下につながり，結果的に総エネルギー消費量も加齢に伴い，体格の変化（主として骨格筋量の減少）と身体活動量の低下によって低下する．

● たんぱく質代謝

食事摂取により，骨格筋のたんぱく質合成が増加し，一方でたんぱく質異化は減少する．これらは，栄養素ならびにホルモンによるものであり，血中のアミノ酸やインスリンは食後の骨格筋たんぱく質の同化を促すが，筋肉において炎症性サイトカイン，酸化ストレス，グルココルチコイドなどの刺激により様々なたんぱく質分解酵素を介して異化が起こる．この異化の刺激が強いとアミノ酸などによるたんぱく質の同化が上回り，筋肉は萎縮する **図1**．また，高齢者において

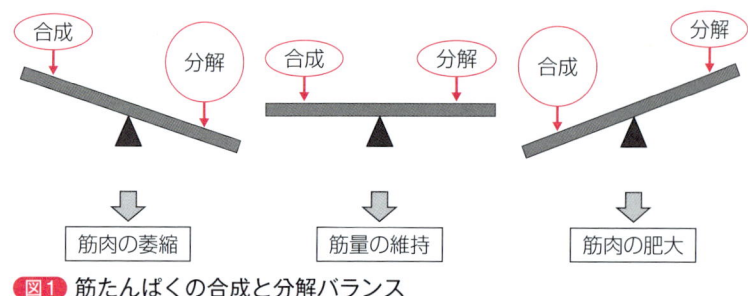

図1 筋たんぱくの合成と分解バランス

は，食後（たんぱく質摂取後）に誘導される骨格筋におけるたんぱく質合成が成人と比較し反応性が低下しており，anabolic resistance（同化抵抗性）が存在する．しかし，アミノ酸の供給量を増やすことにより，たんぱく同化作用は十分惹起されることから，たんぱく質合成を誘導するには，十分なたんぱく質の摂取を必要とする[1]．

♪ 筋肉づくりに効果的な栄養素

筋量の減少や筋力低下に対する栄養介入の効果は明らかであり[2]，栄養単独介入よりも運動との併用効果についても多く報告されている[3]．

● たんぱく質

たんぱく質は三大栄養素の一つであり，ヒトが生きていくうえで不可欠であり，筋肉量を維持するためには細胞内でのたんぱく質合成が必須である．筋肉たんぱくの合成にはその原料となるアミノ酸が必須である **表1** ．体内で合成されない9種類の必須アミノ酸のうち，バリン，ロイシン，イソロイシンの3つの分岐鎖アミノ酸（branched chain amino acids: BCAA）が存在する．BCAA は，筋肉を構成している必須アミノ酸の約30〜40％であり，筋たんぱくの合成を促進し，分解を抑制し，また，活動時のエネルギー源にもなる筋肉を維持するうえで重要なアミノ酸である．BCAA のうち，とくにロイシンは mTOR を刺激することで特に強いたんぱく質同化作用を増強するとともに，筋肉の質的な改善をもたらす可能性がある．なかでも，消化吸収の速い牛乳由来のホエイたんぱく質はロイシンが多く含まれており筋たんぱく合成に効率よく利用できる[4]．また，ロイシンの中間代謝物である β-ヒドロキシ-β メチル酪酸（HMB）はロイシンよりもたんぱく質合成力が強く，高齢者のサルコペニアに対しては筋肉量の低下を予防するとの報告もある[5]．

JCOPY 498-01802

表1 たんぱく質を構成する20種類のアミノ酸

必須アミノ酸	非必須アミノ酸
● トリプトファン	■ アスパラギン
● トレオニン	■ アスパラギン酸
● ヒスチジン	■ アラニン
● フェニルアラニン	■ アルギニン
● メチオニン	■ グリシン
● リジン	■ グルタミン
	■ グルタミン酸
分岐鎖アミノ酸	■ システイン
◆ バリン	■ セリン
◆ イソロイシン	■ プロリン
◆ ロイシン	■ チロシン

日本人の食事摂取基準2020版では，たんぱく質の目標量（総エネルギー摂取量に占める割合）が引き上げられ，50～64歳は目標量の下限値を現行の13%から14%，65～74歳と75歳以上では15%へ変更になった．フレイルおよびサルコペニアの発症予防を目的とした場合，65歳以上の高齢者では少なくとも1.0 g/kg体重/日以上のたんぱく質を摂取することが望ましいとしている．サルコペニアを認める高齢者では，このたんぱく質摂取量では不足する可能性が高く，1.2～1.5 g/kg/日程度が必要とされている[6]．

● ビタミンD

高齢者では，ビタミンD欠乏に陥りやすい．複数の観察研究で血中25-ヒドロキシビタミンD濃度が50 nmol/L未満であると身体機能の低下，筋力の減少，血中パラトルモン濃度の増加，転倒および骨折のリスクが高いことが報告されている[7]．ビタミンD欠乏に対する10～20 μg/日のビタミンDサプリメントは身体機能や筋力の向上，転倒のリスクを下げる[8]．しかし，ビタミンDの不足がない対象者や筋力が低下していない対象者の場合にはビタミンDのサプリメントの効果は低いと報告がある[9]．アジア太平洋地域のフレイル診療ガイドラインにおいて，ビタミンD欠乏を認める人にビタミンDを処方することが弱く推奨されている[10]．

● エイコサペンタエン酸（EPA），ドコサヘキサエン酸（DHA）

脂肪を構成している要素である脂肪酸は，植物や魚の油に多く含まれる不飽和脂肪酸とおもに動物性の脂肪に含まれる飽和脂肪酸に分けられる．不飽和脂肪酸は一価不飽和脂肪酸と多価不飽和脂肪酸に分けられ，さらに，多価不飽和脂肪酸

は n-3 系脂肪酸と n-6 系脂肪酸に分類される．n-3 系脂肪酸は食用調理油由来の α-リノレン酸と魚介類由来のエイコサペンタエン酸（EPA），ドコサヘキサエン酸（DHA）など，n-6 系脂肪酸はリノール酸，γ-リノレン酸，アラキドン酸などがある．その中で，n-3 系脂肪酸の EPA や DHA を摂取することにより筋肉量の減少を防ぐことが報告されている[11]．しかし，現時点では十分な科学的根拠は得られておらず，摂取量については言及できない．

♪ 効果的な栄養摂取のタイミング

運動と連動した栄養摂取のタイミングは，栄養の効果を最大限に活かすうえで非常に重要である．

● たんぱく質摂取のタイミング

十分アミノ酸が供給されない空腹時に運動を実施すると，筋肉においてたんぱく合成よりも異化反応が亢進し，アミノ酸プール（体内に貯蔵する総たんぱく質量）が減少する可能性がある．そのため，食後 2 時間以内に運動を開始[12]し，運動，リハ（特にレジスタンス運動）終了後できるだけ早いタイミング（運動直後から 2 時間以内）での摂取が望ましい[13]．さらに，BCAA を 2 g 以上含んだ食品や栄養剤を摂取することで効率よくトレーニング効果を得ることができる[14]．

● 糖質摂取のタイミング

持久性を高めるには肝臓と筋肉のグリコーゲンの貯蔵量を増やすことが重要である．筋肉中のエネルギー源であるグリコーゲンはトレーニング後約 1 時間以内に糖質を摂取することによって早期回復し，貯蔵量も増加する[15]．また，高齢者においては，インスリン感受性が低下し筋たんぱく質合成能が低下している可能性がある．特に有酸素運動を行う場合は糖質とたんぱく質の混合摂取によりたんぱく合成作用が改善すると報告されている[16]．ただし，持久性トレーニングに関しては，エネルギーバランスが 0 以上であれば特定の食品や栄養摂取のタイミングは考慮しなくてもよい．持久力低下への対応は原因によって異なり，加齢や安静臥床による場合は持久力増強訓練を行うが，低栄養状態の場合には適切な栄養管理を併用する．慢性呼吸不全や慢性心不全など疾患によるものの場合は原疾患の治療と同時に軽負荷のレジスタンストレーニングや持久性トレーニングの実施と栄養管理を行う．しかし，不応性悪液質の場合には運動療法は禁忌であり，緩和医療の一環としてリハと栄養管理を行う．

JCOPY 498-01802

注意点 ▶ 栄養状態が良好で栄養管理も適切であれば，筋肉量増加を目指したリハによる効果が期待できるが，低栄養患者においては，逆に栄養状態の悪化をもたらす可能性がある．また，エネルギーが不足した状態でレジスタンストレーニングを行うことで筋肉を分解してたんぱく質やエネルギーを生み出そうとするため，筋力や持久力はむしろ悪化する．廃用予防や機能維持を目的とした早期離床や短時間で軽負荷の機能訓練とし，長時間の機能訓練やレジスタンストレーニングは避け，原因に応じた栄養管理を実施する．

♪ さいごに

　レジスタンス運動や有酸素運動などの運動療法と食事，特にロイシン高配合の必須アミノ酸の摂取は筋力や持久力がより増加することが報告されており，これらの研究をもとに各種食品や栄養剤も開発されている．栄養素の効率的な摂取により，「運動・リハ」の効果を高めることが期待される．今後，より有効な摂取のタイミングなどの摂取方法，脂肪酸やビタミンＣやポリフェノール類など抗酸化作用に関連する栄養素や機能性成分などの検討，一層のエビデンスの充実により，サルコペニアの対策が進むことを期待したい．

文献

1) Dardevet D, Rémond D, Peyron MA, et al. Muscle wasting and resistance of muscle anabolism: the "anabolic threshold concept" for adapted nutritional strategies during sarcopenia. Scientific World Journal. 2012; 2012: 269531.

2) Tessier AJ, Chevalier S. An update on protein, leucine, omega-3 fatty acids, and vitamin D in the prevention and treatment of sarcopenia and functional decline. Nutrients. 2018; 10: 1099.

3) Beaudart C, Dawson A, Shaw SC, et al. Nutrition and physical activity in the prevention and treatment of sarcopenia: systematic review. Osteoporos Int. 2017; 28: 1817-33.

4) Bergia RE 3rd, Hudson JL, Campbell WW. Effect of whey protein supplementation on body composition changes in women: a systematic review and meta-analysis. Nutr Rev. 2018; 76: 539-51.

5) Wu H, Xia Y, Jiang J, et al. Effect of beta-hydroxy-beta-methylbutyrate supplementation on muscle loss in older adults: a systematic review and meta-analysis. Arch Gerontol Geriatr. 2015; 61: 168-75.

6) Deutz NE, Bauer JM, Barazzoni R, et al. Protein intake and exercise for optimal muscle function with aging: recommendations from the ESPEN Expert Group. Clin Nutr.

2014; 33: 929-36.

7) Iolascon G, Mauro GL, Fiore P, et al. Can vitamin D deficiency influence muscle performance in postmenopausal women? A multicenter retrospective study. Eur J Phys Rehabil Med. 2018; 54: 676-82.

8) Tellioglu A, Basaran S, Guzel R, et al. Efficacy and safety of high dose intramuscular or oral cholecalciferol in vitamin D deficient/insufficient elderly. Maturitas. 2012; 72: 332-8.

9) Lips P, Binkley N, Pfeifer M, et al. Once-weekly dose of 8400 IU vitamin D (3) compared with placebo: effects on neuromuscular function and tolerability in older adults with vitamin D insufficiency. Am J Clin Nutr. 2010; 91: 985-91.

10) Dent E, Lien C, Lim WS, et al. The Asia-Pacific Clinical Practice Guidelines for the Management of Frailty. J Am Med Dir Assoc. 2017; 18: 564-75.

11) Pahor M, Anton SD, Beavers DP, et al. Effect of losartan and fish oil on plasma IL-6 and mobility in older persons. The ENRGISE Pilot randomized clinical trial. J Gerontol A Biol Sci Med. 2018. doi: 10.1093/gerona/gly277.

12) Aragon AA, Schoenfeld BJ. Nutrient timing revisited: is there a post-exercise anabolic window? J Int Soc Sports Nutr. 2013; 10: 5.

13) Kerksick CM, Arent S, Schoenfeld BJ, et al. International Society of Sports Nutrition position stand: nutrient timing. J Int Soc Sports Nutr. 2017; 29: 14: 33.

14) Matsumoto K, Koba T, Hamada K, et al. Branched-chain amino acid supplementation increases the lactate threshold during an incremental exercise test in trained individuals. J Nutr Sci Vitaminol (Tokyo). 2009; 55: 52-8.

15) Pöchmüller M, Schwingshackl L, Colombani PC, et al. A systematic review and meta-analysis of carbohydrate benefits associated with randomized controlled competition-based performance trials. J Int Soc Sports Nutr. 2016; 13: 27.

16) Fujita S, Rasmussen BB, Cadenas JG, et al. Aerobic exercise overcomes the age-related insulin resistance of muscle protein metabolism by improving endothelial function and Akt/mammalian target of rapamycin signaling. Diabetes. 2007; 56: 1615-22.

〈宇野千晴〉

JCOPY 498-01802

「攻めの栄養療法」の栄養モニタリング

ポイント

- 攻めの栄養介入の効果を臨床経過と合わせて評価し，栄養介入を継続するかどうかを判定する．
- モニタリング指標はゴール設定に合わせて決定する．
- 栄養モニタリングの実施者を明確にする．

はじめに

栄養モニタリングでは，計画に沿ったケアの実施や，介入による問題発生の有無を評価する．また，栄養状態に対する問題がどこまで解決されているのか，目標達成についても評価する．やりっぱなしの攻めの栄養療法にしないためには，栄養モニタリングは必須である．本稿では，攻めの栄養療法を実践し，効果を評価するうえで重要な栄養モニタリングについて述べる．

栄養モニタリングの必要性

攻めの栄養療法は，低栄養やサルコペニアの改善を目的とし，エネルギー蓄積量を考慮した栄養介入を行うことである．ゴールを設定する際には，介入効果を評価するためにモニタリング指標を何にすべきかを検討する必要がある．目標達成の有無を確認しないまま計画を継続することは大きな問題である．また，疾患や状況によっては，より慎重に，有害事象の発生を考慮する必要もある．攻めの栄養管理を実施することで，機能・活動・参加，QOL をより高められる可能性があるが，その反面，問題が生じるリスクも合わせもつことを念頭におく．

攻めの栄養介入の評価を行い，ゴールが達成された場合，どのような栄養の問題が解決されたのかを考える．そのうえで，次のステップは何がゴールとなるのか，現状を改めて評価し，さらなる機能・活動・参加，QOL を高める手段を考える．ゴールが達成できなかった場合は，なぜ達成できなかったのかを明確にする．そのうえで，目標達成のための新たな介入を検討する．

栄養モニタリングでは，介入結果を評価して終えるだけでは不十分である．リハ栄養介入後の状況を再度リハ栄養診断し，新たなゴール設定やリハ栄養介入を行う．この一連のリハ栄養ケアプロセスを繰り返すことが重要である．

🎵 栄養モニタリング項目

● 低栄養: 体重，体組成，血液検査

攻めの栄養療法は低栄養の改善を目的としており，栄養状態のモニタリングは必須である．

体重は栄養状態の評価，摂取栄養量の過不足を簡便に評価できる指標である．ゴール目標に体重増加をあげることが多いが，必ず経時的な評価を実施する．

体組成（身体計測値）は，筋肉量や脂肪量の評価に必要である．正確な体組成は体重や体格指数（body mass index: BMI）だけでは評価できない．正しく評価するためには，コンピュータ断層撮影法（computed tomography: CT）や生体電気インピーダンス法（bioelectrical impedance analysis: BIA），二重エネルギー X 線吸収法（dual energy X-ray absorptiometry: DXA），超音波法などの検査機器が必要である．検査機器がない場合，筋肉量低下の目安として，下腿周囲長（calf circumference: CC）や上腕周囲長（arm circumference: AC）を測定する．エネルギー貯蔵量を推定するために，上腕三頭筋部皮下脂肪厚（triceps skinfold thickness: TSF）を測定する方法もある．検査機器が使用できないときは，このようなメジャーを用いた簡便な方法で評価する．

血液検査では，急性期では特に，侵襲の有無や程度を把握するため，炎症反応（C-reactive protein: CRP）の確認は重要である．全身状態が落ち着いている場合でも，併存疾患などによる慢性炎症の有無の把握も欠かせない．また，攻めの栄養療法を実施することで生じるリスクには注意が必要である．項目としては，高血糖（血糖値）や脂質異常（中性脂肪），腎機能障害（尿素窒素，クレアチニン，糸球体ろ過量），肝機能障害・脂肪肝（AST，ALT），電解質（ナトリウム，クロール，カリウム）などが挙げられる 表1 ．リフィーディング症候群のリスクがある場合は，リンやマグネシウムの検査も必要になる．

JCOPY 498-01802

表1 栄養モニタリング項目

低栄養	体重，体組成，血液検査（CRP, BS, TG, BUN, Cr, eGFR, AST, ALT, Na, Cl, K）＊リフィーディング症候群では P，Mg も
サルコペニア	筋肉量，握力，歩行速度
悪液質	体重（BMI），筋力（握力），血液検査（CRP, Hb, Alb）
栄養素の過不足	摂取栄養量，水分
ADL	BI, FIM
嚥下機能	MWST ＊必要時 VF, VE
認知機能	MMSE, HDS-R

●サルコペニア: 筋肉量，握力，歩行速度

攻めの栄養療法は低栄養だけでなく，サルコペニアの改善も目的としており，サルコペニアの評価も必須である．

サルコペニアの評価には筋肉量の測定が必要不可欠である．筋肉量の測定はCT や BIA，DXA，超音波法などで可能である．検査機器がない場合は，CC を目安にする．CT や DXA などは頻繁には測定不可能なため，経時的変化をみる場合には，侵襲の少ない BIA や超音波，CC などを用いる．

握力や歩行速度は，身体機能の評価となる．握力は低栄養の診断指標の一つ[1]であり，セラピストだけでなく管理栄養士も測定することをおすすめする．

●悪液質: 体重（BMI），筋力，筋肉量，血液検査

悪液質は，慢性消耗性疾患に伴う異化亢進，食欲不振による摂取エネルギー量の減少からの体重減少（骨格筋減少）がみられる[2]．診断 **表2** のために，体重（BMI），筋力（握力），筋肉量の測定，血液検査等が必要である．低栄養の原因の一つに悪液質があり，低栄養を正しく評価し，改善をするためには悪液質の評価が必要である．悪液質のモニタリングでは，体重や筋力，疲労感，食事摂取量（食思不振）など比較的測定や評価しやすい項目を用いる．急性期では，生化学検査でよく測定される CRP や Hb，Alb を用いることも可能である．

●栄養素摂取の過不足: 摂取栄養量，水分，BDHQ

栄養状態の評価を実施するためには，摂取栄養量を算出することが必要になる．これは管理栄養士の専門的な重要な業務である．栄養素摂取の過不足は，摂取量の過不足だけでなく，体内での需要や排泄機能によっても起こる．エネルギーやたんぱく質，脂質といったマクロ栄養素だけでなく，ビタミンや微量元素の過不足についても評価が必要である．検査値のみならず，欠乏症や過剰症による身体所見などにも注意してモニタリングを行う．

表2 悪液質の診断基準

悪質液の原因となる疾患の存在
12か月以内に5%以上の体重減少（あるいはBMI 20 kg/m²未満）
＋ 上記に加えて，下記5項目中3項目以上該当
① 筋力低下
② 疲労感
③ 食思不振
④ 除脂肪体重低値
⑤ 生化学データの異常値 　a. CRP>0.5 mg/dL あるいは IL-6>4.0 pg/mL 　b. Hb<12.0 g/dL 　c. Alb<3.2 g/dL

　水分バランスも重要になる．特に輸液が投与されている場合や経腸栄養管理の場合には水分投与量と検査値，フィジカルアセスメントと合わせて評価する．また，下痢などの排便状況によっても水分や電解質バランスの評価が求められる．

　入院と異なり，外来栄養指導や維持期などで日々の食事量などが把握しにくい場合には，簡易型自記式食事歴法質問票（brief-type self-administered diet history questionnaire: BDHQ）[3]も有用である．

●ADL: BI，FIM，IADL，AADL

　攻めの栄養療法では，栄養療法とリハを組み合わせてより効果を発揮させる．そのため，栄養面だけでなく，活動についても評価は必須である．基本的日常生活動作（basic activities of daily living: BADL）が自立していない方では，Barthel Index（BI）やFunctional Independence Measure（FIM）で評価する．BADLが自立している方では，手段的日常生活動作（instrumental activities of daily living: IADL）や拡大日常生活動作（advanced activities of daily living: AADL）で評価する．買い物や調理ができる状態とできない状態では栄養管理に大きな差ができるため，栄養管理のうえではIADLの評価は重要である．

　低栄養やサルコペニアを改善することで，活動・参加・QOLを最大限に高めることが最終的な目標である．QOLのモニタリングには，健康概念を測定する包括的尺度のSF-36[®4]がある．①身体機能，②日常役割機能（身体），③体の痛み，④全体的健康感，⑤活力，⑥社会生活機能，⑦日常役割機能（精神），⑧心の健康の8つの概念を測定する．また，サルコペニアの方のQOL指標を評価するSarQOL[®5]がある．①心身の健康，②移動，③体組成，④機能性，⑤日常生活活

動，⑥レジャー活動，⑦不安について評価する．

● 嚥下機能: EAT-10, MWST, VF, VE

口から安全に食べたり，内服管理のために，摂食嚥下障害が疑われる場合には，嚥下機能評価が重要になる．

スクリーニングとして，質問票形式の EAT-10 がある．これは，聞き取りのみで評価可能であり，簡便に嚥下機能低下を評価できる．また，中等度以上の嚥下障害では，改訂水飲みテスト（modified water swallowing test: MWST）が有用である．容易に実施できるため，摂食場面を観察し，嚥下機能の変化がみられれば繰り返し実施してもよい．また，必要があれば，嚥下造影検査（videofluoro-scopic examination of swallowing: VF）や嚥下内視鏡検査（videoendoscopic evaluation of swallowing: VE）で評価することも手段の一つである．

● 認知機能: MMSE, HDS-R

認知機能低下により，経口摂取や ADL に影響が出る可能性がある．認知機能は個人差が大きく，モニタリングを繰り返し，個人に合った対応が支援として重要となる．評価方法の一つに，ミニメンタルステート検査（mini mental state examination: MMSE）がある．23 点以下が認知症疑いであり，27 点以下は軽度認知障害が疑われる．また，改訂長谷川式認知症スケール（hasegawa's demen-tia scale-revised: HDS-R）もよく用いられる．20 点以下が認知症疑いとされる．

♪ 栄養モニタリングの頻度

頻度はセッティングにより異なる．急性期病院では全身状態や治療により短期間での変化を生じることがある．その場合は，体重や血液検査などは細かくモニタリングすることが求められる．施設や在宅では，マンパワーや環境を考慮し，確実に実施できる頻度とすることが重要になる．

- 体重: 1〜2 回/週（病院や施設），1 回/月（在宅）
- 体組成: 1 回/月
- 食事摂取量: 1 回/週
- 摂食嚥下機能: 食事形態を変更する際など，必要時
- 認知機能: 1 回/月

注意点

▶ 1つのモニタリング指標のみで評価をしない．体重の変動がある場合は，体重増加を目標とした栄養量が適切に摂取できたためなのか，体水分が増えていないかなど，必ず多方面から評価する．また，筋肉量が増えているのか，脂肪だけが増えていないか，ADL の改善は伴っているかなど，介入効果をみるためにも様々な指標を合わせて評価すべきである．

▶ セッティングやマンパワーによって実施可能な頻度を設定する．理想的な頻度でモニタリング指標を評価できなくても，確実に一定期間で評価できることの方が重要である．継続するうえで，無理のない体制づくりが質のよい評価を導く．そのためには，誰がいつ測定するかを明確にしておかなければならない．一人ですべてのモニタリングを行うことは不可能であり，また，正しい評価を行うためには多職種で連携をとる必要がある．職種が違うと業務が異なり，相互理解と共通認識が重要になる．目標を設定する際に，モニタリング指標と合わせて実施担当者を決めておくことが成功のカギである．

♪ さいごに

攻めの栄養療法を効果的に実施するためには，栄養モニタリングは必須である．また，攻めの栄養療法による有害事象を生じず，適切に栄養療法を実施するためにも，モニタリング項目や頻度を多職種で決定し，もれなく評価することが重要である．

文献

1) White JV, Guenter P, Jensen G, et al. Consensus statement: Academy of Nutrition and Dietetics and American Society for Parenteral and Enteral Nutrition: characteristics recommended for the identification and documentation of adult malnutrition (undernutrition). J Parenter Enter Nutr. 2012; 36: 275-83.

2) Evans WJ, Morley JE, Argilés J, et al. Cachexia: a new definition. Clin Nutr. 2008; 27: 793-9.

3) Kobayashi S, Murakami K, Sasaki S, et al. Comparison of relative validity of food group intakes estimated by comprehensive and brief-type self-administered diet history questionnaires against 16 d dietary records in Japanese adults. Public Health Nutr. 2011; 14（7）: 1200-11.

4) Fukuhara S, Bito S, Greer J, et al. Translation, adaptation, and validation of the SF-36

Health Survey for use in Japan. J Clin Epidemiol. 1998; 51 （11）: 1037-44.

5) Beaudart C, Biver E, Reginster JY, et al. Validation of the SarQoL®, a specific health-related quality of life questionnaire for sarcopenia. J Chachexia Sarcopenia Muscle. 2017; 8 （2）: 238-44.

〈塩濱奈保子〉

12

チームで行う攻めの リハビリテーション栄養

ポイント

- 🔑 リハ栄養の実践は，多職種でリハ栄養ケアプロセスを用いて「栄養からみたリハ」「リハからみた栄養管理」を行う包括的なチームアプローチである．
- 🔑 チームで行う攻めのリハ栄養管理とは，2職種以上で「栄養からみたリハ」と「リハからみた栄養管理」を検討し，攻めのリハ栄養を協働で実践することである．
- 🔑 チーム作りのはじめの一歩は，1症例を2職種以上でリハ栄養ケアプロセスに沿って取り組み，実践と実績を1つずつ積み重ねることである．

🎵 はじめに

リハビリテーション（以下，リハ）栄養の実践は，リハ栄養ケアプロセスを活用し，「リハからみた栄養管理」と「栄養からみたリハ」を行うことである．これは，多職種で行う包括的なチームアプローチである．チームアプローチで取り組む利点は，多面的な評価により多様なアプローチが可能となるため，栄養状態とサルコペニアの早期改善が図りやすい点である．しかし，リハ栄養の必要性を実感していても実際にチームでリハ栄養を実践できていない場合も少なくない．本稿では，チームで行う攻めのリハ栄養の実践について述べる．

🎵 チームで行う攻めのリハ栄養とは

チームで行う攻めのリハ栄養管理とは，2職種以上で「栄養からみたリハ」と

「リハからみた栄養管理」を検討し，攻めのリハ栄養を協働で実践することである．多くの医療スタッフがリハと攻めの栄養管理を併用して行うことで，高齢者の予後の改善と自宅で生活する割合の増加が期待できる[1]．サルコペニアの摂食嚥下障害の治療においては，いくつかケースレポートが報告されている[2-6]．いずれもサルコペニアの摂食嚥下障害の治療にリハと攻めの栄養管理の併用が効果的である可能性が示されている．また，リハ栄養チームの存在は，筋肉量，筋力，身体機能の測定，エネルギー蓄積量，栄養から見たリハおよび栄養補助食品の使用を考慮した栄養管理の実施と独立して関連している[7]．これらのことから，多職種で行う包括的なチームアプローチがリハ栄養の実践において，効果的な可能性がある．

♪ リハ栄養チームのつくり方

リハ栄養チームは，「リハからみた栄養管理」と「栄養からみたリハ」を多職種共同で実践するチームである．リハ栄養チームでは，リハ栄養ケアプロセスに沿って，アセスメント・診断・ゴール設定・介入を行い，モニタリングにより実情に合わせて計画を変更する．主なメンバーは，医師・歯科医師・看護師・理学療法士・作業療法士・言語聴覚士・歯科衛生士・薬剤師・管理栄養士・医療ソーシャルワーカーである．すべての職種がそろっていることが理想的であるが，2職種以上の職種で「リハからみた栄養管理」と「栄養からみたリハ」が実践できればリハ栄養チームと言える[8]．また，専門職だけではなく，本人や家族もリハ栄養を実践するチームの一員である．本人，家族が主体的にリハ栄養ケアに参加できるよう働きかけることも重要である．

新たにチームを作らない場合は，既存のチーム医療に自分が参加する，または既存のチーム医療に新たな職種を加えることで対応が可能である．病院では，多職種連携型リハ栄養チームが結成しやすい．急性期病院には栄養サポートチーム（nutrition support team: NST），入院基本料1を取得している回復期リハ病院にはリハチームが既に存在していることが多く，栄養障害を認める患者へのチームアプローチが随時行われている．NSTやカンファレンスの中で「リハからみた栄養管理」と「栄養からみたリハ」について評価・介入を行う．在宅では，それぞれの専門職が異なる事業所に所属し，病院や施設ほど多数の専門職が揃わないことも多い．そのため，超職種型リハ栄養チームにより，職種の壁を越えることで職種が少なくても必要な領域や全体をカバーするチーム作りが効果的である[9]．

他職種を巻き込んだチーム作りが困難な場合は，臨床の中で一人でも実践でき

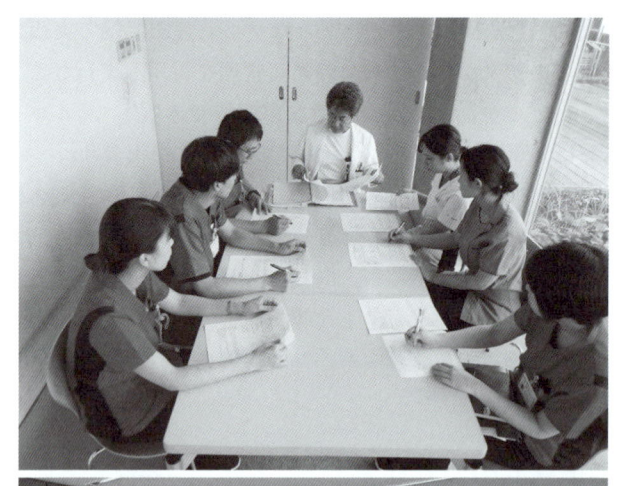

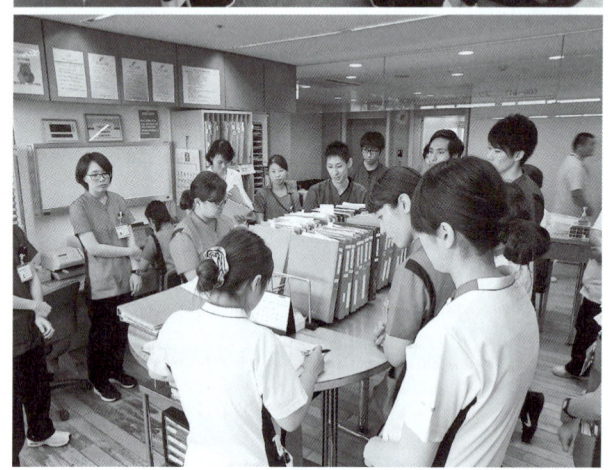

図1 チームでディスカッションする場（上：リハビリテーションカンファレンス，下：栄養ミーティング）

る小さな取り組みから始める．1症例からリハ栄養ケアプロセスに沿ってリハ栄養を実践することがはじめの一歩である．その1症例について，カンファレンスやNSTの場でリハ栄養の視点を取り入れた情報・提案を発信し，他職種と共有し，協議する．可能であれば，そのプロセスの中で他職種に相談を行いながら巻き込み，プロセスと結果を共有する．実践を積み重ね，成功体験を共有することで「気づき」が増え，次の症例・仲間づくりに繋がる．チームでさらに，実践したことをまとめ，学会発表や論文にすることで，実践が実績に変わり，リハ栄養

の幅と輪が広がることが期待される[10]．これを繰り返すことで，リハ栄養の道が一歩ずつできていく．目の前の1症例から今の自分にできることをはじめ，諦めずに続けることで共感する仲間が増える．

♪ チームで取り組む際の留意点

リハ栄養の実践では，多職種で対象患者の治療ゴールを踏まえたリハ栄養のゴール設定，介入，モニタリングを行う．ゴール設定は職種ごとではなく，同一の目標設定を定め，多職種で定期的に評価を繰り返し，アプローチを行う．この際，いつ・どこで・だれが・いつまでに・何をするかを明文化し，「やりっ放し」にならない体制づくりが重要である．

また，チームで取り組む場合，それぞれが受け身で参加するだけではチームで行う攻めのリハ栄養は実践できない．それぞれが専門職として専門性を活かし，主体性と自立性をもってアプローチすることが重要である．これには，①自分の専門性を向上すること，②相手の専門性を理解することが必要である．

♪ 当院での実践例

当院は，回復期リハ病棟158床，障害者リハ病棟40床からなるリハ専門病院である．リハ栄養チームは作っておらず，それぞれの患者を担当するリハチームの中でリハ栄養の視点を取り入れた攻めのリハ栄養管理を実践している．回復期リハ病棟では，入院中にリハ栄養管理の視点，取り組みが変化するため，その変化に合わせてチームアプローチを行っている．

● 入院初期

当院における入院時のリハ・栄養アセスメント項目を 表1 に示す．当院では，入院患者の2割が低栄養，6割が低栄養リスクを有している．そのことを踏まえ，入院初日から担当者同士で密に情報を共有し，多面的に評価を行い，栄養状態とサルコペニアの早期改善に努めている．当院におけるチームアプローチの鍵は，職種の垣根を越え，常にコミュニケーションがとりやすい体制である．その特性を活かし，気づいたことや共有したい情報はすぐに担当職員間，病棟内で共有し，ディスカッションを行っている．入院時に低栄養，低体重，体重減少を認めた場合は，体重増加を見込んでエネルギー蓄積量を考慮した栄養管理を提案している．入院1週間以内に行う入院時カンファレンスでは，患者の全体像（健康状態，機能，活動，リスク，患者家族の背景など）を多職種で共有し，ゴール設定を行う．栄養面では，入院前の食生活・急性期病院での変化（食欲・食事摂

表1 小倉リハビリテーション病院における入院時のリハ・栄養アセスメント項目

医師	疾患・全身状態
看護師	全身状態・排泄状態・睡眠状態・食事摂取状況・MNA®-SF・体重
理学療法士	身体機能・耐久性・下腿周囲長
作業療法士	上肢機能・高次脳機能・認知機能
言語聴覚士	摂食嚥下機能
歯科衛生士	口腔機能
薬剤師	薬剤の処方内容
管理栄養士	食事摂取状況・食事・栄養歴（食欲・嗜好・食習慣）・体重
医療ソーシャルワーカー	病前の食習慣

取状況・体重)・現在の栄養管理（必要栄養量・摂取栄養量・栄養評価）について管理栄養士が報告・提案を行っている.

　①MNA®-SF 7点以下, ②BMI 18.5 kg/m²未満の患者には, NST が介入している. NST のメンバーは, 医師・看護師・薬剤師・理学療法士・歯科衛生士・管理栄養士である. NST では, 栄養評価・サルコペニアの評価に加え, 排泄状況・処方内容・訓練内容・口腔内状況を評価し, 問題点の整理・対策を提案している.

● 入院中期

　入院中期は, 運動負荷量の増加とともに必要栄養量が増加する. 身体機能, 嚥下機能, 口腔機能, リハプログラム, 体重, 食事摂取状況の変化を多職種で情報共有し, 栄養量, 訓練内容, 食形態の調整を図っている. 体重は2週間に1回（過栄養・低栄養・食事摂取量が少ない患者においては1週間に1回）測定している. 連続した体重減少または3%以上の体重減少を認めた場合, その原因を評価し, 必要に応じて栄養量の増量を検討している. 基本は食事を増量して対応するが, 特に高齢者では量が増えることが負担になり, 全量摂取できない場合が多い. その際は食事中またはリハ後に栄養補助食品を導入する. また, 耐久性が低い患者では, 運動負荷量が増加した時, リハと食事の時間が連続した時に疲労感が強く, 食事摂取量の低下に繋がるケースがある. その際は, 食事前に臥床し, 疲労感による食欲低下を回避できるようリハ時間の調整を行っている.

　摂食嚥下障害を有する患者においては, 多職種で情報共有を行い, 機能に応じた食形態で必要栄養量を充足できるよう調整を行っている. 経腸栄養から経口摂取に移行する時期は, 水分も含めて必要栄養量が経腸または経口から摂取できるよう工夫を行っている. 食事の形態・量だけではなく, 食事環境・食事動作・姿

勢・口腔機能の状況をチームの中で共有しながら，「口から食べる」ためのアプローチを行っている．食事の量が負担となり，経口摂取量が増やせない患者においては，補助食品を利用した食事内容の調整，食間やリハ後に間食の導入を行っている．

低栄養患者については，管理栄養士が各病棟で1週間に1回実施している栄養ミーティングで情報を発信している．なかでも難渋している1〜2症例について，看護・リハ・栄養のそれぞれの面からアセスメントを行い，対策を検討し，病棟全体で重点的に取り組んでいる．

●入院後期（退院前）

経腸栄養や嚥下調整食，栄養補助食品を使用していた患者においては，退院後の生活を想定した退院前支援を行っている．このような症例においては，転帰先・本人家族の背景・予測される栄養障害のリスクを踏まえて，栄養指導・調理指導，在宅サービスを交えたサービス担当者会議への参加，栄養情報提供書の作成を行っている．この際，転帰先や退院後の活動量を考慮して，退院後の生活を想定した栄養管理の提案を行っている．

●退院後（フォローアップ期）

当院では，自宅退院した患者を対象に担当職員が自宅に退院後訪問を行っている．対象患者によって人数は異なるが，看護師，介護福祉士・理学療法士・作業療法士・言語聴覚士・歯科衛生士・医療ソーシャルワーカー・管理栄養士が参加する．退院後訪問では，退院後の生活の中で，入院中に設定した内容が適切であったかを確認し，生活の中で生じた問題について提案を行う．件数は少ないが，経腸栄養や嚥下調整食，栄養補助食品を使用していた患者，栄養指導を実施した患者について，管理栄養士も同行している．管理栄養士は，生活の中で生じている栄養学的問題について確認を行い，必要に応じて対策を提案を行っている．

♪ さいごに

チームで行う攻めのリハ栄養の実践について述べた．栄養障害・サルコペニアを認める患者の問題点は多岐に渡るため，複数の職種からなる包括的なチームアプローチが効果的と考える．目の前の1症例から今の自分にできることをはじめ，諦めずに続けることで共感する仲間が増えていく．チームで実践と実績を積み重ね，リハ栄養の幅と輪を広げることがリハ栄養の道を作る．今後，医療や施設，在宅において，それぞれの現場に合わせたチームによって攻めのリハ栄養を実践し，その実績が発信されることが望まれている．

文献

1) Ellis G, Gardner M, Tsiachristas A, et al. Comprehensive geriatric assessment for older adults admitted to hospital. Cochrane Database Syst Rev. 2017; 9: CD006211. doi: 10.1002/14651858.CD006211.pub3.
2) Maeda K, Akagi J. Treatment of sarcopenic dysphagia with rehabilitation and nutritional support: a comprehensive approach. J Acad Nutr Diet. 2016; 116 (4): 573-7.
3) Wakabayashi H, Uwano R. Rehabilitation nutrition for possible sarcopenic dysphagia after lung cancer surgery: a case report. Am J Phys Med Rehabil. 2016; 95 (6): 84-9.
4) Hashida N, Shamoto H, Maeda K, et al. Rehabilitation and nutritional support for sarcopenic dysphagia and tongue atrophy after glossectomy: a case report. Nutrition. 2017; 35: 128-31.
5) Uno C, Wakabayashi H, Maeda K, et al. Rehabilitation nutrition support for a hemodialysis patient with protein-energy wasting and sarcopenic dysphagia: a case report. Renal Replacement Therapy. 2018; 4: 18.
6) Yamada Y, Shamoto H, Maeda K, et al. Home-based combined therapy with rehabilitation and aggressive nutrition management for a Parkinson's disease patient with sarcopenic dysphagia: a case report. Progress in Rehabilitation Medicine. 2018; 3: 20180019.
7) Kokura Y, Wakabayashi H, Maeda K, et al. Impact of a multidisciplinary rehabilitation nutrition team on evaluating sarcopenia, cachexia and practice of rehabilitation nutrition. J Med Invest. 2017; 64 (1.2): 140-5.
8) 中原さおり. In: 若林秀隆. リハビリテーション栄養ポケットガイド. 東京: 医歯薬出版; 2018. p.150-2.
9) 若林秀隆. In: 若林秀隆. リハビリテーション栄養ハンドブック. 東京: 医歯薬出版; 2010. p.153-60.
10) 井村沙織. リハビリテーション栄養サポートにより3カ月で10kgの体重増加と身体機能改善を認めたパーキンソン病患者: 症例報告. 臨床栄養. 2017; 130: 1087-94.

〈井村沙織〉

JCOPY 498-01802

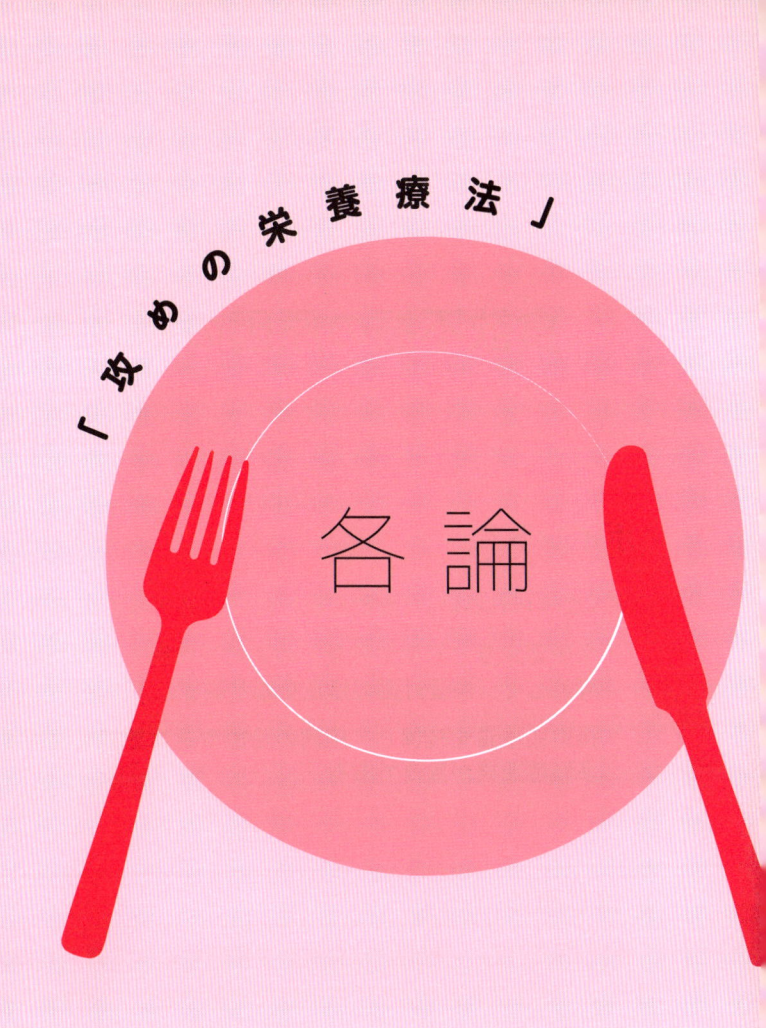

「攻めの栄養療法」

各 論

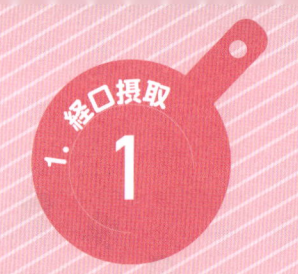

食欲不振の原因の考え方と対応

ポイント

- 「食べられない」（食欲不振）には，必ず理由がある．
- 栄養要求量と摂取栄養量との間に不均衡を認めた場合は，その原因を考察して，栄養計画の修正を繰り返す．
- 摂取栄養量を確保し，疾病の治癒や身体機能を回復させるためには，多職種連携が重要である．

♪ はじめに

　食欲不振とは，一般的には食欲が平常時に比べて低下した状態を示すが，本項目では，栄養要求量を満たす摂取量を確保できない場合も含める．

　実際，「今日はたまたま食べられなかったのだろう」と，数日経過をみているうちに摂取栄養量が確保できるようになったということを経験することがある．一方で，数日経過をみていても摂取栄養量を確保できず，食事内容の調整を行う場合もある．その「数日」の摂取栄養量の不足が疾患の治癒や機能回復を遷延させること，また，早期から十分な栄養量を確保できていれば，早期回復が見込める場合がある．したがって，摂取栄養量が不足したその時に，原因を明らかにし，適切に対応することが大切である．

♪ 食欲不振の原因 表1

● 疾患によるもの

　がん，心不全，慢性腎臓病，脳血管疾患，肝硬変，呼吸器疾患，慢性胃炎，胃

表1 食欲不振の原因

原因	具体的内容
疾患によるもの	がん，心不全，慢性腎臓病，脳血管疾患，肝硬変，呼吸器疾患，慢性胃炎，胃潰瘍・十二指腸潰瘍，胃食道逆流，甲状腺機能低下症，電解質異常，口腔内疾患，うつ病，認知症，神経性食思不振症
	（疾患に合併する症状） 悪液質や呼吸苦などに起因する倦怠感，疼痛，意欲低下など精神的な落ち込み，めまい，嘔気・嘔吐症状
疾患によらないもの	加齢，ストレス，生活リズム（活動量不足，睡眠不足），発熱，便秘，味付け・嗜好・食事内容・食形態，味覚の低下，咀嚼嚥下能力の低下，義歯の不適合
疾患と間接的に関連するもの	尿失禁，便失禁，安静度指示，便秘，腹部膨満感
薬剤性	鎮痛剤，強心剤，抗がん剤，向精神薬，抗菌薬などの副作用

潰瘍・十二指腸潰瘍，胃食道逆流，甲状腺機能低下症，電解質異常，意識障害など．また，脱水や機能的ディスペプシア（明らかな病気がないにもかかわらず胃の症状が 12 週以上続くもの）がある．う歯や口内炎などの口腔内疾患も食欲不振の原因となる．また，疾患に合併するものとして，悪液質や呼吸苦などに起因する倦怠感，疼痛，意欲低下など精神的な落ち込み，めまい，嘔気・嘔吐症状による食欲不振がある．

うつ病や認知症，神経性食思不振症などの精神疾患も食欲不振を引き起こすことがある．また，精神的な病気の周辺症状（不穏や興奮）によっても食欲不振は惹起される．

●疾患によらないもの

加齢[1]，ストレス，生活リズム（活動量不足，睡眠不足），発熱，便秘，味付け・嗜好・食事内容・食形態，味覚の低下，咀嚼嚥下能力の低下，義歯の不適合，孤食や経済的困窮などの社会的要因は食欲低下を招く．

●疾患と間接的に関連するもの

尿失禁や便失禁がある場合や，整形外科疾患で安静度指示がある場合に排泄への不安から食事摂取を控えることがある．また，脊髄病変では腸閉塞（麻痺性イレウス）を併発するが，骨盤骨折や大腿骨骨折患者でも腸管の蠕動運動低下を併発しやすく，便秘，腹部膨満感を惹起して食欲低下を招く[2]．

●薬剤性

鎮痛剤，強心剤，抗がん剤，向精神薬，抗菌薬などの副作用として食欲が低下する可能性がある．

●複数の原因に関連するもの（一部再掲）

既往歴，倦怠感，精神的な落ち込み，便秘，活動量不足，睡眠不足，味覚の低下，咀嚼嚥下能力の低下なども食欲に影響する．

高齢者では，加齢による成長ホルモンの分泌減少およびコレシストキニン活性の増強により胃排泄が遅延し，生理学的食欲不振をきたす（anorexia of aging）．これは，加齢に伴うサルコペニアの原因の1つである．また，加齢に加え疾病により炎症性サイトカインが増加すると，悪液質による食欲不振をもたらし，体重減少のリスクを増大させる[1]．

食欲不振の複数の原因が合併している場合がある．「なぜ食べられないのか」を考える時には，全身状態を把握して考察する．疾患やその時々で状態が変動することがあるため，その時の状態に合わせて食事摂取量が確保できるような工夫を行う．また，対応策は複数用意しておき，状態に合わせて柔軟に対応することも大切である．

食事摂取量を確保できた後も継続してモニタリングを行い，栄養要求量を充足できているかどうか確認する．栄養要求量を充足できていなければ，食事内容の変更など何らかの対応が必要である．

✔全身状態のモニタリング指標

複数のモニタリングポイントにより全体像を把握して評価する．なお，モニタリング指標は，食欲不振の原因を栄養学的に考察するために用い，病態を診断するための視点では用いない．

①血圧，心拍数，体温，呼吸状態（SpO_2），水分出納，排便状況，睡眠状況，リハビリテーション（以下，リハ）の介入状況．

②身体所見: 浮腫，倦怠感，口腔内の状況，水飲みテストなどの嚥下評価など．

③血液生化学検査: WBC，CRP，Hb，BUN，Na，K，BNP
血液ガス分析（PaO_2，$PaCO_2$）など．

脱水や浮腫を認める場合には，体液が希釈または濃縮された状態の値であることを考慮して評価する．

④胸部X線写真: 胸水，うっ血，滴状心（肺の過膨張によって心臓が両肺に圧迫されて細長くなる）の有無などの状況．

⑤腹部X線写真: 腸管ガスの貯留状況．

⑥CT写真: 胸水や腹水の貯留状況，肺炎像の有無，心胸比，腸管ガスの有無．

⑦尿検査: 白血球反応.

🖋 摂取栄養量の評価

　食事摂取量は主食と副食など，どのようなものをどの程度摂取できているか詳細に把握する．エネルギー量が充足できていない状況では，たんぱく質強化は有効ではないため，詳細な食事摂取内容の把握は重要である．必要に応じて，非たんぱくエネルギー窒素比（NPC/N）を算出してもよい．栄養要求量と実際の摂取栄養量を比較して不均衡を認めた場合は，その原因を評価して再度，栄養計画を立案することを繰り返す．また，in と out のバランスをモニターし，水分出納に不均衡を認めた場合は原因を考察する．

🖋 食欲不振への対応策 表2

　疾患による食欲不振に対しては症状別に対応を検討する．

● 身体的負担の軽減

　悪液質や呼吸苦などに起因する倦怠感，疼痛，めまい，嘔気・嘔吐症状に対しては，医師，看護師や薬剤師と連携し，症状の緩和方法を検討する．身体的な負担を軽減するために，栄養補助食品を有効に利用して食事量を減量する．また，味付けや食事の温度（温菜，冷菜）など希望に応じて食事内容の変更を検討する[3]．

　主食について，粥よりも米飯の方が 1 g 当たりのエネルギーが多いため，口腔内や消化器症状に問題がなければ，米飯の方が少量でエネルギーを確保しやすい（例: 米飯 100 g 当たり 168 kcal，全粥 100 g 当たり 71 kcal）．また，呼吸苦が

表2 食欲不振への対応策

対応策	関係職種
悪液質や呼吸苦などに起因する倦怠感，疼痛，めまい，嘔気・嘔吐症状	医師，看護師，薬剤師，管理栄養士
食事内容の調整，栄養教育	医師，管理栄養士
食事介助の工夫，食事環境の調整	看護師，看護助手，管理栄養士
傾眠傾向，倦怠感	看護師，理学療法士，作業療法士，管理栄養士
食形態の調整	言語聴覚士，管理栄養士，看護師
口腔内症状，義歯の不適合	歯科医師，歯科衛生士，看護師，管理栄養士
排便コントロール	医師，看護師，管理栄養士
薬剤調整	医師，薬剤師，看護師，管理栄養士

ある場合には，呼吸商を低く抑える．

意欲低下など精神的な落ち込みがある場合は，患者の訴えを傾聴するとともに，栄養摂取に対する理解度を確認し，必要に応じて食事摂取の重要性について説明する．

傾眠や倦怠感がある場合には，看護師や理学療法士・作業療法士と連携し，生活リズムの確立やリハの介入状況の調整により，症状を緩和する．また，下痢や嘔吐の場合，電解質の損失による傾眠や食欲不振が起こる可能性がある．

●食事環境の工夫

食器や食事を認識できない，食事摂取自体がわからないなど，認知機能が低下した患者には，介助者の声かけ，食事時間を知らせる合図や音を活用する．また，失行による開口障害については，食事や食具を軽く口唇にあててみるなど[4]，介助の工夫が有効であるため，看護師，看護助手など介助者との連携が大切である．

食事環境では，静かな環境で食事がすすむ場合と，フロアなどで周りの患者と会話しながら食事をする方が食事がすすむ場合があり，食事中の様子を観察して対応策を検討する．また，座位が可能であれば，座位で食事時間を過ごせるように看護師，看護助手やリハスタッフと連携する．

●食事内容の調整

味付け，嗜好による食欲不振に対しては，患者の訴えを傾聴したり，家族への聞き取りを行い，治療上可能な範囲で食事内容の調整を検討する．例えば，塩分制限食でも食事摂取量が少なければ摂取塩分量も少ないことが考えられる．米飯や粥に，ふりかけ，梅びしお，のりの佃煮などを追加することで食事摂取が進む場合がある．また，退院後の患者の健康的な食生活を確立する視点で，栄養教育の実施が必要と思われる場合には医師に相談する．

咀嚼嚥下能力の低下を認める場合には，看護師，言語聴覚士や歯科衛生士と連携し，食事形態の調整を検討する．義歯の不適合がある場合は，歯科医師，歯科衛生士，看護師と連携し，義歯固定剤の使用や変更，必要に応じて歯科受診や食事形態の調整を検討する．

●栄養内容の調整

明らかな器質的・機能的な原因を認めない便秘や腹部膨満感に対しては，プレ/プロバイオティクス（整腸剤を含む）を検討する．

食欲不振が続いている場合，すでに栄養量が不足している可能性が高い．食事摂取量の不足により，水分摂取不足や低ナトリウム血症などの電解質異常をきたしている場合は，脱水や電解質異常により食欲が低下している可能性もある．摂

取不足による電解質異常が疑われる場合は，医師に水分や電解質の補正を相談する．ナトリウム摂取不足の場合は以下の式を参考とし，〔(140－血清ナトリウム値)×体重 (kg)×0.6〕÷17＝140 mEq/L に達するまでに必要な NaCl 量 (g)，補正予定期間で除して1日当たりの補正量を算出する．1日当たり10 mEq/L 以上の急激な補正は，浸透圧性脱髄症候群 (ODS) を惹起するため禁忌である．

● その他

薬剤による食欲不振が考えられる場合は，医師，薬剤師や看護師に服薬内容の調整，変更を相談する．

▶ 栄養要求量は，病態やリハの介入状況などにより変動するため，食事摂取量だけに捉われるのではなく，日々のモニタリングと評価を継続することが大前提である．

▶ また，食事内容の調整については，一度にまとめて多くの変更を行うと，何が改善につながったのか判断が難しい．一度に複数の変更を行わないほうがよい．

♪ さいごに

食欲不振には多くの場合，理由がある．その時々で原因を考察し，対応が必要かどうかの判断をすることが重要である．理由や原因が不明確な状態で何日も経過をみることは，摂取栄養量の不足により疾患の治癒や機能回復を遷延させることにつながる．また，カルテ上の記録だけで「食べられない」理由を見つけるのは難しい．患者の食事時の様子やリハの様子を観察した上で，客観的データと照らし合わせて原因を考察することが大切である．

文献

1) Morley JE. Anorexia of ageing: a key component in the pathogenesis of both sarcopenia and cachexia. J Cachexia Sarcopenia Muscle. 2017; 8 (4): 523-6.
2) Deleanu B, Prejbeanu R, Vermesan D, et al. Acute abdominal complications following hip surgery. Chirurqia (Bucur). 2014; 190 (2): 218-22.
3) 近森正幸. In: 宮澤靖. 近森栄養ケアマニュアル. 東京: 医歯薬出版; 2013. p.100-1.
4) 吉田貞夫. III実践編 Q73. In: 若林秀隆. リハビリテーション栄養 Q & A. 東京: 中外医学社; 2013. p.94.

〈友原妃東美〉

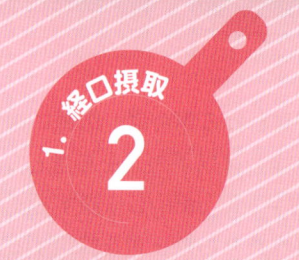

食事摂取量を増やす工夫

ポイント

- 食事観察や聞き取り調査で，食べることが負担にならない食事環境を見つける.
- 食事時間や嗜好，家族構成など個人の生活スタイルを念頭に置いた栄養ケアを提供する.
- 必要栄養量が不足している場合は，間食や夜食など，食事回数を増やすことで解決できる場合がある.

♪ はじめに

　低栄養は，疾患に関する炎症，悪液質，サルコペニアやフレイルと関連している．低栄養の診断項目には体重減少，低 BMI (body mass index)，筋肉量の減少，食事摂取量の減少，疾患による炎症がある．食事摂取量の減少は，口腔機能の低下，薬の副作用，嚥下障害，食欲不振および不適切な栄養管理など複数の原因が考えられる[1]．食事摂取量が減少すると，健康被害が生じ，疾患の治癒遅延，生活の質の低下につながり，入院中の高齢者では合併症や死亡のリスクが高くなる[2]．本稿では食事摂取量に関わるエビデンスを紹介し，食事摂取量を増やすための対応について述べる.

♪ 給食サービスに関するエビデンス

　アメリカ・カリフォルニアの入院患者 1,416 人を対象にした調査では，975 人（68.9%）の患者が推定必要栄養量を摂取していなかった．また，この中の 572 人（59%）は適切な給食サービスを受けていなかった．主な調査結果は不適切な

表1 食事環境の工夫

項目	問題点	解決策
姿勢	・咀嚼嚥下に影響する ・食事動作に影響し疲労がでることで摂取量が減少する	・非操作側の手をテーブルの上に置く，または器に手を添える ・こまめに姿勢修正を実施する
テーブル・椅子・車いす	・テーブルの高さが不適切 ・車いすの座面がたるんでいる ・足底が床に接地していない	・高さ調節のできるテーブルを使用する ・適切なテーブルとの距離をあける ・車いすから椅子に移乗できる場合は椅子に移る ・車いすで喫食する場合は座面に板を入れる ・クッションや座布団で高さを調節する ・足をのせる台を使用する ・車いすではフットレスから足をおろす
食器・食具	・食事がすくいにくい ・たべこぼしがある ・正しい食具の持ち替え（箸からスプーンなど）が理解できない	・介護用食器の選択 ・食事動作能力や肩の関節可動域に合ったテーブルの位置，食器の位置に定める ・適切な食具を選択できるよう声掛けをする ・手に取りやすい位置に食具を設置する
環境	・人目が気になる ・雑音が気になる ・寂しい ・疲労	・静かな環境で喫食できるよう場所を選ぶ ・ダイニングで他者と交流できる場所を選ぶ ・食事時間が長くなることで疲労が出た場合はハーフ食を検討，食事開始後半に介助をする

食事時間，味，メニューの選択ができないこと，不適切な調理方法であった[3]．また，16,290人の成人入院患者と食事摂取量の減少をみたヨーロッパの研究では，患者の半数以上が病院で提供した給食の半分量以下しか摂取していなかった．食事摂取量の減少は年齢，性別，疾患，入院期間を調整した結果，院内死亡率の独立した危険因子であった[4]．

　イギリスで実施された病院食の質に影響を与える要因を調査するための観察研究によると病院食が満足できない理由は，①自分の好みの食事ではない，②食事の開始時間が自分の生活スタイルに合っていない，③喫食時間が短い，④自己摂取ができない（食事の配膳場所位置，食具が不適切）であった[5]．食事環境の工夫を **表1** に，食事内容の工夫を **表2** に示す．

　特定給食施設の栄養管理は，健康増進法に基づき実施されている．栄養管理に係る留意事項を **表3** [6]に示す．患者，利用者の嗜好を考慮して適切な栄養管理を行うために，嗜好調査，残食，摂取栄養量を把握して食事計画を立案する．

〈観察・介入のポイント〉
①食事摂取量を把握する．
②残食の理由が嗜好によるものの場合，本人や家族，知人にも必要に応じて聞き

表2 食事内容の工夫

	例
咀嚼・嚥下機能に問題あり	● 食事に卵豆腐やゴマ豆腐などのど越しの良いものを追加する ● マヨネーズやドレッシングなどで食材をまとめ，飲み込みやすくする ● むせ込みによる疲労を防ぐため，適切な食事形態を判断する
食欲に問題あり	● 粥を米飯に変更し，見た目のかさを減らす ● 香辛料やかんきつ類，果汁など食欲が増す食材を使用する ● 嗜好を考慮した献立に変更する ● 1日の中で比較的食欲のある時間帯に食事のボリュームを偏らせる ● 食欲がなく欠食した後，時間をおいてもう1度食事を促す ● 可能な限り希望する献立が用意できるよう配慮する
消化吸収機能に問題あり	● 軟らかく煮たもの，ゆっくりよく噛んで食べられる献立を提供する ● 1回に食べられる食事量を把握し，食事回数を増やす ● 間食以外にポタージュや乳製品を摂取する

表3 特定給食施設が行う栄養管理に係る留意事項（一部抜粋）

身体の状況，栄養状態等の把握，食事の提供について	①利用者の性・年齢・身体状況，食事の摂取状況および生活状況等を定期的に把握する. ②摂取状況を定期的に把握し，結果に基づいて計画・改善を図る.
提供する食事（給食）の献立について	①給食の献立は，利用者の身体の状況，日常の食事の摂取量に占める給食の割合，嗜好等に配慮するとともに，料理の組合せや食品の組合せにも配慮して作成するよう努める. ②複数献立や選択食（カフェテリア方式）のように，利用者の自主性により料理の選択が行われる場合には，モデル的な料理の組合せを提示するよう努めること.

（厚生労働省．特定給食施設における栄養管理に関する指導及び支援について）[6]

取りを行う．

③残食の理由が自己摂取困難，食事中に疲労を感じるといった理由の場合は，必要に応じて関係職種と情報を共有し対応する．

④入院，入所1週間以内に嗜好調査を実施する．

⑤残食の多い献立はサイクルメニューから外す．

⑥食事療養食によって食欲が低下し食事摂取量が減少した場合，食事制限の必要性を再考し，制限が解除できるか検討する．

⑦身体状況，疾患の治療による病院や施設の食事の必要性を患者や家族に理解してもらう．

⑧嗜好に合わない献立の時は選択食，特別食など別の献立を提供できるよう配慮する．

⑨性別や年齢層によって嗜好に変化があるため，対象者に合った献立を作成する．

⑩味付けが単一にならないように甘味・酸味・旨味・苦味などメリハリをつける．

⑪生姜やレモン果汁，青紫蘇，柚子など味のアクセントになる好みの食材を，対象年齢を理解して使用する．

♪ 食事摂取量に関するエビデンス

　加齢に伴い食欲や食事摂取量は減少する．空腹を感じなくなり，食事量，間食量が減少し，食べる速度も遅くなる[7]．食事摂取量は 40 歳に比較して 70 歳で 25％低下しているという報告がある[8]．高齢者で食事摂取量減少によって体重が減少すると，筋肉機能障害，転倒，骨量の減少，免疫機能障害，口腔機能の低下，およびサルコペニアの罹患率や死亡率の増加につながる[9]．

● 口腔機能の低下

　加齢や疾患，障害など複数の原因が重なって口腔機能は低下する．特に高齢者では口腔機能が低下すると，摂食嚥下障害の原因となりうる．また，食事内容に偏りが発生し，低栄養となり健康を損なう恐れがある[10]．歯の損失，う蝕，歯周病，動揺歯の未治療，義歯の不適合，咀嚼時の痛みなどにも注意する．

〈観察・介入のポイント〉
①食事中に義歯が安定していない場合は義歯安定剤を使用する．
②食事中の咀嚼回数や咀嚼時間を把握し，口腔機能低下の原因を模索する．
③固い物，噛み切りにくい物，繊維質の物が残食にあるか確認する．
④義歯が必要な場合，不具合の場合は作製，調整を行う．
⑤食事形態を変更する際は安易に変更せず，食べられる方法を多職種で検討する．
⑥食事摂取量が低下した場合，食材や調理方法を工夫した食事を提供する．
⑦野菜は薄く切る，葉物は葉先を使用するなど咀嚼しやすい形態に考慮する．
⑧肉が食べづらい場合，白身魚や豆腐，卵，ひき肉など軟らかい食材を使用する．
⑨喫食量が少ない場合はハーフ食にし，不足栄養素は間食や栄養補助食品で補う．

● 薬の副作用

　薬の副作用で食欲に影響を与える薬は多い．抗不安薬，抗菌薬，抗うつ薬，抗てんかん薬，抗炎症薬，抗パーキンソン薬および気管支拡張薬，睡眠薬などがある[11]．また，高齢者の多剤併用は，低栄養の重要な原因でもある[12]．食事摂取量減少の原因が嗜好による食事内容，口腔機能低下，認知症など疾患の影響ではない場合，薬の副作用を考える．服薬内容を確認したうえで，原因となる薬の影響によって食事摂取量の低下と判断した場合，原因となる薬の変更または中止を検討する．

♪ 間食・夜食に関するエビデンス

高齢入院患者を対象にしたレビュー論文では，通常の栄養管理と比較して高エネルギー，高たんぱく質の強化，間食を提供することは，食事摂取量の改善に効果がある[13]．また，地域在住の高齢者では，間食，夜食によって摂取エネルギーが増加し，栄養状態の維持，改善が可能であった[14]．基本的な食事の時間に必要栄養素が確保できない場合，間食，夜食など食事時間以外でも栄養を補う．

● 骨折による痛み

骨密度の減少は女性ホルモンの低下（エストロゲン欠乏）や加齢，生活習慣病が原因とされている．低栄養は転倒や衝撃によって骨折しやすい．入院時に栄養状態が悪いと機能回復が遅い[15]．骨癒合が遷延すると，数か月間も疼痛が持続することもある．

〈観察・介入のポイント〉

① 食事時に離床が可能かどうかの確認をする．短時間離床が可能な場合，配膳時間に合わせて離床を促す．

② ベッド上で喫食する場合のポジショニングを検討する．側臥位，ギャッジアップなど，痛みが軽減される姿勢で喫食できるよう多職種で検討する．

③ 食事時間は既定の時間内で終われないことがある．負担のないように休憩をはさみながら喫食することをすすめる．痛みが強い場合は喫食時間にこだわらず，延食する．

④ リハの後，入浴後など，水分補給のタイミングで間食も一緒に促してみる．

⑤ 早朝は温かいもの，日中は冷たいものなど，1日の中で食べるタイミングによって食事内容に変化があることを把握して，間食・夜食の内容を決める．

⑥ 間食・夜食時に空腹を感じない場合，栄養補助食品など少量で高エネルギーのものを提案してみる．

⑦ 痛みによって食事が進まない時は，間食に必要栄養量に匹敵する食事を提供する．丼ものや総菜パン，シチューや豚汁など主食や副食が同時に摂取できる献立も検討する．

⑧ 食事動作で痛みを伴う場合，主食を手で食べるおにぎり，副食をフォークで刺して一口で食べられる形にするなど簡単に喫食できる形態を提案する．

♪ さいごに

体重減少，低 BMI，筋肉量の減少，食事摂取量の減少の場合，必要栄養量を摂

JCOPY 498-01802

取することで栄養状態を維持，改善できる．必要栄養量が満たせていない原因を探り，解決するためには多職種の存在が必要である．食べる機能は保てているのか，食べる環境は整っているのか，食べたいと思える食事が提供されているのか，と多職種で検討することによって，より効果的な栄養ケアが提供できる．

文献

1) Cederholm T, Jensen GL, Correia MITDJ, et al. GLIM criteria for the diagnosis of malnutrition– a consensus report from the global clinical nutrition community. Cachexia Sarcopenia Muscle. 2019; 10 (1): 207-17.
2) Sullivan DH, Walls RC. The risk of life-threatening complications in a select population of geriatric patients. J Am Coll Nutr. 1995; 14: 29-36.
3) Dupertuis YM, Kossovsky MP, Kyle UG, et al. Food intake in 1707 hospitalised patients: a prospective comprehensive hospital survey. Clin Nutr. 2003; 22 (2): 115-23.
4) Hiesmayr M, Schindler K, Pernicka E, et al. Decreased food intake is a risk factor for mortality in hospitalised patients: the Nutrition Day survey 2006. Clin Nutr. 2009; 28 (5): 484-91.
5) Naithani S, Whelan K, Thomas J, et al. Hospital inpatients' experiences of access to food: a qualitative interview and observational study. Health Expect. 2008; 11 (3): 294-303.
6) 厚生労働省．特定給食施設における栄養管理に関する指導及び支援について: https://www.mhlw.go.jp/bunya/kenkou/dl/kyuusyoku130523_2.pdf
7) De Castro JM. How can eating behavior be regulated in the complex environments of free-living humans?. Neurosci Biobehav Rev. 1996; 20 (1): 119-31.
8) Hallfrisch J, Muller D, Drinkwater D, et al. Continuing diet trends in men: the Baltimore Longitudinal Study of Aging (1961-1987). J Gerontol. 1990; 45 (6): M186-191.
9) MacIntosh C, Morley JE, Chapman IM. The anorexia of aging. Nutrition. 2000; 16: 983-95.
10) Walls AW, Steele JG. The relationship between oral health and nutrition in older people. Mech Ageing Dev. 2004; 125: 853-7.
11) Naik BS, Shetty N, Maben EV. Drug-induced taste disorders. Eur J Int Med. 2010; 21: 240-3.
12) Gokce Kutsal Y, Barak A, Atalay A, et al. Polypharmacy in the elderly: a multicenter study. J Am Med Dir Assoc. 2009; 10: 486-90.
13) Mills SR, Wilcox CR, Ibrahim K, et al. Can fortified foods and snacks increase the energy and protein intake of hospitalised older patients? A systematic review. J Hum Nutr Diet. 2018; 31 (3): 379-89.
14) Lorefält B, Wilhelmsson S. A multifaceted intervention model can give a lasting improvement of older peoples' nutritional status. J Nutr Health Aging. 2012; 16 (4): 378-82.
15) Miu KYD, Lam PS. Effects of nutritional status on 6-month outcome of hip fractures in elderly patients. Ann Rehabil Med. 2017; 41 (6): 1005-12.

〈西田有里〉

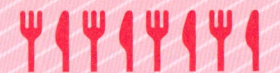

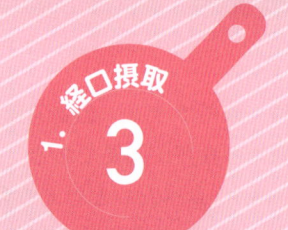

1. 経口摂取

3

高エネルギー・高たんぱく質の食品の選び方や調理の仕方

ポイント

- 🔑 高エネルギー・高たんぱく質の栄養管理が対象となるのは，主に必要栄養量を充足できていない場合である．

- 🔑 これらは不随意運動や機能訓練の過多などでエネルギー消費が亢進する場合に，効率よく栄養を摂取するために有用である．

- 🔑 少量高エネルギー食やプロテインパウダーの使用，頻回摂取や食形態の工夫などにより食事摂取の負担を軽減するとよい．

♪ はじめに

　管理栄養士は担当医等とともに患者の状態に合った必要栄養量の設定をし，個々の状態に応じて調整を行っている．摂取栄養量が必要栄養量に満たない場合，食事内容の工夫などで満たす必要がある．栄養が強化された食品の使用は，効率的に栄養を摂取するために有効であり，患者の栄養状態改善の底上げにつながる[1]．対象患者の個々の栄養状態，身体状態を詳細に把握し，目標値を検討した上で，攻めの高エネルギー・高たんぱく質の栄養管理を目指す．

♪ 推奨される症例

● 食事摂取量の低下，または偏りから必要栄養量が充足できていない場合

　食事量が低下する場合，原因は多岐に渡る．疾患による発熱や脱水，全身倦怠感があった場合，当然ながら食事摂取量は減少する．必要なエネルギーの確保が困難な場合，食べられない原因を把握し，適切な対応をとる．摂るべき栄養量が充足できない場合，少量で高エネルギー・高たんぱく質食品が有用である．また，

JCOPY 498-01802

このような場合，高エネルギー・高たんぱく質のものを少しずつ摂取する sip feed（ちびちび飲み）が推奨される[1]．

①低栄養，サルコペニア，フレイル: 低栄養，サルコペニア，フレイルはそれぞれ単独で存在するのではなく，相互に関連することにより悪循環が形成される．栄養状態を改善させることが，この悪循環を断ち切る最短のルートにもなりうる．高エネルギー，高たんぱく質の栄養管理は栄養改善効果が期待される．

②廃用症候群: 疲労感から食事摂取量減少がしばしばみられる．一方，廃用改善のための機能訓練により，エネルギー消費量が多くなる．廃用症候群の約9割に低栄養が認められるため[2]，品数を増やさず少量での栄養量増加が求められる．高エネルギー・高たんぱく質を使用した栄養管理が有用な可能性がある．

● **不随意運動や機能訓練の過多などでエネルギー消費が亢進し必要栄養量を充足できていない場合**

①基礎疾患の身体症状によりエネルギー消費量が亢進し，必要栄養量が不足する場合がある．たとえば，神経変性疾患などで筋緊張亢進や不随意運動を伴う場合，エネルギー消費量が増大する．

②機能訓練のエネルギー消費量が摂取栄養量を上回った場合: リハに伴うエネルギー消費量が栄養素の摂取量に見合っているのか，常にモニタリングが必要である．予期せぬ体重減少に注意する．

筋力を高めるためにたんぱく質10g程度で糖質を含む栄養剤を筋力トレーニング直後に摂取することがよい，との報告もあるが，摂取する最適なタイミングについては議論されているところである．しかし，食事のみで十分に必要栄養量が摂取できていない場合には，筋力トレーニング後の栄養摂取は有用と考える．

● **摂取量は正常であるが，褥瘡などにより体内での需要が増大，栄養素が不足する場合**

栄養改善のための蓄積量を考慮すると必要栄養量は多くなる．患者の食事摂取の負担を減らせるよう，食事全体量を増やさず少量で高エネルギーを確保できるような栄養補給方法，アイテムの活用を紹介する．

♪エネルギー量，たんぱく質量増加のポイント

● **1日3回の食事に2回の間食を加えるなど，食べる機会を増やす**

果物やヨーグルトなど調理せずにすぐ食べられる食品や，常温で保管できる食品を手の届きやすい所に置いておき，食べる機会を増やす．その際，高エネルギー・高たんぱく質の食品や調理方法を取り入れるよう心がける 図1 ．栄養補

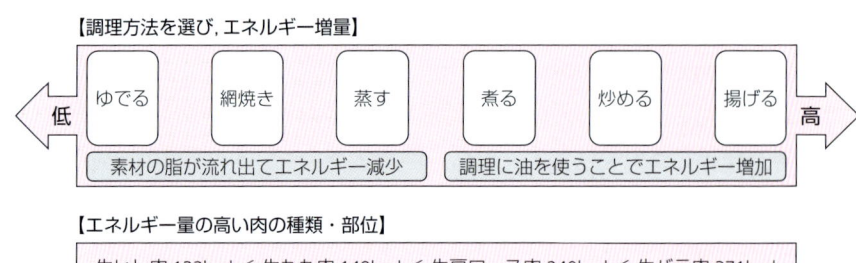

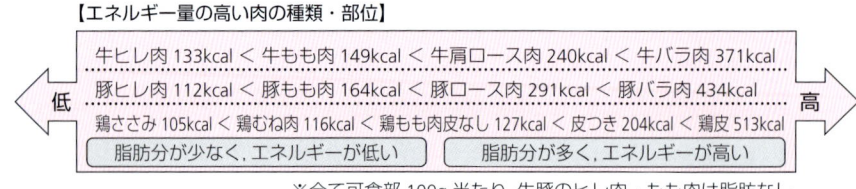

※全て可食部 100g 当たり. 牛豚のヒレ肉・もも肉は脂肪なし.
鶏のむね肉は皮なし.

図1 調理方法や食材の部位を選びエネルギー量増加

助食品として販売されている商品の他, 普段スーパーで購入しているような一般的な食品でも高エネルギー・高たんぱく質のものもある **表1** . 欠食をすると3食分を他の2食で補うために, 1食当たりの量が増えてしまう. そのため, 可能な限り3食または頻回食にする. 欠食の理由が調理の手間や朝食を食べない習慣などである場合, その理由を解決する方法を提案する.

● 夜食の機会をつくる

3食の食事や間食でも必要な栄養量が補えない場合, 夜食を取り入れることも有効である. 胃食道逆流の場合は避け, また胃腸に負担をかけ翌朝の朝食が食べられないことがないよう消化のいいものを選ぶ.

● 栄養補助食品による栄養強化

現在, 1 mL あたり 2〜4 kcal の液体栄養剤が市販されている. 少量しか摂取できない場合などにより効率的にエネルギーアップが可能である.

リピメイン (ヘルシーフード), テルミールアップリード (テルモ) は半固形状であり, リキャップできる. 摂取したいときに直接または, 食材に混ぜたりすることも可能である.

回復期リハ病棟の入院患者で骨格筋量が減少した高齢者に栄養強化療法 (1本 200 kcal, たんぱく質 10 g の高エネルギー・高たんぱく質の栄養剤を1日1本使用) を行った研究では, 退院時の筋肉量と ADL が有意に改善した[3].

JCOPY 498-01802

表1

	食材名	おおよその1回量	エネルギー量(Kcal)	たんぱく質量(g)	特徴
乳・乳製品	牛乳	200 mL	138	6.8	特濃牛乳など乳脂肪分を多く含むほど高エネルギー量。
	飲むヨーグルト	200 mL	140	6.3	牛乳が苦手な方でも比較的食べやすい。
	ヨーグルト	100 g	62	4.3	牛乳が苦手な方でも比較的食べやすい。
	アイスクリーム	100 g	180	3.4	間食として好まれる。
	チーズ	18 g	60	4.1	間食、夜食として手軽に取り入れられる。
	スキムミルク	10 g	32	3.1	長期間保存が可能で、牛乳の代用として取り入れる。
大豆食品	調整豆乳	200 g	132	6.6	無調整豆乳200 g 95 kcalより高エネルギー量。
	厚揚げ	80 g	120	8.6	豆腐の2倍くらいのエネルギー量がある。
	納豆	50 g	100	8.3	調理せずに食べられる。
	油あげ	15 g	58	2.8	細かく刻み冷凍しておくと、手軽に使用できる。
その他	卵	60 g	91	7.4	食用油を使用する卵レンジの方が高エネルギー量。
	マヨネーズ	12 g	84	0.2	少量でもエネルギー量が高い調味料。
	ピーナッツバター	12 g	77	3.1	パンに塗る他、料理に加えるとコクがでる。
	ゴマ	9 g	52	1.8	ゴマ和えに使用の他、料理のアクセントに。

エネルギー量増加

●油の使用でエネルギー量増加

脂質は容量の増加を最小限に抑えながらエネルギーを増やすことができる食品である。消化吸収がよく代謝速度が速いとされる中鎖脂肪酸（MCT）はスポーツの分野でも注目されており、液状と粉末状とを用途によって選択できる。オリーブオイルなど他の油も同様、1 gあたり9 kcalと高エネルギーであり、料理によって使い分ける。

●調理方法や食材の部位を選びエネルギー量増加

同じ食材でも、調理方法によってエネルギー量は大きく変わる 図1。調味料として、マヨネーズや練乳、はちみつなどの使用でもエネルギー量が増える。

たんぱく質量増加

たんぱく質の補給には粉末状のプロテインパウダーが有用である。経済的問題

などで栄養剤やプロテインパウダーの使用が困難な場合，牛乳などの乳製品やきなこなどの大豆製品でも代替できる．かつお節や，じゃこなどをご飯やおかずにこまめにふりかけることも有効である．たんぱく質の処理には上限があり，通常の推奨量は0.8〜1.0 g/kg/日である．攻めの栄養管理におけるたんぱく質量の目安は1.3〜1.4 g/理想体重/日としている．また2 g/kgのたんぱく質摂取までは長期的にも安全であるとの報告がある[4]．

リフィーディング症候群は診断基準があいまいであるが，5日以上の経口摂取が不十分であった場合などに注意を要する．投与エネルギー量としては「現体重×10 kcal/kg/日（重症では5 kcal/kg/日）」程度から開始する．患者の臨床状態をモニタリングしていきながら，100〜200 kcal/日ずつ増量していく．1週間以上をかけてゆっくり目標量（25〜30 kcal/kg）まで増やすようにする．
　この際の目標量はやせている場合には理想体重ではなく，現体重に基づいて計算する[5]．

レシピ：主食

ご飯のお供でエネルギー増加

MCT オイルをごはんのお供（海苔の佃煮や温泉たまご，納豆など）に小さじ1混ぜ込むだけで，42 kcal アップ．

オイルおにぎり

＜材料（1個分）＞

ご飯 150 g，MCT オイル小さじ1（約4.6 g），チーズ 20 g

A）かつお節 2 g，めんつゆ小さじ1

＜作り方＞

①A をご飯に混ぜ合わせる．

②オイルを手に付け，チーズを具として①でおにぎりを握る．

＜栄養成分（1個分）＞

エネルギー 374 kcal，たんぱく質 105 g

JCOPY 498-01802

<ポイント>

お好みのオイルで作ることができる．おすすめは，オメガ 3 系（あまに油，えごま油など），オメガ 6 系（ごま油など），オメガ 9 系（オリーブオイル，米油など）である．

なめらかごはんスープ

<材料（1 人分）>

ご飯 50 g（小ぶりの茶碗半分），卵 1 個，牛乳 120 mL，コンソメ小さじ 1/2，お好みで塩，コショウ，パセリ

<作り方>

① ご飯を電子レンジで 30 秒加熱する．

② ①と牛乳を合わせて，ミキサーやハンドプロセッサーになめらかになるまでかける．

③ ②を鍋にうつし，コンソメを加えて弱火で軽くあたため，お好みで塩，コショウで味を調える．

④ スープカップに盛り付ける．

<栄養成分（1 人分）>

エネルギー 258 kcal，たんぱく質 12.8 g

<ポイント>

暑い季節には，冷やしていただくのもおすすめ．

よく加熱すると，とろとろしたおじやになる．火加減と加熱時間を調整して，お好みの食べやすさにアレンジ可能．

たんぱく質量を増やすために，プロテインパウダーを混ぜてもよい 表2 ．

表2

商品名	エネルギー・たんぱく質強化		たんぱく質強化	
	ニュートリーコンク 2.5	ワンステップミール 料理に混ぜる栄養パウダー	SL プロテインパ ウダー+Zn	明治メイプロテ イン
会社名	ニュートリー	キユーピー	フードケア	明治
商品写真				
1 パック	200 mL	5.5 g・700 g	3.6 g・480 g	6.3 g
エネルギー（kcal）	250/100 mL	27/包	14/包	23/1 包
たんぱく質（g）	8.1/100 mL	3/包	3.0/包	5.0/1 包
特徴	料理に混ぜるだけで栄養価，コクが上がる．牛乳代わりに飲み物に混ぜるだけでも可．	消化吸収されやすいペプチド 100%使用．料理の味を損なわず，各種料理に混ぜ込むだけ．	大豆と乳たんぱくがバランスよく配合．料理の味を損なわず，各種料理に混ぜ込むだけ．	消化吸収の良い乳清たんぱく使用．乳製品との相性が良い．

高栄養味噌汁

一般的な味噌汁に豆腐替わりに豆腐味の栄養補助食品を使用する 表3 ．

たんぱく質量を増やすために，プロテインパウダーを混ぜてもよい 表2 ．

※栄養価を上げたい方への分のみ，器に盛りつけた味噌汁へ栄養補助食品を入れる方法が簡便である．

表3

商品名	一般的な絹豆腐	アイソカル・ジェリー HC　とうふ味	MCT トウフィール	豆の富
会社名		ネスレ日本	日清オイリオ	クリニコ
商品写真				
1パック	100〜300 g 程	66 g	128 g	100 g
エネルギー (kcal)/100 g	56	99	109	100
たんぱく質 (g)/100 g	4.9	2.0	5.3	6.7
特徴	安価でスーパーやコンビニなどで購入しやすい	ほんのり甘くそのままデザートとしても食べやすい	・62℃以上で液体になる性質がある ・MCT 6 g 配合	・豆腐と同様の使用方法が可能 ・シールド乳酸菌配合

栄養強化スパゲティ ミートソース

<材料（1人分）>

スパゲティ（乾燥）100 g，牛ひき肉 80 g，オリーブオイル 10 g，玉ねぎ 40 g，人参 15 g，トマト水煮 50 g，ウスターソース 5 g，塩・コショウ 0.1 g，ニュートリーコンク 2.5 50 mL，MCT オイル小さじ 1（4.6 g）

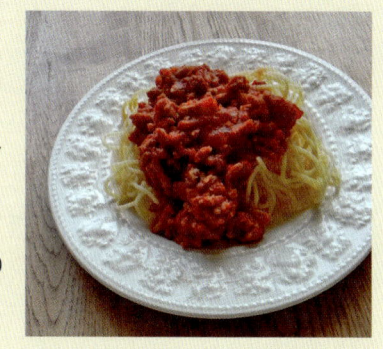

<作り方>

①ミートソースを作り，仕上げにニュートリーコンクを入れる．

②茹で上がった麺に，MCT オイルをからませる．

<栄養成分（1人分）>

エネルギー 864 kcal，たんぱく質 34 g

<ポイント>

MCT オイルは小さじ 2 まで増量できる．

料理で使い切れなかったニュートリーコンクは，凍らせれば，保存もでき，そのまま栄養価の高い氷菓子として食べられる．

栄養強化キャロットスクランブルエッグ

<材料 (1人分)>

卵1個, コーンスープの素1袋, メイプロテイン1包 (12.5 g), 人参 中1/3本 (50 g), 油小さじ2

<作り方>

①卵を溶きほぐし, コーンスープの素を加えさらによく混ぜる.

②人参をすりおろし, 1に加える.

③熱したフライパンに油をひき, 2を入れて半熟状態で火を止める.

④軽くまとめるようにかたちを作って, 器に盛り付ける.

<栄養成分 (1人分)>

エネルギー 218 kcal, たんぱく質 18.9 g

<ポイント>

コーンスープの素を加えると, いつもの卵料理が濃厚な味わいになる.

もっとたんぱく質量を上げたい場合は, 『クノール たんぱく質がしっかり摂れるスープ コーンクリーム』を使うと 66 kcal, 6.6 g アップすることができる.

アレンジ: パンにはさんで卵サンドにしても.

皮なしレンジで簡単手作り栄養強化ソーセージ

<材料 (4本分)>

豚ひき肉 200 g, ワンステップミール料理に混ぜる栄養パウダー1包 (5.5 g), 塩・コショウ小さじ1/3, 片栗粉大さじ2, レモン汁大さじ1

<作り方>

①材料を混ぜ粘りが出るまでよく捏ねる.

②クッキングシートやラップに包む. レンジ 500 W 2〜2分30秒加熱し, 完成.

<栄養成分 (1本あたり)>

エネルギー 117 kcal, たんぱく質 10.1 g

<ポイント>

ラップの場合はレンジ加熱後, フライパンで焼いた方が味が締る. クッキングシートは油が落ちるので大丈夫.

材料をまとめ加熱前に一晩置くとより濃厚になる.

JCOPY 498-01802

成型のコツは，ビニール袋に材料を入れてもみ，角をちょっと切って出すと均等の大きさに作りやすい．

レシピ: デザート

果実感たっぷりお手軽スムージー

＜材料＞
生果物（イチゴなど）100 g，果物と同じ味の栄養剤 125 mL

＜作り方＞
①果物は洗って，皮，種などを除く．
②果物が栄養剤と滑らかになるまでミキサーにかける．

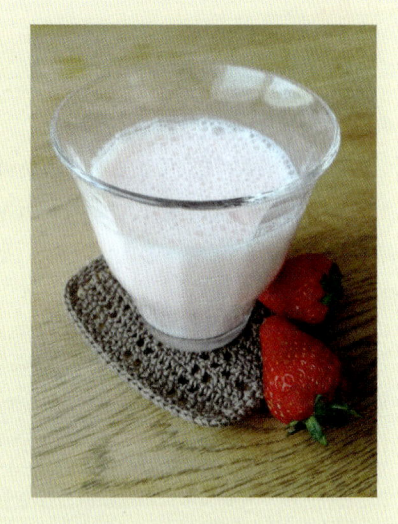

甘酒シャーベット

＜材料＞
甘酒（2 倍希釈タイプを希釈せずに使用）50 mL，栄養剤ミルク味 100 mL

＜作り方＞
①フリーザーパックに材料を入れ，冷凍庫で凍らせる．
②凍ったらすりこぎなどで砕き，器に盛る．

＜栄養成分（1 人分）＞
エネルギー 172 kcal，たんぱく質 8.9 g

＜ポイント＞
栄養補給と水分補給にぴったりのデザートです．ヨーグルト味の栄養剤で作るとさっぱり甘酒に．甘酒を入れず，お好みの栄養剤を凍らせても作れる．

注意点 ▶ 一般的に体重 1 kg あたりの貯蔵エネルギー量は 7000 kcal とされている．しかし，栄養素の摂取から代謝に至るまでには様々な要因がある．こまめなモニタリングによって調整することが，大切である．そして，高エネルギー，高たんぱく質を意識しすぎて，対象者に負担がかかっては本末転倒である．最終目標は対象者の望まれる生活の実現であることを忘れてはならない．

♪ さいごに

　高エネルギー・高たんぱく質の栄養管理を行う際は，食材，栄養剤の特徴を踏まえ，患者の病態，嗜好，コスト面等を総合的に判断した上で最も適した食事内容を選択し，提案する必要がある．そのためには，管理栄養士を含む多職種が連携し，患者の生活背景，目指すべき生活をも考慮する必要がある．

文献

1) Morilla-Herrera JC, Martín-Santos FJ, Caro-Bautista J, et al. Effectiveness of food-based fortification in older people. A systematic review and meta-analysis. J Nutr Health Aging. 2016; 20（2): 178-84.
2) 若林秀隆. 高齢者の廃用症候群の機能予後とリハビリテーション栄養管理. 静脈経腸栄養. 2013; 28: 21-6.
3) Yoshimura Y, Uchida K, Jeong S, et al. Effects of nutritional supplements on muscle mass and activities of daily living in elderly rehabilitation patients with decreased muscle mass: a randomized controlled trial. J Nutr Health Aging. 2016; 2: 185-91.
4) 木戸康博, 小林ゆき子. たんぱく質・アミノ酸の食事摂取基準. 静脈経腸栄養. 2010; 25: 15-25.
5) The National Institute for Health and Clinical Excellence. Nutrition support for adults: oral nutrition support, enteral tube feeding and parenteral nutrition. 2006; 1.4.6-1.4.8

〈阿部沙耶香〉

JCOPY 498-01802

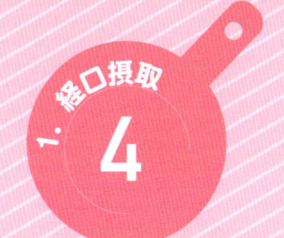

高エネルギー・低糖質の食品の 選び方や調理の仕方

ポイント

🔑 高エネルギー・低糖質の栄養管理対象疾患は COPD，低栄養を合併した糖尿病，てんかん，脳腫瘍などがある．

🔑 高エネルギー・低糖質で栄養管理するためには，少量高エネルギー食や頻回摂取，食形態などの工夫により食事摂取の負担を軽減する．

🔑 対象者の個々の栄養状態，身体状態を詳細に把握し，脂質，たんぱく質の種類をも検討した上で，攻めの高エネルギー・低糖質の栄養管理を目指す．

♪ はじめに

　高エネルギー・低糖質の栄養管理が求められる疾患には慢性閉塞性肺疾患（COPD）がある．COPD の有病率や死亡率は世界的に増加しており，2030 年には世界の死因の第 3 位になると予測されている．また低栄養を合併した高齢者糖尿病やてんかん，脳腫瘍も対象疾患であると考える．COPD では，呼吸困難や嚥下障害，全身倦怠感のため，食事摂取量が減少し，さらに病態の悪化を招いている．病態を悪化させる前の攻めの栄養管理として，食事摂取の負担を軽減し，少量高エネルギーでおいしく必要栄養量を確保することが求められる．

♪ 高エネルギー・低糖質管理の対象症例

● 慢性閉塞性肺疾患（COPD）

　COPD 患者では換気効率低下による呼吸筋仕事量の増加や代謝亢進が関与し，エネルギー消費量が増大している．Brown らの報告では，健常者の呼吸エネル

ギー消費量は36〜72 kcal/日であるのに対してCOPD患者は430〜720 kcal/日と約10倍である[1]．また，進行したCOPD患者の血中にはTNF-αなどの炎症性サイトカインが増加している．サイトカインにより代謝亢進状態に陥ると，エネルギー消費量は健常者の1.3〜1.5倍に増加する．

炭水化物の呼吸商は1.0であるのに対して脂質は0.7であり，脂質は炭水化物に比べて燃焼した際に発生する二酸化炭素の量が少ない．炭水化物の投与が換気の負担になる可能性が指摘されている[2]が，著しい換気不全がなければ十分なエネルギー摂取を優先する．近年のメタアナリシスではCOPD患者に対する栄養補給法によって体重，LBM，6分間歩行距離（6MWD），握力などの改善が報告されている[3]．診療ガイドラインでは，栄養障害が認められる患者においては栄養補給法を考慮するとされている[4]．

COPD患者ではレプチンやグレリンなど内分泌ホルモンの分泌異常のため摂食中枢が抑制される．また，肺過膨張のため横隔膜は腹部臓器を押し下げることで腹部膨満感をきたす．さらに咀嚼や嚥下に伴う呼吸リズムの乱れにより呼吸困難感が増強する．このような理由からCOPD患者は食事摂取量が低下しやすい．少量で高エネルギーの食材を用い，分食や間食での頻回食を推奨し，必要栄養量の確保に努める．

●低栄養を合併した糖尿病

高齢者糖尿病患者では，MNA®（Mini Nutritional Assessment）で評価した低栄養リスクは39.1％，低栄養は21.2％にみられる[5]．また高齢者糖尿病患者は認知機能や身体機能が低下し，ADLの低下，転倒，骨折，サルコペニア，フレイルを生じやすい．糖尿病患者の摂取エネルギーは30〜35 kcal/kg標準体重とし，十分なエネルギーを確保する必要がある．同時に運動療法を併用し筋肉量を維持する必要もある．リハ施行中の低栄養を合併した糖尿病患者で良好な血糖コントロールを保ちつつ，身体機能改善が得られたという報告がある[6]．この症例に対する栄養管理内容は，エネルギー30〜35 kcal/kg標準体重，炭水化物エネルギー比50〜55％であった．糖尿病では個々の年齢や心身状況を考慮し，自力で生活できる期間をできるだけ長くすることを治療の目標とする．

●てんかん

てんかんの食事療法として「てんかん食」がある．てんかん食とは，難治性てんかん（外傷性を含む）の患者に対し，グルコースに代わりケトン体を熱量源として供給することを目的とした治療食である．炭水化物量の制限および脂質量の増加が厳格に行われる．てんかん食には，主に小児を対象としたケトン食と成人

JCOPY 498-01802

を対象とした修正アトキンス食がある．ケトン食は，脂肪/(糖・炭水化物＋たんぱく質) の比率 (ケトン指数) を 3～4：1，炭水化物は 10～30 g/日に制限する．修正アトキンス食はケトン食同様，高脂質，低炭水化物だが，エネルギー量やたんぱく質制限を行わず，脂肪：たんぱく質：炭水化物の比率を 6：3：1，炭水化物は 10～30 g/日に制限する．ケトン食と修正アトキンス食のてんかんに対する短期および長期の有用性をみた系統的レビューでは，てんかん発作が 50％以上減少した患者での，3～6 か月間の奏効率は 42～60％で双方に有意差はない．しかし，時間の経過とともに奏効率は低下している[7]．

● 脳腫瘍

がん細胞はブドウ糖を効率の悪い嫌気性解糖により分解しエネルギーを得るため，大量のブドウ糖を必要としている．一方，正常細胞がエネルギー源として利用できる脂肪酸やケトン体は利用されにくい．炭水化物やブドウ糖の制限によりがん細胞のエネルギー源が断たれ，がんの増殖が抑制される．現在，神経膠腫に対するケトン食の有用性をみた系統的レビューでは，脳腫瘍に対するケトン食は，臨床研究でのエビデンスが不十分である[8,9]．一方，炭水化物を制限し，エネルギー制限をしないケトン食を用い，脳腫瘍患者を対象にしたケトン食の可能性に関する臨床試験が行われており，腫瘍の改善や増殖の抑制が行われケトン食の忍容性や安全性に関して問題ない[10]との報告もある．

♪ 市販食品

高エネルギー食品

MCT オイル: 多種類のオイルがあり，いずれも高エネルギーである．なかでも MCT は無味無臭で料理に使用しやすい．MCT は膵リパーゼ，胆汁がなくても吸収され，門脈を介し肝臓に運ばれ，脂肪が蓄積しにくい．MCT は食欲を増すグレリンの活性化に必須であるため，グレリンを介して食欲改善が期待できる．

マヨネーズ: カロリーハーフなど低カロリータイプでないものを選択する．塩分含有量が少ないため減塩が必要な場合にも用いやすい．

油漬け魚の缶詰: 水煮ではなく油漬けを選択する．魚をさばく手間が不要で手軽に用いることができる．EPA，DHA も高含有である．

ナッツ類: そのまま間食に用いることもできる．料理の味付けのアクセントになる．

低糖質食品

こんにゃく麺: さまざまな種類のこんにゃく麺をスーパーで購入することが可能

である．そのままの使用では低エネルギーであるため，油を組み合わせた調理が必要である．

ブランパン（NATURAL LAWSON）: 小麦粉と比較して糖質が少なく食物繊維が多く含まれるブラン（小麦の外皮）を配合したパン．

ソイジョイ（大塚製薬）: 小麦粉を使用せず大豆粉で作られた食品．低 GI 食品であり大豆たんぱく質も多く含まれる．

ラカント（サラヤ）: 羅漢果エキスとトウモロコシの発酵から得られるエリスリトールから作られたエネルギー 0 の甘味料．砂糖と同じ分量で同じ甘さである．加熱調理でも甘みが損なわれない．

♪ 栄養剤

主な栄養剤を 表1 に示す．

消化態栄養剤

ペプタメン® AF（ネスレ日本）は 1.5 kcal/mL と高濃度でたんぱく質は 25% である．消化態栄養剤であることと脂質の 50% が MCT であることの両方から，

表1 高エネルギー・低糖質管理に利用しやすい栄養剤

	商品名	会社	規格	脂質 g（エネルギー比%）	炭水化物 g（エネルギー比%）	たんぱく質 g（エネルギー比%）	特徴
消化態栄養剤	ペプタメン® AF	ネスレ日本	300 kcal/200 mL	13.2（40.0）	26.4（35.0）	19.0（25.0）	EPA・DHA 配合 MCT 配合
半消化態栄養剤	プルモケア® EX	アボットジャパン	375 kcal/250 mL	23.0（54.8）	26.4（28.4）	15.6（16.8）	MCT 配合 L-カルニチン配合 おもに COPD 用
	グルセルナ® REX	アボットジャパン	200 kcal/200 mL	11.1（50.0）	19.4（33.0）	8.4（17.0）	L-カルニチン配合 400 kcal/400 mL もあり おもに糖尿病用
	メディミル® ロイシンプラス	ネスレ日本	200 kcal/100 mL	10.3（46.0）	20.4（38.0）	8.0（16.0）	MCT 配合 ビタミンD 強化 BCAA 強化 少量高エネルギー
	ヘパス®	クリニコ	200 kcal/125 mL	6.7（30.0）	57.0（33.2）	6.5（13.0）	EPA・DHA 配合 BCAA 強化 少量高エネルギー
経口補助食品	リピメイン 400®	ヘルシーフード	400 kcal/120 g	36.7（83.0）	12.9（13.0）	5.2（4.0）	MCT 配合 L-カルニチン配合

JCOPY 498-01802

消化吸収に有利であり，集中治療が必要な重症例でも使用しやすい．

半消化態栄養剤

プルモケア®EX（アボットジャパン），グルセルナ®REX（アボットジャパン）は脂質エネルギー比が50％以上である．呼吸商が小さいため換気不全による高炭酸ガス血症を伴う場合は有用である．ただし，COPD患者，成人高血糖患者のいずれも長期的な栄養効果については不明である．欧米でのガイドラインでも高脂質の栄養剤の使用が推奨されているわけではない[11,12]．

メディミル®ロイシンプラス（ネスレ日本），ヘパス®（クリニコ）はBCAAが強化されている．BCAAはたんぱく質合成促進と異化抑制作用を有している．また，侵襲下は骨格筋での利用が高まっている．1パックが少量で味にバリエーションもあるため経口摂取に用いやすい．

経口補助食品

リピメイン400®（ヘルシーフード）は無理なく少しずつ摂取するsip feed（ちびちび飲み）が推奨される．また，料理に混ぜる利用方法もある．

♪ 調理のポイント

COPDでは，呼吸困難や疲労感からの食事摂取量減少がしばしばみられるため，品数を増やさず少量での高エネルギー，低糖質が求められる．脂質の使用量増加のための油っぽさや，低糖質食品での物足りなさをうまくカバーする調理方法を考える必要がある．病院や施設では栄養剤や栄養補助食品を用いて食べる負担を軽減し，残食の減少を目指す．在宅ではスーパーで手軽に購入することができる食材を駆使して少量での高エネルギー，低糖質を目指す．

栄養補助食品

主な栄養補助食品を，表2 に示す．

明治栄養アップペースト®（明治），ジャネフエナップ100®（キユーピー）は無味無臭であるため，料理に混ぜても味を損なうことがない．また，品数を増やすことなくエネルギーやたんぱく質を増量できる．ミキサー食やペースト食をフードプロセッサーで調理する際に入れやすく，エネルギー量やたんぱく質を増量できる．

ジャネフワンステップミールごはんにあうソース®（キユーピー），ハイカロッチ®佃煮風味（アイドゥ）は米飯や粥にトッピングすることでエネルギー量を増量できる．嚥下困難者にも使用しやすいペースト状である．

表2 高エネルギー・低糖質管理に利用しやすい栄養補助食品

商品名	明治栄養 アップペースト®	ジャネフエナップ 100®	ハイカロッチ® 佃煮風味	ジャネフごはんに あうソース®
会社名	明治	キユーピー	アイドゥ	キユーピー
商品写真				
使用量	大さじ1杯 (15 g)	1袋 (16 g)	1袋 (8.25 g)	1袋 (10 g)
エネルギー (kcal)	100	100	50	60
たんぱく質 (g)	3.5	0	0.8	0.2
脂質 (g)	8.9	9	4.9	5.7
炭水化物 (g)	2.3	4.3	0.5	1.6
特徴	乳清たんぱく質含有 MCT含有	n-3・n-6系 脂肪酸含有	MCT含有	たまご・明太・ うに風味あり

高エネルギー・低糖質のレシピ
1. 在宅で使用しやすいレシピ

ツナクルミサンド

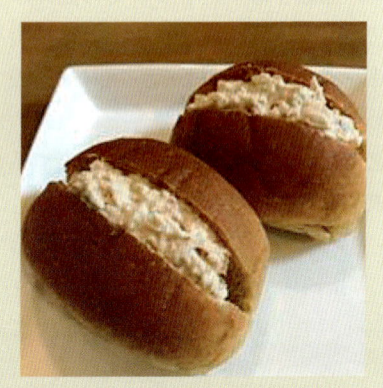

＜材料（2個分）＞

ブランパン（NATURAL LAWSON）2個，ツナ油漬20 g，マヨネーズ15 g，クルミ素焼10 g，塩少々，コショウ少々，

＜作り方＞

ブランパンに切り目を入れる．クルミは砕く．ツナ，クルミ，マヨネーズ，塩，コショウを混ぜてフィリングを作る．パンの切り目にフィリングをはさむ．

＜栄養量（1個当たり）＞

エネルギー211 kcal，たんぱく質7.7 g，脂質14.0 g，炭水化物8.7 g

＜ポイント＞

朝食，間食に用いやすい．コンビニで購入できる食材で作ることができる．一部のコンビニでは様々な低糖質のパンが販売されているので活用しやすい．

マグロとアボカドのサラダ

<材料（2人分）>

まぐろ 150 g，アボカド 60 g，にんにくしょう
ゆ（にんにくをしょうゆにつけて冷蔵庫で 1 週
間以上置いたもの）大さじ 2，みりん小さじ 1/
2，わさび小さじ 1/2，塩少々，コショウ少々，
レモン汁少々，青しそ 1 g，ねぎ 5 g，オリーブ
油大さじ 1

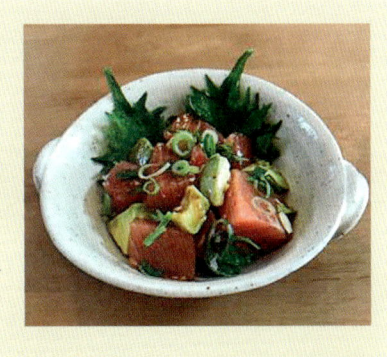

<作り方>

マグロはぶつ切りにして，にんにくしょうゆ，みりん，わさびを混ぜた漬けたれに入
れ冷蔵庫で 30 分以上漬け込んでおく．アボカドは角切りにし軽く塩，コショウ，レモ
ン汁をかけておく．ボールにマグロとアボカド，刻んだ青しそを合わせる．皿に盛り
つけ，オリーブ油をまわしかけ，刻んだねぎをふりかける．

<栄養量（1人分）>

エネルギー 209 kcal，たんぱく質 20.6 g，脂質 12.7 g，炭水化物 2.5 g

<ポイント>

昼食，夕食に用いやすい．加熱調理が不要である．脂っぽさを感じることなくさっぱ
りといただくことができる．アボカドやオリーブ油を加えることでエネルギー量 UP が
期待できる．

こんにゃく麺 de 焼うどん風

<材料（2人分）>

稲庭うどん風こんにゃく（ヨコオデイリーフー
ズ）2 袋，ピーマン 30 g，人参 30 g，玉ねぎ
40 g，キャベツ 100 g，豚小間切れ肉 120 g，
サラダ油大さじ 1，ごま油大さじ 1，にんにく
しょうゆ（にんにくをしょうゆにつけて冷蔵庫
で 1 週間以上置いたもの）大さじ 3，花かつお
適量

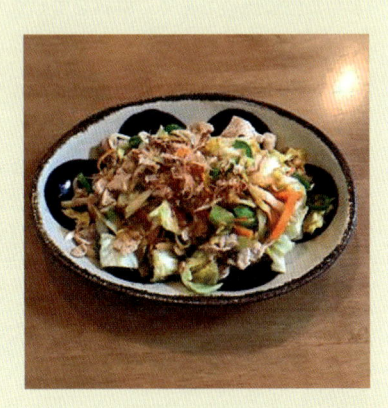

<作り方>

ピーマン，人参は細切り，キャベツは短冊切りにする．こんにゃく麺は水洗いして水
気を切っておく．フライパンにサラダ油を熱し，野菜と豚肉を炒める．こんにゃく麺

を加え，にんにくしょうゆで味をつける．香り付けにごま油をまわしかける．皿に盛りつけ，花かつおを散らす．

<栄養量（1人分）>
エネルギー 399 kcal，たんぱく質 9.6 g，脂質 35.1 g，炭水化物 11.0 g

<ポイント>
さまざまな種類のこんにゃく麺をスーパーで購入することができる．糖質含有量が少なく低エネルギーのため，物足りなさを感じる．コクや腹もちも考慮し，高エネルギーにするために，ごま油を活用する．

おからサラダ

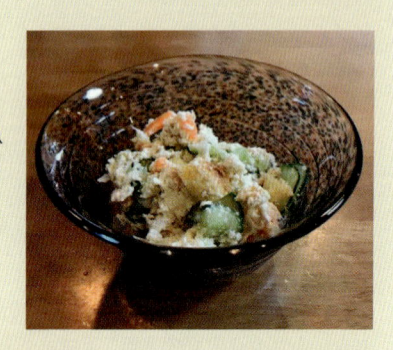

<材料（4人分）>
おから 100 g，人参 30 g，玉ねぎ 30 g，胡瓜 30 g，ツナ油漬 40 g，油揚げ 16 g，すりごま大さじ 1，しょうゆ小さじ 1，塩少々，コショウ少々，オリーブ油大さじ 1，マヨネーズ大さじ 2

<作り方>
人参はさいの目切りにし，さっとゆでておく．玉ねぎはスライスし，水にさらしておく．きゅうりはスライスし，塩もみしておく．油揚げは 1 cm 角に切り，トースターできつね色に焼いておく．材料をすべてボールに入れよく混ぜる．

<栄養量（1人分）>
エネルギー 135 kcal，たんぱく質 5.0 g，脂質 10.4 g，炭水化物 5.9 g

<ポイント>
ジャガイモのかわりにおからを用いることで糖質をカット．パサつきやすいおからにマヨネーズやオリーブ油を加えることでしっとりと食べやすくなりエネルギー量も UP する．在宅だけでなく，病院，施設での一品にも用いやすい．

油揚げのオイルサーディンピザ

<材料（2枚分）>
油揚げ 30 g，ベーコン 20 g，とろけるスライスチーズ 15 g，オイルサーディン 40 g，ケチャップ大さじ 1，マヨネーズ小さじ 2，ねぎ 10 g，ミニトマト 1 個

JCOPY 498-01802

＜作り方＞

油揚げをまな板の上に置き，めん棒を転がし軽くつぶす．包丁で切り開く．開いた油揚げの上にスライスチーズ，ケチャップ，ベーコン，オイルサーディン，刻みねぎ，半分に切ったミニトマト，マヨネーズを順番に重ねていく．オーブントースターで 10〜15 分焼く．

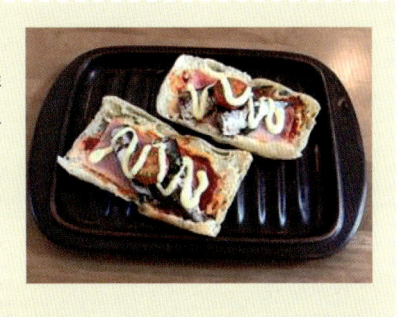

＜栄養量（2 枚分）＞

エネルギー 386 kcal，たんぱく質 18.4 g，脂質 31.1 g，炭水化物 5.9 g

＜ポイント＞

ピザ生地を油揚げに置き換えることで糖質をカット．また，オイルサーディンを常備し，様々な料理にトッピングすることでエネルギー量 UP が期待できる．

高エネルギー・低糖質のレシピ
2. 病院・施設で使用しやすいレシピ

カラスカレイのカレーマヨ焼き

＜材料（1 人分）＞

カラスカレイ 80 g，マヨネーズ大さじ 2，カレー粉 1 g

＜作り方＞

マヨネーズとカレー粉を混ぜる．クッキングシートの上にカラスカレイをならべ，カレーマヨネーズソースをかける．アルミホイルをかぶせてトースターで 10〜15 分焼く．アルミホイルをはずして焦げ目がつくまで焼く．

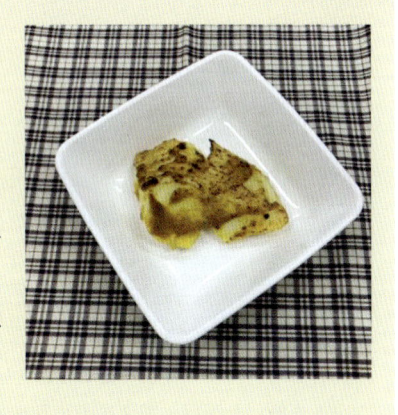

＜栄養量（1 人分）＞

エネルギー 295 kcal，たんぱく質 10.3 g，脂質 27.2 g，炭水化物 2.0 g

＜ポイント＞

当院では嚥下調整食（嚥下調整食学会分類 2013 コード 4）で使用．香辛料（カレー粉）で食欲増進効果もある．

枝豆風味茶碗蒸し

<材料（1 人分）>

卵 30 g，だし汁 80 g，リピメイン 400® 枝豆
とうふ風味 20 g，醤油小さじ 1，みりん小さじ
1/5，鶏肉 15 g，ムキエビ 15 g，しいたけ 10
g，みつば 5 g，花麩 1 g

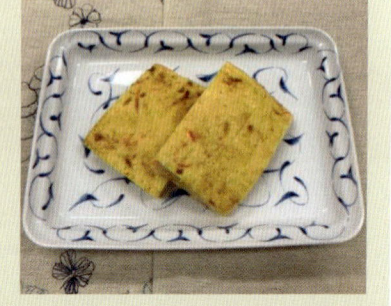

<作り方>

卵，調味料，リピメインをよく混ぜ，万能こし
器でこしておく．鶏肉，しいたけは一口大に切
る．みつばは 1 cm 程度に切る．器に具を入れ，卵液を注ぎ，蓋をして蒸し器で強火で
2 分弱火で 10 分蒸す．

<栄養量（1 人分）>

エネルギー 160 kcal，たんぱく質 11.8 g，脂質 10.1 g，炭水化物 4.5 g

<ポイント>

病院や施設で喜ばれる茶碗蒸しを栄養強化したもの．卵とリピメイン® が分離しない
ようよく混ぜ，万能こし器でこすときれいに仕上がる．

かにたま焼き

<材料（1 人分）>

卵 50 g，カニカマ 20 g，玉ねぎ 20 g，人参 10
g，砂糖小さじ 1，醤油小さじ 1/2，明治栄養
アップペースト® 大さじ 1

<作り方>

卵は割りほぐす．カニカマはばらばらにほぐ
す．玉ねぎと人参はみじん切りにする．すべて
の材料をボールに入れよく混ぜる．クッキング
シートを敷いた天板に卵液を流し入れスチームコンベクションで 12 分蒸す．取り出し
て適当な大きさに切り分け，クッキングバーナーで焦げ目をつける．

<栄養量（1 人分）>

エネルギー 216 kcal，たんぱく質 12.3 g，脂質 14.2 g，炭水化物 10.0 g

<ポイント>

当院では嚥下調整食（嚥下調整食学会分類 2013 コード 4）で使用．あんを上にかけ，

JCOPY 498-01802

かに玉あんかけにしてもおいしい.

▶ 高エネルギー・低糖質で栄養管理すると必然的に高脂質，高たんぱく質になりやすい．摂取量だけではなく，下痢や腹部膨満感など消化器症状の変化に注意する．また，長期管理する場合は，脂質異常症や腎機能障害に陥らないようモニタリングする．

♪ さいごに

　高エネルギー・低糖質の対象患者は必要栄養量の確保に苦しんでいる場合が多い．食事内容だけではなく，呼吸状態，嚥下機能，疲労などの身体状態や食事時間，間食の有無，活動量など生活状態も確認するとよい．そして，食べる負担を軽減し，食事を楽しんでいただく工夫をしてほしい．

文献

1) Brown SE, Light RW. What is now known about protein-energy depletion: When COPD patients are malnourished. J Respir Dis. 1983; 36-50.
2) Angelillo VA, Bedi S, Durfee D, et al. Effects of low and high carbohydrate feedings in ambulatory patients with chronic obstructive pulmonary disease and chronic hypercapnia. Ann Intern Med. 1985; 103: 883-5.
3) Ferreira IM, Brooks D, White J, et al. Nutritional supplementation for stable chronic obstructive pulmonary disease. Cochrane Database Syst Rev. 2012; 12: CD000998.
4) 日本呼吸器学会 COPD ガイドライン第 5 版作成委員会．第Ⅲ章治療と管理．In: 日本呼吸器学会．「COPD（慢性閉塞性肺疾患）診断と治療のためのガイドライン第 5 版」2018．東京，メディカルビュー社; 2018．p.101.
5) Sanz Paris A, Garcia JM, Gomez-Candela C, et al. Malnutrition prevalence in hospitalized elderly diabetic patients. Nutr Hosp. 2013; 28: 592-9.
6) 吉村由梨．リハビリテーション栄養管理により糖尿病悪化をきたさず身体機能が改善した大腿骨転子部骨折患者．臨床栄養．2015; 126（5）: 644.
7) Rezaei S, Abdurahman AA, Saghazadeh A, et al. Short-term and long-term efficacy of classical ketogenic diet and modified Atkins diet in children and adolescents with epilepsy: a systematic review and meta-analysis. Nutr Neurosci. 2019; 22（5）: 317-34.
8) Martin-McGill KJ, Srikandarajah N, Marson AG, et al. The role of ketogenic diets in the therapeutic management of adult and paediatric gliomas: a systematic review.

CNS Oncol. 2018; 7: CNS17.

9) Noorlag L, De Vos FY, Kok A, et al. Treatment of malignant gliomas with ketogenic or caloric restricted diets: a systematic review of preclinical and early clinical studies. Clin Nutr. 2018; doi: 10.1016/j.clnu.2018.10.024.

10) Rieger J, Bahr O, Maurer GD, et al. ERGO. a pilot study of ketogenic diet in recurrent glioblastoma. Int J Oncol. 2014; 44: 1843-52.

11) Anker SD, John M, Pedersen PU. et al. ESPEN Guidelines on enteral nutrition: cardiology and pulmonology. Clin Nutr. 2006; 25: 311-8.

12) McMahon MM, Nystrom E, Braunschweig C, et al. A. S. P. E. N. clinical guidelines: nutrition support of adult patients with hyperglycemia. JPEN J Parenter Enteral Nutr. 2013; 37: 23-36.

〈中原さおり〉

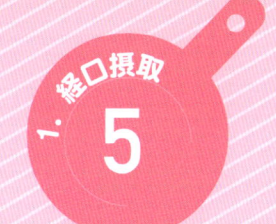

高エネルギー・低たんぱく質の食品の選び方や調理の仕方

ポイント

- 慢性腎疾患（以下，CKD）のステージ G3 以降の非透析期や肝硬変でたんぱく不耐症の患者には，高エネルギーかつ低たんぱく質の栄養管理が求められる．
- CKD で食欲不振を呈する患者は少なくないが，高エネルギーを意識するあまり油っぽい料理や甘すぎる味付けになり，食べたくない食事になりやすい．
- 高エネルギーかつ低たんぱく質の栄養管理でも，患者が継続して美味しく食べるには，食品の選び方や調理の仕方の工夫が重要である．

はじめに

　高エネルギーかつ低たんぱく質の栄養管理で重要なポイントは，「たんぱく質量が調整された主食で十分なエネルギーを確保すること」である．私たちが通常食べている主食では，アミノ酸スコアが低く尿素などの老廃物が蓄積しやすい．また，サルコペニアやフレイル予防にも配慮し，低たんぱく質でも肉類，魚介類，卵類，豆類，乳類などのアミノ酸スコアの高い良質なたんぱく質の摂取が望ましい．可能な限りたんぱく質量が調整された治療用特殊食品の主食を活用することを推奨する．本稿では「攻めの高エネルギー・低たんぱく質の栄養管理」に活用できる市販食品や栄養補助食品，レシピの紹介や活用ポイントを解説する．

♪ 推奨される症例

● CKD ステージ G3a〜5 の非透析期の患者

たんぱく質の摂取基準はステージ G3a では 0.8〜1.0 g/kg 標準体重/日，ステージ G3b 以降では 0.6〜0.8 g/kg 標準体重/日が推奨されている[1]．ただしサルコペニアを合併したステージ G3 では，1.3 g/kg 標準体重/日まで摂取できる．たんぱく質制限で期待される効果は，①腎機能低下の進行抑制，②尿毒症症状の発生遅延と透析導入延長，③代謝性アシドーシスや高リン血症，高カリウム血症の発症予防，④生命予後改善，などがある[2]．

● 肝硬変でたんぱく不耐症がある患者

肝性脳症予防のために食事性のたんぱく質を 0.5〜0.7 g/kg 標準体重/日に抑え，分岐鎖アミノ酸製剤や肝不全用経口栄養剤で BCAA 分岐鎖アミノ酸〔branched chain amino acids: BCAA（以下，BCAA）〕を補充する．合計のたんぱく質を 1.2 g/kg 標準体重/日とすることが推奨されている[3]．リーバクト®（配合顆粒 1 包あたり BCAA 4.15 g，配合経口ゼリー 1 個あたり BCAA 4.0 g）などの BCAA 製剤を使用する場合は，高エネルギー・低〜中たんぱく質の栄養管理を行う．しかし，ヘパン ED®（1 包あたり約 310 kcal，BCAA 約 5.5 g），アミノレバン® EN〔1 包あたり 213 kcal，たんぱく質 13.5 g（BCAA 6.1 g）〕を使用する場合は，低〜中エネルギー・低〜中たんぱく質の栄養管理を行う場合がある．

♪ 推奨されない症例

● 小児 CKD 患者

小児 CKD に対するたんぱく質摂取制限は，腎機能障害の進行を抑制する明らかな効果は認められていない[4]．

● 肥満 CKD 患者

高エネルギーにすることで，さらなる脂肪蓄積が懸念されるため，エネルギー量過剰投与に注意する．エネルギー摂取量は BMI が 25〜30 kg/m^{2}では 25 kcal/kg 標準体重/日，BMI 30 kg/m^{2}以上では 20 kcal/kg 標準体重/日を目安とする．

♪ 市販食品

米

たんぱく質調整ごはんは，多くの種類が発売され，もちもち感や歯ごたえ，香りなど様々な特徴がある．複数のたんぱく質調整ごはん（レトルトタイプ）を安

JCOPY 498-01802

価に取り寄せる方法もある[5]．炊き込みご飯や混ぜご飯，チャーハンやリゾットなどそれぞれの調理法に合う，自分好みのたんぱく質調整ごはんを知っておくと，低たんぱく食をより一層楽しめる．たんぱく質調整ごはん（レトルトタイプ）は，通常1パック180〜200gの商品が多いが，140gずつの2食分が1パックになった商品もあり，主食摂取量が少ない患者に勧められる．たんぱく質調整ごはんは，通常のごはんと比較して価格が高いデメリットがある．しかし，①家族と食卓を囲む際，主食を変えるだけで家族と同じおかずが摂取しやすい，②肉類や魚介類などの良質なたんぱく質をより多く摂取できる，というメリットがある．たんぱく質調整ごはん（レトルトタイプ）の費用が負担となる場合は，たんぱく質調整ごはん（米タイプ）を用いると，経済的負担がより小さい．

パン

たんぱく質調整パンには食パンや丸パン，クロワッサンなどがあり，料理のバリエーションを増やすことができる．たんぱく質調整食パンはバターやマヨネーズを塗るとパサつきが抑えられ，美味しく食べられる．丸パンは横半分に切って具を挟んでハンバーガーに，ジャムやあんこを挟んでジャムパン，あんパンなどにできる．朝食や昼食として使用しやすい．

麺類

たんぱく質調整麺にはうどんやそば，そうめんや中華麺，パスタやマカロニがあり，様々な料理に活用できる．食欲不振でも，のど越しの良い麺類なら食べられる患者は少なくない．たんぱく質調整かつ減塩の即席袋ラーメンやカップ麺もあり，調理者不在時や調理の手間をかけられない際に活用できる．

餅

たんぱく質調整の餅は雑煮や餅巾着などの料理だけではなく，大福やおはぎ，磯辺焼きやみたらし団子など，間食としても利用できる．焼き餅にしてきなこ砂糖や砂糖しょうゆをつけて食べると，簡単な調理で手軽にエネルギー補給ができる．

ナッツ類

間食として手軽に摂取できる．サラダにふりかける他，揚げ衣や和え衣，ソースとしても活用できる．コクがあり，味付けのアクセントになる．

油脂類

油脂類の効果と推奨される調理法を 表1 に示す．油脂類は少量で高エネルギーかつ低たんぱく質の食品であるため，活用しやすい．抗炎症作用，高血圧や血清脂質の改善効果が期待できる種類もある．また，熱で酸化し焦げやすい油脂

表1 油脂類の効果と推奨される調理法

食品	効果	熱に対する強さ	推奨される調理法
オリーブオイル	オレイン酸が豊富で酸化しにくい. ビタミンEやβカロテンが高含有である.	○	揚げる, 炒める 和える, かける
アマニ油 エゴマ油	αリノレン酸 57〜58 g (100 g あたり) と高含有であり, 抗炎症作用, 高血圧や血清脂質の改善が期待できる. 酸化しやすいため, 加熱調理には適さない.	×	和える, かける
中鎖脂肪酸オイル	消化吸収が良く, 無味無臭で料理に使用しやすい. 食欲を増すグレリンの分泌を促し, 食欲増進効果が期待できる. 熱を加えることで煙が発生する危険性もあるため, 加熱調理は適さない.	×	和える, かける
マヨネーズ	最近ではアマニ油配合で高血圧改善効果, 植物性ステロール配合で血中総コレステロールや LDL コレステロールを下げる効果が期待できる種類もある. 塩分含有量が少なく減塩にも活用できる. ただし, 低カロリータイプもあるため, 購入の際には注意する.	○	炒める, 和える かける, つける
バター	高エネルギーで風味がよく, 香ばしさやコクを出すなど料理のアクセントになる. 低級脂肪酸が多いため, 焦げやすく揚げ物には適さない.	△	炒める, 和える かける, のせる 塗る (パンなど)

類は, 和え物や調理後にかけて摂取するなど, 調理法を工夫する.

その他の食品

いも類: じゃがいもやさつまいも, 里芋や山芋などは煮物や汁物, 揚げ物や炒め物, デザートなど, 様々な料理に活用できる.

春雨: 酢の物や汁物, 春巻きやサラダに用いる.

砂糖, はちみつ: 煮物や和え物, 飲料やドレッシング, ソースに活用できる.

小麦粉, 片栗粉: パンや麺類の生地, 揚げ衣やつなぎとしても使用できる. 食材に絡めて炒めるとエネルギー補給ができるだけではなく, 調味料の絡みが良くなり, さらには食材のパサつきを抑える効果もある.

🖊 栄養補助食品

「攻めの高エネルギー・低たんぱく質の栄養管理」に活用しやすい栄養補助食品を **表2** に示す. これらの食品を活用することで, 必要な食事量を十分に摂取できない患者に対し, 少量かつ効率的に栄養摂取ができる. また, 活動量の増大や侵襲による消費量が多い患者, 蓄積量が必要な患者など, さらに攻めの栄養管理が求められる場合に活用できる.

JCOPY 498-01802

表2 「攻めの高エネルギー・低たんぱく質の栄養管理」に活用しやすい栄養補助食品（栄養剤を含む）

商品名／会社名	商品画像	使用量	エネルギー (kcal)	たんぱく質 (g)	脂質 (g)	炭水化物 (g)	塩分 (g)	特徴
レナウェル A®／テルモ		1 パック (125 mL)	200	0.75	8.9	32.3	0.15	1 mL で 1.6 kcal の少量高カロリー．難消化性デキストリン，MCT，n-3 系脂肪酸を配合．ココア，フルーツミックス味から選べる．
レナウェル 3®／テルモ		1 パック (125 mL)	200	3.0	8.9	30.0	0.15	1 mL で 1.6 kcal の少量高カロリー．難消化性デキストリン，MCT，n-3 系脂肪酸を配合．プレーン，コーヒー味から選べる．
リーナレン LP®／明治		1 パック (125 mL)	200	2.0	5.6	37.0	0.15	1 mL で 1.6 kcal の少量高カロリー．1 パックでカルニチン 50 mg，MCT，EPA，DHA，難消化性デキストリンを配合．コーヒー味のみ．
レナジー bit®／クリニコ		1 パック (125 mL)	150	0.9	4.2	31.2	0.11	1 パックで食物繊維 4.0 g，オリゴ糖，MCT，EPA，DHA，カルニチンを配合．乳酸菌飲料，コーヒー風味から選べる．
粉飴顆粒®／H+B ライフサイエンス		1 袋 (13 g)	50	0.0	0.0	12.5	0.00	砂糖よりも甘味が少ないため多く使用でき，コーヒーや紅茶などの飲料に加えて簡単にエネルギー強化ができる．
たんぱく調整ビスコ®／江崎グリコ		1 袋 (10.9 g)	54	0.3	2.4	8.0	0.03	間食や食後のおやつとして簡単にエネルギー補給ができる．
クリーミープリン®（カスタード風味）／ハウス食品		1 個 (63 g)	150	0.0	9.0	17.2	0.03	なめらかで咀嚼嚥下しやすい．他にチーズケーキ，マンゴーチーズケーキ，ブルーベリーチーズケーキ風味から選べる．
ジャネフ ごはんにあう ソース®／キユーピー		1 袋 (10 g)	60	0.2	5.7	1.6	0.4	ごはんにかけて簡単にエネルギー強化ができる．他にうに，明太風味から選べる．1 袋の塩分が 0.4 g 以下で減塩にも適する．
日清 MCT パウダー®／日清オイリオ		1 袋 (13 g)	41	0.0	4.6	0.0	0.00	MCT（中鎖脂肪酸）100% 使用．無味無臭のため飲料や料理に混ぜ，簡単にエネルギー強化ができる．※非加熱で摂取する．

✎ 調理方法

エネルギーを強化する調理法を 図1 に示す[6].

「茹でる」や「焼く」調理法はエネルギーが低いため，糖類や油脂類を活用してエネルギーを強化する．ただし，食欲不振で揚げ物や油の臭いを拒む患者に対して，「茹でる」や「焼く」調理法が有効である．

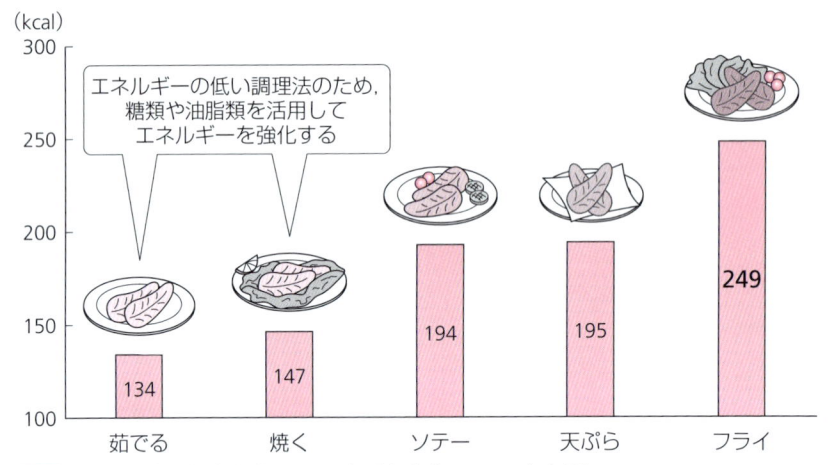

図1 エネルギーを強化する調理法（ささ身 100 g あたり）

攻めの高エネルギー・低たんぱく質レシピ

粒つぶコーンたっぷり　ガーリックトースト

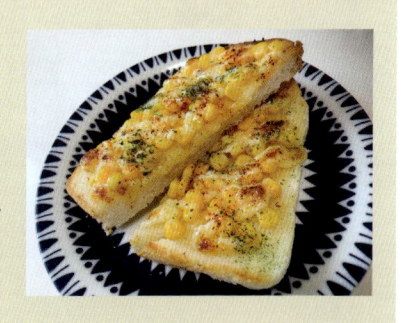

＜材料（1人分）＞

ゆめベーカリーたんぱく質調整食パン® 1 枚，コーン缶大さじ 3（30 g），バター 10 g，にんにくチューブ 1 g，マヨネーズ 15 g，一味少々，ドライパセリ少々

＜作り方＞

①たんぱく質調整食パンにバター，にんにくチューブの順に塗り，コーンをのせる．

JCOPY 498-01802

②マヨネーズをかけてトースターでこんがりと焼き，一味とドライパセリをふりかける．

<栄養成分（1人分）>

エネルギー 468 kcal，たんぱく質 1.6 g，脂質 25.7 g，炭水化物 58.5 g，カリウム 71 mg，リン 46 mg，塩分 0.5 g

<ポイント>

焼く前にバターを塗ることでたんぱく質調整食パンのパサつきを抑え，しっとりふんわりとした食感になる．短時間かつ簡単に約 500 kcal 摂取できるため，在宅で調理に時間をかけられない方に勧められる．にんにくの香りと一味がアクセントになる．

ハマチの冷やし茶漬け

<材料（1人分）>

生活日記ごはん 1/25® 1 パック（180 g），ハマチの刺身 40 g，しょうゆ小さじ 2/3，みりん小さじ 1/2，炒りごま小さじ 1/2，しそ 2 枚，わさびチューブ小さじ 1/4，緑茶 50 mL，氷 2 個，顆粒だし 0.25 g

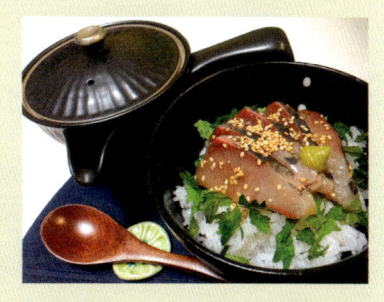

<作り方>

①たんぱく質調整ごはんを表示通りに温める．しそは食べやすい大きさに手でちぎる．

②しょうゆ，みりん，炒りごまで漬けダレを作り，ハマチを漬ける．温かい緑茶に顆粒だしを混ぜ溶かして氷を入れて冷やす．

③茶碗にごはん，しそ，ハマチと漬けダレ，わさびを盛り付ける．冷やした緑茶だしをかける．

<栄養成分（1人分）>

エネルギー 409 kcal，たんぱく質 9.3 g，脂質 6.7 g，炭水化物 78.4 g，カリウム 206 mg，リン 123 mg，塩分 0.8 g

<ポイント>

たんぱく質調整ごはんを活用することで，刺身で良質なたんぱく質を摂取できる．魚はより脂がのっている種類（ブリよりもハマチ，マグロは赤身よりもトロ）を選ぶことで，たんぱく質を抑えることができる．また，お茶漬けにすることで，時間が経ってもたんぱく質調整ご飯が硬くなりにくい．さらにエネルギーを強化したい場合には，ご飯に中鎖脂肪酸オイルやアマニ油などを小さじ 2 程度，混ぜ合わせる．

ハニー粒マスタード ドレッシング

<材料（2人分）>

酢大さじ 1，塩 0.2 g，こしょう少々，粒マスタード小さじ 1/2，はちみつ小さじ 2，オリーブオイル大さじ 1/2

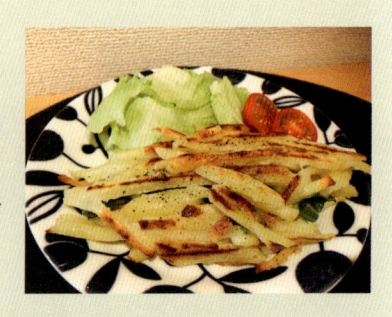

<作り方>

材料を全て混ぜあわせる（小さいハンドミキサーが混ぜやすい）.

<栄養成分（1人分）>

エネルギー 56 kcal，たんぱく質 0.1 g，脂質 3.2 g，炭水化物 6.8 g，カリウム 5 mg，リン 4 mg，塩分 0.16 g

<ポイント>

はちみつの優しい甘さと粒マスタードのパンチが効いて，サラダや温野菜に合わせやすい．さっぱりしているのに高エネルギーで，減塩が必要な患者にも勧められる．オリーブオイルは中鎖脂肪酸オイルやアマニ油等に変えても良い．在宅だけでなく，病院，施設でも用いやすい．

鮭のサクサクポテト包み

<材料（2人分）>

鮭（骨なし）70 g，じゃがいも 250 g（中 2個），ほうれん草 30 g，レタス 40 g（1枚），ミニトマト 30 g（2個），バター 20 g，薄力粉大さじ 1，塩小さじ 1/5，ブラックペッパー少々

<作り方>

①レタスを食べやすい大きさにちぎり，水気を切る．ほうれん草は 3 cm 幅に切り，ミニトマトはヘタを取り半分に切る．じゃがいもは千切りにしてボウルに入れ，薄力粉と塩を加えて絡める．鮭は半分に切っておく．

②フライパンにバターを加え中火で熱し，じゃがいもを 1/4 ずつ並べ，その上に鮭とほうれん草をのせる．その上にじゃがいもを 1/4 ずつのせて蓋をして 3 分蒸し焼きにする．

JCOPY 498-01802

③ひっくり返し，蓋をして3分蒸し焼きにする．蓋を外して水分を飛ばしながら，さらに2分焼く．こんがり焼き色がついたら火を止める．お皿に盛り付け，仕上げにブラックペッパーをかける．

＜栄養成分（1人分）＞

エネルギー246 kcal，たんぱく質11.0 g，脂質10.2 g，炭水化物27.5 g，カリウム841 mg，リン162 mg，塩分0.5 g

＜ポイント＞

鮭を少量のみ使用してたんぱく質を抑えつつ，糖質を多く含むじゃがいもでエネルギーを強化する．付け合わせに，先ほど紹介した「ハニー粒マスタードドレッシング」をかけることで，さらにエネルギーを強化できる．CKDで血清カリウム高値の患者に勧める場合は，じゃがいもの茹でこぼし調理や，よりカリウムの低い付け合わせ（茹で野菜のマヨネーズ和えなど）に変更する．

れんこんと水菜の ツナマヨサラダ

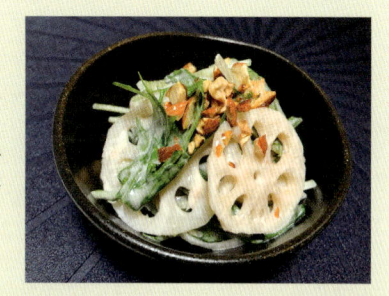

＜材料（2人分）＞

れんこん100 g（小1個），水菜25 g，ツナ缶30 g（1/4缶），アーモンド6粒，マヨネーズ大さじ1，アマニ油小さじ2

＜作り方＞

① れんこんは薄切り，水菜は3 cm幅に切る．アーモンドはジップロックなどの厚みのある袋に入れて，めん棒などで砕く．

② ボウルにツナ缶とマヨネーズを入れて混ぜ，れんこんと水菜も加えて和える．

③ お皿に②を盛り，砕いたアーモンドをふりかけ，アマニ油をかける．

＜栄養成分（1人分）＞

エネルギー190 kcal，たんぱく質5.0 g，脂質15.1 g，炭水化物9.5 g，カリウム345 mg，リン91 mg，塩分0.3 g

＜ポイント＞

シャキシャキのれんこんと水菜にアーモンドを加えることで食感をプラス．アーモンドをフライパンで乾煎りするひと手間を加えると，さらに香ばしさが増して美味しい．CKDで血清カリウム高値の患者に勧める場合は，れんこんの茹でこぼしを指導する．在宅だけでなく，病院，施設での一品にも用いやすい．

はちみつレモンティー

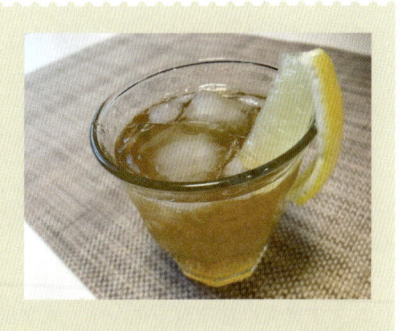

<材料（1人分）>

紅茶 100 mL，レモン 1/6 個，はちみつ大さじ 1，氷 4 個，中鎖脂肪酸オイル小さじ 1

<作り方>

①紅茶にはちみつを加えて混ぜ，氷を入れる．レモンはくし切りにして皮目に沿って切り目を入れ，コップのふちに添える．

②飲む直前に中鎖脂肪酸オイルをかける．

<栄養成分（1人分）>

エネルギー 107 kcal，たんぱく質 0.3 g，脂質 4.1 g，炭水化物 18.5 g，カリウム 29 mg，リン 5 mg，塩分 0 g

<ポイント>

食欲がないときでもさっぱり飲みやすい．普段の水分補給に用いることで簡単にエネルギー補給ができる．中鎖脂肪酸オイルはアマニ油やエゴマ油等に変えても良い．オイルが気になる場合は，牛乳 30 mL を加えてミルクティーにしても美味しく頂ける．

冷やし抹茶白玉ぜんざい

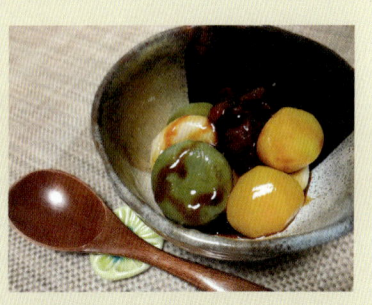

<材料（2人分）>

レナウェル 3® （プレーン味）1/2 パック，白玉粉 65 g，抹茶小さじ 1，栗甘露煮 4 粒，黒蜜小さじ 2，粒あん 60 g，氷水

<作り方>

①ボウルに白玉粉，レナウェル 3® を加えて，耳たぶの柔らかさになるまで捏ねる．生地の半量に抹茶を加えて捏ねる．

②鍋に湯を沸かし，①を一口大の楕円形にして 2 分程茹でる．浮いてきたら氷水に浸けて冷まし，水気を切る．

③お皿に白玉団子，粒あん，栗の甘露煮を盛り，黒蜜をかける．

<栄養成分（1人分）>

エネルギー 322 kcal，たんぱく質 5.3 g，脂質 2.9 g，炭水化物 68.4 g，カリウム 144 mg，リン 53 mg，塩分 0.1 g

JCOPY 498-01802

<ポイント>
ご高齢の方に好まれやすい白玉ぜんざいに，レナウェル3®を加えてエネルギーを強化．栄養剤入りの白玉団子に，甘味の強い粒あんや栗の甘露煮，黒蜜を組み合わせることで，より美味しく頂ける．在宅だけでなく，病院，施設でも用いやすい．

▶ 糖尿病患者は，エネルギーの補給源を糖質に偏らないように注意する．脂質含有の食品を活用し，食後高血糖を回避する．

▶ 高エネルギー管理では必然的に脂質摂取量が増加しやすい．そのため，飽和脂肪酸の摂取量を減らしてn-3系脂肪酸の摂取量を増やすなど，脂質の質への配慮も必要である．脂質異常症患者は，飽和脂肪酸の摂取エネルギー比率を7％未満にする[7]．

♪さいごに

　高エネルギーかつ低たんぱく質の栄養管理が必要な患者は，食欲不振を惹起しやすい病態を持つ．一方，高齢者には低栄養やサルコペニア，フレイル予防が重要視され，必要栄養量が十分に摂取できる「攻めの栄養管理」が求められる．患者の生活環境や食生活，性格を十分に配慮した上で，食品の選び方や調理の仕方を工夫して，より継続的に美味しく食べられる支援を行うことが重要である．

文献
1) 日本腎臓学会，編．慢性腎臓病に対する食事療法基準2014年版．東京: 東京医学社; 2014. p.4-6.
2) 加藤明彦．CKD患者において，推奨された食事摂取基準に基づく厳格な栄養管理は必要か？．腎と透析. 2019; 86 (4): 395-9.
3) Suzuki K, Endo R, Kohgo Y, et al. Guidelines on nutritional management in Japanese patients with liver cirrhosis from the perspective of preventing hepatocellular carcinoma. Hepatol Res. 2012; 42 (7): 621-6.
4) 日本腎臓学会，編．エビデンスに基づくCKD診療ガイドライン2018．東京: 東京医学社; 2018. p.64-5.
5) ヘルシーネットワーク，https://www.healthynetwork.co.jp/trial/ (2019.6.3閲覧).
6) 香川明夫．七訂 食品成分表2019. In: 食事摂取基準策定検討会．食事摂取基準策定検討会: 参考資料 エネルギー必要量．東京: 女子栄養大学出版部; 2019. p186-7.
7) 「日本人の食事摂取基準」策定検討会報告書（案）．厚生労働省; 2019. p.128-53.

〈池淵雅士美〉

低エネルギー・高たんぱく質の食品の選び方や調理の仕方

ポイント

🔑 低エネルギー・高たんぱく質食は，健康障害を伴う肥満症，およびサルコペニア肥満の治療において推奨される．

🔑 低エネルギー食では，必須アミノ酸を含むたんぱく質，ビタミンやミネラルが不足しないように栄養補助食品等も活用して必要量が確保できるよう留意する．

🔑 対象者の栄養状態や腎機能，体組成を確認し，目標と期間を決めてモニタリングをしながら攻めの栄養管理を行う．

♪ はじめに

　肥満者の増加とともに，肥満関連健康障害の重篤化や医療費の増大などが問題となっている．低エネルギー・高たんぱく質の栄養管理は，減量による疾病治療および機能改善を目的とするため，これらの健康障害を伴った肥満症例において推奨される．なかでも肥満とサルコペニアを合併したサルコペニア肥満は，エネルギー制限と十分なたんぱく質の摂取を行い，レジスタンス運動を行うことが治療として推奨されている．サルコペニア肥満は加齢とともに増加し，代謝疾患と運動機能低下と関連することからも，早期からの攻めの栄養療法が望まれる．

♪ 低エネルギー・高たんぱく質管理の対象症例

● 肥満

　肥満による代謝障害や合併症を改善するためには，1か月で3〜5%以上，6か月〜1年で5〜10%体重減少を目標として減量を行う[1]．肥満症治療ガイドライ

ン[2]では 25 kg/m²≦BMI＜35 kg/m²の肥満症の場合，25 kcal×標準体重（kg）以下を目安とし，3〜6か月で3%の減少を目指す．指示エネルギーの50〜60%を糖質，15〜20%をたんぱく質，20〜25%を脂質とすることが推奨されている．一方，糖質比率45〜50%のほうが糖・脂質代謝を改善したとするの報告もあるため症例に合わせて調整する．減量時には体たんぱくの異化亢進を抑制するために，たんぱく質は 1.0〜1.2 g/kg 理想体重/日以上の摂取が推奨されている[3]．必須アミノ酸の供給のためには動物性たんぱく（乳たんぱく，卵たんぱくを含む）を中心とする．肥満高齢者の体組成と身体機能への効果をみたメタ解析では，筋トレ単独と比較してたんぱく質摂取を併用した方が筋肉量と下肢筋力が増加していた[4]．BMI≧35 の高度肥満症に対する食事療法としては，20〜25 kcal×標準体重（kg）以下を目安とした低エネルギー食（LCD），もしくは 600 kcal/日以下の超低エネルギー食（VLCD）を選択する[2]．ただし，1000 kcal/日未満の食事療法では，たんぱく質，ビタミン，ミネラルが不足しがちになる．窒素バランスが負にならないよう，必須アミノ酸を十分に含むたんぱく質とビタミン，ミネラルを含んだ食事が必要である．

● サルコペニア肥満

サルコペニア肥満の治療には，エネルギー制限とともに十分なたんぱく質の摂取を行うことが望ましい．サルコペニア肥満高齢者を対象とした介入研究では，20〜25 kcal のエネルギー制限食下において，高たんぱく質食（1.2 g/kg）は通常たんぱく質食（0.8 g/kg）に比べ筋肉量を有意に増加させた[5]．Sakuma ら[1]は 1.5 g/kg の高たんぱく質の摂取を推奨しており，分岐鎖アミノ酸（BCAA），ロイシン含有の栄養補助食品を用いることで骨格筋合成を促進するとの報告もある[6]．エネルギー制限を行う場合には，BCAA やロイシン高配合の製品を用いることで，エネルギー過剰となることなくアミノ酸を摂取することが可能である．高齢サルコペニア肥満患者では，サルコペニア患者と比較してビタミン D がより低下しており，ビタミン D の不足状態・欠乏状態に陥るリスクがある[7]．たんぱく質やビタミン・ミネラルの必要量が確保できるよう，栄養補助食品等も活用するとよい．

● メタボリックシンドローム

メタボリックシンドロームは内臓脂肪蓄積が中心的な役割を果たし，高血糖や脂質代謝異常，血圧高値などの心血管疾患の危険因子が重積した病態である．アジア人では，BMI が低くても内臓脂肪蓄積をきたしやすいことが知られている．内臓脂肪には体重減少により早期から減少しやすいという特徴があり，数%の体

重減少により内臓脂肪の減少が期待できる．肥満症治療ガイドライン[2]ではメタボリックシンドロームの減量治療目標を3～6か月で3％以上減少，高度肥満では5～10％減少としている．動脈硬化性疾患ガイドライン[8]では，炭水化物エネルギー比率をやや低めにし，たんぱく質を十分摂取して筋肉量を減らさないように注意するとされている．

●肥満に起因ないし関連し，減量を要する健康障害

　肥満症の診断基準に必須な健康障害として次の11疾患が挙げられる．①耐糖能障害，②脂質異常症，③高血圧，④高尿酸血症・痛風，⑤冠動脈疾患，⑥脳梗塞，⑦脂肪肝，⑧月経異常，⑨睡眠時無呼吸症候群・肥満低換気症候群，⑩運動器疾患，⑪肥満関連腎臓病である．このほか肥満と関連し注意すべき疾患として，胆石症，静脈血栓塞栓症・肺塞栓症，気管支喘息，皮膚疾患，胃食道逆流症，およびがん，精神疾患がある[9]．また，神経筋疾患では，運動機能の低下や呼吸器管理を導入した時などに消費エネルギー量が変動して肥満を生じる場合がある．それぞれの対象者の栄養状態や腎機能，体組成を確認し，目標と期間を決めてモニタリングをしながら栄養管理を行う．

●肥満予防

　サルコペニア肥満は高齢になるほど増加するが，若年でも発症しうる．BMI＜25でも，エネルギー摂取過剰やウエスト周囲長の増加など肥満リスクが高い場合，肥満へ移行させないことが重要である．運動療法と低エネルギー・高たんぱく質の栄養療法を組み合わせてエネルギー収支の改善を支援する．なお，小児では成長・発育の観点から極端なエネルギー制限は勧められない．

♪ 市販食品

　100 g あたりのエネルギー量，たんぱく質，脂質，炭水化物，BCAA およびロイシンの含有量と特徴を示す．

食材

鶏むね（皮なし）: 116 kcal，たんぱく質 23.3 g，脂質 1.9 g，炭水化物 0.1 g，BCAA 3900 mg うちロイシン 1800 mg; 価格が安定しており和洋中どんな料理にも使用できる．そぎ切りにすると咀嚼しやすい．

ささみ: 109 kcal，たんぱく質 23.0 g，脂質 0.8 g，炭水化物 0.0 g，BCAA 4200 mg うちロイシン 1900 mg; 肉質がやわらかく高齢者にも食べやすい．

豚ヒレ肉: 112 kcal，たんぱく質 22.7 g，脂質 1.7 g，炭水化物 0.1 g，BCAA 3900 mg うちロイシン 1800 mg; 肉類の中でもビタミン B_1 が多く含まれる．肉たた

きなどでたたいておくと調理後も柔らかい．豚もも（赤身）も同様の栄養を含む．

白身魚（まだら）: 77 kcal, たんぱく質 17.6 g, 脂質 0.2 g, 炭水化物 0.1 g, BCAA 2770 mg うちロイシン 1300 mg; 魚類の中でも低カロリー・高たんぱく質でセレンを含む．調理方法を選ばない．他にはしいらやひらめも同様に扱うことができる．

豆腐（木綿）: 72 kcal, たんぱく質 6.6 g, 脂質 4.2 g, 炭水化物 1.6 g, BCAA 1280 mg うちロイシン 590 mg; (絹): 56 kcal, たんぱく質 4.9 g, 脂質 3.0 g, 炭水化物 2.0 g, BCAA 940 mg うちロイシン 430 mg; 食べやすく様々な料理に使いやすい．たんぱく質量が少ないので動物性たんぱく質とあわせると効率良く摂取できる．

加工食品

サラダチキン: 栄養成分は鶏むね肉に準ずるが製品により異なる; コンビニエンスストア等で手軽に購入できて使いやすい．

ローストビーフ: 196 kcal, たんぱく質 21.7 g, 脂質 11.7 g, 炭水化物 0.9 g, BCAA 3890 mg うちロイシン 1800 mg; 惣菜売り場などで購入可能．BCAA 含有量が多く，鉄，亜鉛，ビタミン B_2, B_6, B_{12}, 葉酸を多く含む．

魚肉ソーセージ: 161 kcal, たんぱく質 11.5 g, 脂質 7.2 g, 炭水化物 12.6 g, BCAA 2060 mg うちロイシン 920 mg; 手軽で間食としても使える．常温で約3か月保存可能．100 g 中カルシウム 100 mg 含む．

魚の水煮缶詰（さば）: 190 kcal, たんぱく質 20.9 g, 脂質 10.7 g, 炭水化物 0.2 g, BCAA 3640 mg うちロイシン 1600 mg; EPA と DHA の含有量が生さばより多い．骨まで食べられる．長期保存可能．

魚の水煮缶詰（まぐろ）ツナ缶フレークライト（きはだ）: 71 kcal, たんぱく質 16.0 g, 脂質 0.7 g, 炭水化物 0.2 g, BCAA 3300 mg うちロイシン 1200 mg; 長期保存可能でそのまま手軽に使える．フレークホワイト（びんなが）も同様に使用できる．ホワイトの方が EPA と DHA 含有量が多い．

♪ 栄養剤

　低エネルギー，高たんぱく質を特徴とした経腸栄養剤はないが，肥満症治療目的のための調整食としてフォーミュラ食がある．フォーミュラ食とは，たんぱく質やビタミン・ミネラルを必要十分量含む一方で，糖質と脂質を必要最小限にした栄養調整食品である．必要なたんぱくを保持しながら LCD を簡便に行うため

表1 フォーミュラ食1食分（約180 g/袋）の栄養成分

商品名	エネルギー (kcal)	脂質 g (エネルギー比%)	炭水化物 g (エネルギー比%)	たんぱく質 g (エネルギー比%)	食物繊維 (g)	ビタミン B₁ (μg)	ビタミン D (μg)	カルシウム (mg)	亜鉛 (mg)
マイクロダイエット® サニーヘルス	174	3.6 (36)	11.4 (18)	20 (46)	8	0.9	4.2	380	5
食事摂取基準 2020 男性 30〜49 歳 (身体活動レベルⅡ)	900	27 (20〜30)	130 (50〜65)	22 (13〜20)	7	0.46	2.8	250	3.6
食事摂取基準 2020 女性 30〜49 歳 (身体活動レベルⅡ)	683	19 (20〜30)	98 (50〜65)	17 (13〜20)	6	0.36	2.8	217	2.6

※食事摂取基準[11]推奨量の1食分との比較

に有効とされている．VLCD は重度の睡眠時無呼吸症候群や肥満外科手術前の脂肪肝軽減など急速な減量が求められる際に適応となる[2]．1日3〜4袋利用し，1日300 g，1か月で5〜10 kg 程度の体重減少効果が期待できる．禁忌症例や副作用のリスクもあるため，原則として入院管理下で実施される．腎疾患に対してはフォーミュラ食は控える傾向にある．しかし，肥満関連腎臓病が疑われる例では減量により尿たんぱく量が減少する可能性があり，フォーミュラ食がむしろすすめられることもある[10]．フォーミュラ食の組成を **表1** に示す．

🎵 栄養補助食品

　低エネルギー・高たんぱく質の栄養管理を行う際は，必須アミノ酸やビタミン，ミネラルが不足しないよう留意する．栄養補助食品例を **表2** に示す．

　アミノエールゼリーロイシン40は同容量の栄養補助食品と比較して30 kcal と低エネルギーである．たんぱく質の量的には多くないが，ロイシン，ビタミン D を含んでおり，リハの間の間食としても使用しやすい．ザバスミルクプロテインはコンビニエンスストアで購入できる．たんぱく質に加えてカルシウムも豊富．低エネルギーだが容量が200 mL あるため，満腹感が得られやすい．プロテインパウダー類は，溶かして飲む他にも料理に混ぜるなど，使い方次第で効率良くたんぱく質を摂取できる．ブイクレス CP10 はビタミン，ミネラルを豊富に含んでいるが食味が良く継続しやすい．アバンドは HMB を含み肥満褥瘡例などに推奨できる．ペムノン，オルニュートもビタミン，ミネラルの他にグルタミンなど腸内環境にも配慮されている．商品の特徴を理解し症例によって使い分けたい．

表2 低エネルギー・高たんぱく質栄養管理で利用しやすい栄養補助食品

商品名	アミノエールゼリーロイシン40	ザバス ミルクプロテイン脂肪0	ミルクプロテインP-10	SL プロテインパウダー+Zn	ブイ・クレスCP10	アバンド	ペムノン	オルニュート
商品写真								
使用量	100 g	200 mL	12.8 g	3.6 g	125 mL	24 g	6 g	5 g
エネルギー(kcal)	30	102	50.8	14	80	82	24	20
たんぱく質(g)	3.0	15.0	10.0	3.0	12.0	14.0	3.6	3.1
脂質 (g)	0	0	0.8	0.12	0	0	0	0
炭水化物(g)	9.7	10.4	0.9	0.17	8	8	2.3	1.8
塩分 (g)	0.2	0.24	0.05	0.09	0.1	0	0.02	0
特徴	ロイシン1.2 g(40%)ビタミンD2 μg	カルシウム447 mg	BCAA約2.9 g高純度ホエイ粉末100%	亜鉛1.5 mg大豆イソフラボン8.3 mg	亜鉛12 mg鉄5.0 mgビタミンD5.5 μg	アルギニン7 gグルタミン7 gHMB1200 mgカルシウム200 mg	亜鉛10 mgビタミンC500 mgアルギニン2.5 gグルタミン1.0 g	亜鉛6.0〜7.5 mgビタミンC500 mgオルニチン1.25 gグルタミン1 g
会社名	味の素	明治	AiDO	フードケア	ニュートリー	アボット	協和発酵バイオ	キリン
たんぱく質比率（%）	40	58.8	78.7	85.7	60	66	60	62

♪ 低エネルギー・高たんぱく質食の調理のポイント

食材の選択

　主菜は前述の「市販食品」に掲載したような低エネルギー・高たんぱく質の食材を選ぶ．副菜は緑黄色野菜や海草など，ビタミンやミネラルが豊富な食材を選択する．主食はマンナンライス®や低糖質麺，低糖質パンなどを利用してもよい．

調理方法，献立と組み合わせ

　主菜が蒸す，煮る，電子レンジ調理など脂質を使用しない調理方法の場合は，エネルギーを抑えつつも単調にならないように工夫する．副菜に油脂を使った料理やナッツなどを使用して変化をつけるとよい．たんぱく質は毎食摂取する．活

動量が減少する夕食は糖質や脂質の割合を減らす．揚げ物の場合はたんぱく源となる食材を吸油率の少ない素揚げやから揚げにする．その際は脂質を使わない副菜と組み合わせる．

食事回数，食べ方の工夫

サルコペニア肥満など筋肉量が減少している場合，筋肉に蓄えられるグリコーゲンの量が少なくなる．食事回数を減らして1回に摂取する炭水化物の量が多くなると，グリコーゲンとして蓄えきれずに体脂肪を増加させる原因となる．食事は1日3食を基本とする．早食いを防ぎ，満腹感を増すため野菜やきのこなど咀嚼を促す食材から食べる．

栄養補助食品の活用

食事だけでは不足しがちなビタミン，ミネラル，必須アミノ酸などは栄養補助食品を活用する．間食に利用したり，BCAAやロイシン含有のものは運動後，ビタミン，ミネラルは就寝前など摂取のタイミングを工夫するとよい．

低エネルギー・高たんぱく質のレシピ

手作りサラダチキン

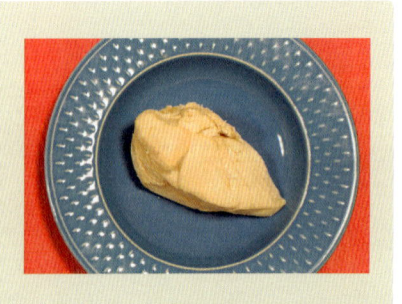

＜材料（2人分）＞

鶏むね肉（皮なし）1枚（約250g），砂糖・塩，各大さじ1/2

＜作り方＞

①鶏むね肉に砂糖，塩をすり込んでラップをして冷蔵庫で3時間〜ひと晩おく．

②鍋にお湯を沸かして火を止める．洗った鶏肉を入れて弱火で煮立たせないように20分程煮る．火を止めて蓋をしてそのまま冷ます．

③冷めたら肉を取り出し，好みにスライスして出来上がり．※下味にレモンや生姜汁，コショウを入れたり，ゆでる時に野菜の切れ端やローリエなどを入れると風味が増す．

＜栄養量（1人分）＞

エネルギー100kcal，たんぱく質24.4g，脂質3.8g，炭水化物8.9g

＜ポイント＞

鍋一つで簡単に作ることができる．下味をつけた鶏肉を保存袋に入れて600Wの電子

レンジで表3分，裏2分かけても良い．鶏むね肉はパサつきやすいが，砂糖をもみこみ，ゆでたあと（レンジ加熱後も）そのまま冷めるまで置くことでしっとり仕上がる．在宅の場合スライスしたサラダチキンをラップで包み，保存袋や密閉容器に入れれば冷蔵庫で3日間は保存できる．病院や施設の場合は真空調理機があると作りやすい．

手作りサラダチキンを使ったシーザーサラダ

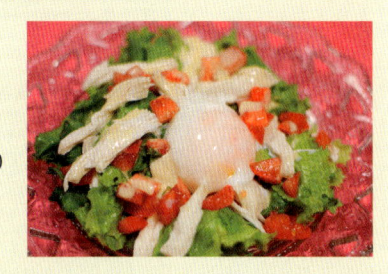

<材料（2人分）>

サラダチキン1枚，温泉卵1個，レタス100g，トマト100g，ノンオイルシーザードレッシング大さじ1

<栄養量（1人分）>

エネルギー177 kcal，たんぱく質28.7 g，脂質7.1 g，炭水化物5.3 g

<作り方>

①レタスはちぎり，トマトはスライスして皿に盛り合わせる．

②スライスしたサラダチキンと温泉卵を野菜の上にのせて，ドレッシングをかける．

<ポイント>

水菜やゆでたキャベツなど野菜は何でもよい．サラダチキンと卵を組み合わせれば，たんぱく質を手軽に取り入れることができる．

参鶏湯（サムゲタン）

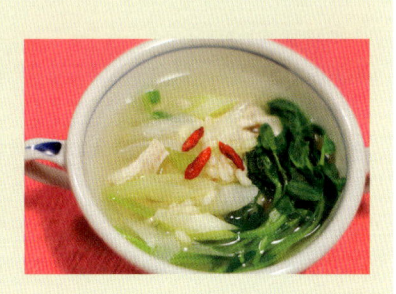

<材料（2人分）>

サラダチキンのゆで汁500 cc，サラダチキン1枚（約250 g）もち麦40 g，長ねぎ1本（斜め切），にんにく（すりおろし，チューブ可）小さじ1/2，生姜（千切り）20 g，酒大さじ2，クコの実（あれば）大さじ1

仕上げ用： 豆苗（根を切り落とし半分に切る）1/2 P，塩，コショウ（あれば粗びき黒コショウ），ラー油（好みで）

<作り方>

①ゆで汁に，食べやすく裂いたサラダチキンと，仕上げ用以外の材料を全部入れて火をつける．

②煮立ったら弱火にして蓋をして 20 分ほど煮込む．仕上げに豆苗を入れる．

③塩・コショウで味を調えて器に盛りつける．好みでラー油少々を入れてもよい．

＜栄養量（1 人分）＞

エネルギー 243 kcal，たんぱく質 27.2 g，脂質 2.4 g，炭水化物 24 g

＜ポイント＞

主食と主菜を兼ねた一品．旨味の溶け出たゆで汁を使用することで調味料を減量．もち麦を一緒に煮ることでとろみがつき，噛むことで満足感も得られ，食物繊維もとれる．もち麦の代わりにゆでた春雨を入れると低エネルギー・高たんぱく質の麺料理になる．

肉豆腐

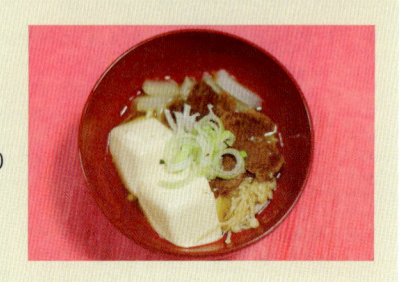

＜材料（2 人分）＞

木綿豆腐 1/2 丁（200 g），豚もも薄切り（100 g），えのきだけ 1 束（100 g），玉ねぎ 100 g，長ねぎ 10 g，生姜 1 片，めんつゆ 50 cc

＜作り方＞

①鍋に食べやすく切った豆腐と玉ねぎ，えのきだけ，豚肉を入れる．

②めんつゆ（3 倍希釈）と水（分量外）をあわせて 1/2 カップまわしかけ，すりおろした生姜を散らして蓋をして中火で煮る．

③野菜が煮えたら小口切りにした長ねぎを入れて完成．

＜栄養量（1 人分）＞

エネルギー 190 kcal，たんぱく質 19.0 g，脂質 5.2 g，炭水化物 19.0 g

＜ポイント＞

味付けはめんつゆだけで簡単に作れる在宅向けのレシピ．豚もも肉は赤身を使用することで低カロリー・高たんぱく質かつ，亜鉛や鉄も含む．生姜で風味をつけ，豆腐（絹でもよい）を組み合わせることで無理なくたんぱく質を増量できる．

さばと豆のトマト煮

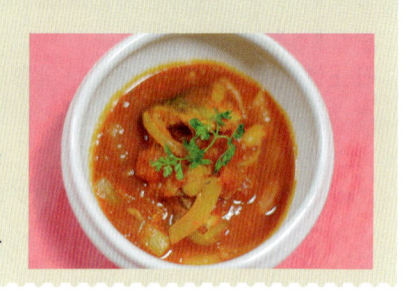

＜材料（2 人分）＞

さば（水煮缶）×1 缶，トマト（水煮缶）400 g×1/2 缶，大豆水煮 1/2 P，オリーブ油小さじ 2，玉ねぎ 100 g，ニンニク 1 片，ウスターソース

大さじ 1，ケチャップ大さじ 2，カレー粉小さじ 1/2，塩・コショウ

＜作り方＞

①鍋にオリーブオイルを入れ，薄切りにしたニンニク，玉ねぎを入れて弱〜中火で炒める

②少し色づいたら塩・コショウ以外の材料を全部入れて煮込む．

③汁気がなくなったら味見をして塩・コショウで味を調える．あればパセリなどを入れると彩が良い．

＜栄養量（1人分）＞

エネルギー 324 kcal，たんぱく質 29 g，脂質 17 g，炭水化物 13.9 g

＜ポイント＞

EPA，DHA 豊富なサバの水煮を使った洋風のレシピ．青魚はエネルギーが高めだが水煮缶を使うことでエネルギーをおさえつつカルシウムも摂取できる．ズッキーニやナスなどの野菜を加えるとボリュームが出る．ツナ缶水煮でも代用可能．

白身魚の紙包み蒸し

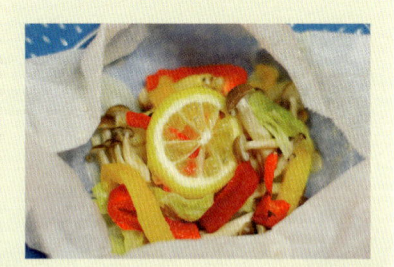

＜材料（2人分）＞

たら 2 切れ，キャベツ 100 g，しめじ 50 g，玉ねぎ 50 g，レモン輪切り 2 枚，バター小さじ 2，塩・コショウ

＜作り方＞

①クッキングペーパーを 30 cm 長さに切る（2枚）．

②①のペーパーの中央に，スライスした玉ねぎをしき，上に塩コショウをした魚をのせる．ほぐしたしめじと食べやすく切ったキャベツ，レモン，最後にバターをのせてペーパーの両端を閉じる．

③皿にのせて電子レンジ 600 W に 5 分かければ完成．好みでポン酢をかけて食べる．

＜栄養量（1人分）＞

エネルギー 201 kcal，たんぱく質 28.5 g，脂質 9.4 g，炭水化物 3 g

＜ポイント＞

高齢者も食べやすい一品．彩にパプリカを入れても良い．施設や病院ではペーパーをしいたホテルパンに並べてスチームコンベクションオーブンで一気に仕上げる．

ギリシャヨーグルト風デザート

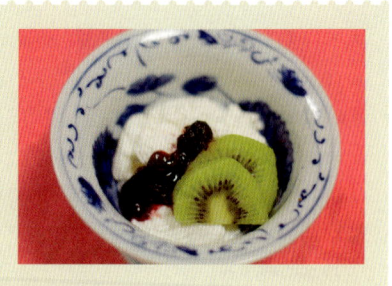

＜材料（2人分）＞

プレーンヨーグルト 400 g, キウイフルーツ 1/2 個 (50 g), 低カロリーブルーベリージャム大さじ 1

＜作り方＞

①ザルとボールを用意する. ザルにキッチンペーパーをしき, ヨーグルトをのせ, 冷蔵庫に入れて水切りヨーグルトを作る（3 時間～ひと晩）.

②器に入れて, スライスしたキウイフルーツと好みの低カロリージャムを添える.

＜栄養量（1人分）＞

エネルギー 148 kcal, たんぱく質 7.5 g, 脂質 6 g, 炭水化物 14 g

＜ポイント＞

カルシウムとたんぱく質豊富なデザート. プロテインパウダーを混ぜればたんぱく質増量可能. 水切りする際にでる水分（乳清＝ホエー）にもたんぱく質が含まれるので, 味噌汁などに入れると無駄なく摂取できる.

注意点

▶ 低エネルギー・高たんぱく質の栄養療法は NPC/N が低いため, 腎不全や腎機能低下がある場合は推奨されない. また, 慢性心不全や末期腎不全, COPD, 悪液質患者では BMI が高いほど生命予後がよい obesity paradox を認める[12]ため減量が不利益になる場合もある. 対象者の年齢や栄養状態, 腎機能, 体組成を必ず確認し, モニタリングをしながら実行することが肝要である.

♪ さいごに

　低エネルギー・高たんぱく質の栄養療法の対象者の背景はさまざまである. 肥満に至る要因は病態によるものもあるが, 食習慣や運動不足によるものが大きい. 心理的・経済的な問題を抱えている場合も多く, 栄養療法を遂行しリバウンドを防ぐためには多職種でのアプローチが不可欠と考える.

文献

1) Sakuma K, Yamaguchi A. Sarcopenic obesity and endocrinal adaptation with age. Int J Endocrinol. 2013; 2013: 204164.
2) 日本肥満学会, 編. 肥満症治療ガイドライン 2016. 東京: ライフサイエンス出版; 2016.
3) Bauer J, BIolo G, Cederholm T, et al. Evidencebased recommendations for optimal dietary protein intake in older people: a position paper from the PROT-AGE Study Group. J Am Med Dir Assoc. 2013; 14: 542-59.
4) Liao CD, Lee PH, Hsiao DJ, et al. Effects of protein supplementation combined with resistance exercize on body composition and physical function in older adults: a systematic review and meta-analysis. Am J Clin Nutr. 2017; 106 (4): 1078-91.
5) Muscariello E, Nasti G, Siervo M, et al. Dietary protein intake in sarcopenic obese older women. Clin Interv Aging. 2016; 11: 133-40.
6) Wakabayashi H, Sakuma K. Nutrition, exercise, and pharmaceutical therapies for sarcopenic obesity. J Nutr Ther. 2013; 2: 100-11.
7) Peterson LA, Zeng X, Caufield-Noll CP, et al. Vitamin D status and supplementation before and after bariatric surgery: a comprehensive literature review. Surg Obes Relat Dis. 2016; 12: 693-702.
8) 日本動脈硬化学会, 編. 動脈硬化性疾患予防ガイドライン 2017 年版. 日本動脈硬化学会; 2017. p.71.
9) 高齢者肥満症の診療ガイドライン 2018. 日本老年医学会雑誌. 2018; 55 (4): xii.
10) Saiki A, Nagayama D, Ohhira M, et al. Effect of weight loss using formula diet on renal function in obese patients with diabetic nephropathy. Int J Obes (Lond). 2005: 29: 1115-20.
11) 食事摂取基準策定検討会: 参考資料 エネルギー必要量. In: 食事摂取基準策定検討会. 「日本人の食事摂取基準」策定検討会報告書（案）. 2019. p.128-53.
12) Lainscak M, von Haehling S, Doehner W, et al. The obesity paradox in chronic disease: facts and numbers. J Cachexia Sarcopenia Muscle. 2012; 3: 1-4.

〈髙山仁子〉

低エネルギー・高たんぱく質の食品の選び方や調理の仕方

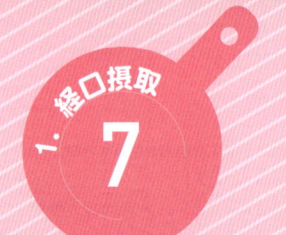

リハビリテーション栄養用の栄養剤の使用

♪ はじめに

リハビリテーション（以下，リハ）を行っている患者には低栄養が多い．低栄養患者は ADL の向上が得られにくい．低栄養患者の ADL 向上のためには，リハだけでなく同時に栄養管理を実施することが必要である．また，リハの効果を最大限に高め，筋肉量を増加させるためには，栄養管理と運動のタイミングが重要である．一方，リハを行っている患者では，しばしば食事だけで必要なエネルギー・たんぱく質を経口摂取できない場合が多い．そのような場合に，目的に応じた栄養剤を使用した栄養補給を行うことは，リハ効果を高める栄養療法の一つである．

♪ リハ栄養用の栄養剤の使用の適応

● 低栄養患者やサルコペニア患者の栄養改善目的

低栄養の原因の一つに栄養素の摂取不足がある．また，Morley らはサルコペニア管理のための栄養上の推奨事項の一つに，十分なエネルギーとバランスの良

JCOPY 498-01802

いたんぱく質を摂取することを挙げている[1]．つまり，エネルギー・たんぱく質が不足している場合には，まずこれらを補充することが大原則である．食事のみでエネルギー・たんぱく質を満たせない場合，栄養剤を用いて不足しているエネルギーや栄養素を補うことを検討する．

● リハの時間と負荷が増加した状況下での栄養補給目的

リハの時間と負荷が増加した状況下では，消費エネルギーが増加する．食事だけで必要栄養量が補えない場合は，栄養剤を使用する．

● レジスタンストレーニング等の訓練時に筋肉量や筋力を増加させる目的

骨格筋量，筋力，身体機能はたんぱく質摂取量と関連する[2]．筋肉量を維持するために，定期的なレジスタンストレーニングや持久運動と組み合わせてたんぱく質を摂取することが効果的である[1]．ロイシンを多く含む必須アミノ酸を付加することが推奨されている[1]．

♪ リハ栄養用の栄養剤の分類と特徴

表1　表2 に 2019 年 9 月時点で入手可能な栄養剤の例を示す．

● 総合栄養素補給 表1

栄養摂取量が不足している場合は，まずは摂取栄養量を確保することが重要である．エネルギーだけでなく，たんぱく質やビタミン・ミネラルも包括的に栄養素を補給できる栄養剤を選択する．サルコペニア患者や低栄養患者，またはリハの時間と負荷が増加した場合等に推奨される．

● BCAA・ビタミン D 補給 表2

リハの効果を高めるために，分岐鎖アミノ酸（branched-chain amino acids: BCAA）の補給を行う．効率的な筋たんぱくの合成のために BCAA，なかでもロイシンが有効である[2,3]．また，ビタミン D 欠乏に対する $10\sim20\,\mu\mathrm{g}$/日のサプリメントによるビタミン D の摂取は，身体機能や筋力を向上させ，転倒や骨折のリスクを軽減させる[2]．これらの栄養素が強化された栄養剤は，レジスタンストレーニング等の訓練時に筋肉量や筋力を増加させる目的として使用する．

♪ 栄養剤の選択方法

栄養剤を選択する際は，使用する目的に合わせて，栄養剤の形態や主な組成等の特徴を踏まえる．そのうえで，患者の病態，嗜好，コスト面を総合的に判断し，無理なく継続的に摂取できるように患者個々に適した栄養剤を選択する．高齢者では，嚥下機能低下を認める場合もあるため，形態への配慮も必要である．栄養

表1 総合栄養補給の栄養剤の例（次頁へ続く）

（商品情報は 2019 年 9 月時点のもの）

商品名（メーカー名）	容量	エネルギー（kcal）	たんぱく質（g）	糖質（g）
エンジョイクリミール（クリニコ）	125 mL	200	7.5	26.8
明治メイバランス Mini（明治）	125 mL	200	7.5	29.3 ※さわやか テイストは 29.2
プロキュア Z（日清オイリオグループ）	125 mL	200	10.0	30.1 ※炭水化物
アイソカル 100（ネスレ日本）	100 mL	200	8.0	25.0 ※炭水化物
カロリーメイトゼリー（大塚製薬）	215 g	200	8.2	31.2
アイソカル・ジェリー HC（ネスレ日本）	66 g	150	3.0	16.8 ※炭水化物
プロッカ Zn（ニュートリー）	77 g	80	6.2	13.8 ※炭水化物

脂質（g）	形状	味	特長
6.7	液体	ヨーグルト いちご バナナ コーンスープ コーヒー ミルクティー リッチミルク りんごミルク	BCAA を 1.6 g 含む シールド乳酸菌 100 億個配合
5.6	液体	コーヒー キャラメル ヨーグルト ストロベリー バナナ コーンスープ さわやか白桃 さわやかブルーベリー	すっきり飲めるさわやかテイストを含む 8 種類の味がある 「明治メイバランス Mini カップ」として幅広く市販されており， 在宅でも継続しやすい
4.4	液体	バナナ いちご ミルクキャラメル みかん あずき コーヒー ヨーグルト	BCAA2.0g 含む 鉄・亜鉛 7 mg，中鎖脂肪酸 2 g 配合
8.0	液体	ストロベリー コーヒー あずき バナナ	業界最小サイズ 2.4 g の中鎖脂肪酸を含む
4.4	ゼリー	アップル ライム＆グレープフルーツ	スパウトパウチ型で飲みやすい ホエイたんぱくを含む 幅広く市販されており，手に入りやすい コンビニ限定販売で 180 g（100 kcal，たんぱく質 5 g）の展開もしている
7.9	ゼリー	スイートポテト あずき チョコレート 黒糖風味 きなこ コーヒー レアチーズケーキ とうふ	凍らせても温めても，嚥下調整食分類 2013 コード 1j に相当
0	ゼリー	オレンジ 青りんご ピーチ グレープ 甘酒 いちご ゆず コーヒー	消費者庁許可「えん下困難者用食品認可基準 I」，農林水産省許諾 「スマイルケア食　赤 0」 脂肪，乳糖を含まない 牛乳，卵，大豆の抗原を含まない 1 個でカルシウム 200 mg を含む

表2 BCAA・ビタミン D 含有の栄養剤の例（次頁へ続く）

商品名（メーカー名）	容量	エネルギー (kcal)	たんぱく質 (g) [BCAA (g)]	炭水化物 (g)	脂質 (g)
明治メイバランスリハサポート Mini（明治）	125 mL	200	10.0 [2.5]	29.2	5.6
メディミルロイシンプラス（味の素※）※医療・介護系の販売ルートはネスレ日本	100 mL	200	8.0 [2.07]	20.4	10.3
HINEX リハデイズ（大塚製薬工場）	125 mL	160	11.0 [3.4]	24.0	2.22
リハたいむゼリー（クリニコ）	120 g	100	10.0 [2.5]	15	0
アミノエールゼリーロイシン 40（味の素※）※医療・介護系の販売ルートはネスレ日本	100 g	30	3.0 [1.8]	9.7	0
サルコファイバー（フードケア）	100 g	100	3.0 [3.0]	23.4	0

（商品情報は 2019 年 9 月時点のもの）

剤にはジュースタイプやゼリータイプ，粉末タイプなど様々な形態がある．例えば，嚥下障害を有する患者ではゼリータイプを，甘いフレーバーの栄養剤が苦手な患者ではさっぱりとしたフルーツフレーバーやスープ味の製品を選択する．

　また，低栄養患者やサルコペニア患者の栄養改善目的の場合，リハの時間と負荷が増加した状況下の栄養補給目的の場合は，総合栄養補給の栄養剤を選択す

（前頁の続き）

ビタミン D (μg)	形状	味	特長
1.5	液状	フルーツミックス	ホエイペプチド，ホエイたんぱく質配合 1 本当たりのロイシン配合量は 1.38 g 糖質の吸収速度に配慮した糖質組成 MCT，n-3 系脂肪酸配合
20	液状	バナナミルク コーヒー牛乳 いちごミルク バニラ 抹茶ミルク (抹茶ミルク味は医療・介護施設限定)	業界最小サイズの 100 mL で総合的に栄養量が確保できる 1 本当たりのロイシン配合量は 1.44 g MCT 比率が脂質の約 30%
20	液状	コーヒー フルーツミックス	1 本当たりのロイシン配合量は 2.3 g 乳たんぱくとホエイを配合 シトルリン 1000 mg 配合 他社製品と比較し，たんぱく質，ロイシン配合量が多い
20	ゼリー	マスカット もも はちみつレモン	1 本当たりのロイシン配合量は 1.44 g シイクワシャー抽出物 10 mg 配合 原材料に乳清たんぱく質を含む スパウトパウチ型で飲みやすい
20	ゼリー	りんご	ロイシン 40%配合，必須アミノ酸 3.0 g エネルギーが低いため，エネルギー制限下でも使用しやすい スパウトパウチ型で飲みやすい
25	ゼリー	マスカット りんご	1 本当たりのロイシン配合量は 1.5 g グァーガム分解物 (PHGG)・フラクトオリゴ糖を配合し，便性改善に配慮 離水と物性へ配慮し，嚥下調整食分類 2013 のコード 2-1 に相当 スパウトパウチ型で飲みやすい

る．エネルギー必要量を算出し，食事で補えない不足した分を栄養剤で補う．栄養剤の使用量は，患者の必要量と不足した分により個々での差があるが，1 日 1～6 本程度使用する．

　筋肉量の増加を目的にする場合には，レジスタンストレーニングの直後にBCAA を 2 g 以上摂取することが勧められる[4]．したがって，表2 に示すよう

なBCAAが強化された栄養剤を1日1本以上摂取することで，BCAAを2g以上摂取することができる．しかし，高齢者では栄養剤の摂取によって食事摂取量が低下して，全体のたんぱく質摂取量が増加しないことがある．そのため，患者の栄養状態に加え，食事摂取量や嗜好に合わせて選択する．

♪ リハ栄養用の栄養剤使用の実際

● 栄養剤摂取の適切なタイミング

栄養剤を食事と同時に摂取できない場合は，間食，夜食やリハ終了後など，時間をずらして摂取する．例えば，傾眠のある患者では覚醒が良い時間帯に促すなど，患者が摂取しやすいタイミングを考慮する．間食をする習慣のある患者であれば，普段の間食の時間に合わせて摂取を促す．Sip feeds（ちびちび飲み）することで，飲用することの精神的負担を少なくする効果がある．リハ後であれば，空腹・口渇により，栄養・水分補給として患者が無理せず自然に摂取できるメリットがある．

また，Med-Pass による栄養管理を考慮することも有効である．Med-Pass とは，通常は薬剤を水分で服用するところを，栄養剤で服用する方法である．Med-Pass の場合，薬剤服用のタイミングで水の代わりに栄養剤が提供されるので，食事量を邪魔せず栄養剤を確実に摂取できる．そして，看護師が見守ることが多いため，栄養剤摂取のアドヒアランスが向上する可能性がある．なお，一部の薬剤では，Med-Pass により吸収率が低下または上昇する可能性があるので，事前に薬剤師と相談する．

効率的に筋肉量を増やすためには，単に栄養補給するだけでなく，栄養剤摂取のタイミングの調整が重要である．筋たんぱく合成にもっとも有効なのは運動とアミノ酸供給を同時期に実施することである[2]．低栄養状態の患者では，訓練直後にたんぱく質と糖質を含んだ栄養剤を飲むことで，筋力や持久力がより増加してADLや歩行が改善する可能性がある．機能訓練室で栄養剤を摂取できる環境にすることは，低栄養の予防とともに，筋力や持久力の増加につながりリハ訓練効果をより向上させる．

● 栄養補給の方法と多職種連携

リハ栄養用の栄養剤を使用し，継続して効果検証を行うためには，栄養剤の選択だけでなく，多職種連携，患者への関わりも重要である．栄養剤使用時は，なぜ必要栄養量が満たせないのかを多職種で検討し，栄養剤使用の必要性を協議して開始する．併せて，摂取方法，摂取状況の確認方法，効果検証方法についても

JCOPY 498-01802

多職種で協議し，スタッフへ周知をはかる．栄養剤を確実に摂取し，効果を得るためには，患者への動機付けが重要となる．栄養剤開始時は，患者に栄養剤摂取の必要性を説明する．栄養剤開始後は，患者に栄養剤の味が嗜好に合っているか，無理なく摂取できる量か確認する．また，多職種で定期的なモニタリングを行う．モニタリングは，栄養剤をどれくらい摂取したか情報共有し，その効果を検証する．そのうえで，栄養剤の内容や量が適切か検討し，継続して栄養剤を摂取すべきかどうか決定する．継続して栄養剤を使用する場合には，栄養剤の味に飽きていないかなど，患者に直接確認し，必要に応じて栄養剤を変更する．

注意点

▶ 軽度腎機能低下の高齢者やたんぱく質制限を実施しているCKD患者にサルコペニアを合併した場合，個々の症例で様々な要因を考慮し，たんぱく質制限を優先するか緩和するか判断する[2,5]．サルコペニアを合併したCKD患者では，運動療法と食事療法の併用は運動療法単独よりサルコペニア改善に有効である可能性がある．その場合の食事療法は，たんぱく質摂取量とともに十分なエネルギー摂取量を確保することが重要である[5]．このような場合には，総合栄養補給の栄養剤やBCAAが強化された栄養剤の使用を考慮する．また，透析期のCKDでは水分の過剰摂取に配慮する必要があるため，2 kcal/mLの少量高エネルギーの栄養剤を使用する．

▶ ビタミンDの過剰摂取により，高カルシウム血症，腎障害，軟組織の石灰化障害などが起こる[6]．活性型ビタミンD製剤が処方されている場合には，ビタミンDが強化されている栄養剤との併用は注意が必要である．

♪ さいごに

　リハ栄養用の栄養剤の使用については，利用する目的を明確にし，患者の病態，嗜好，コスト面などを総合的に判断したうえで，適切な栄養剤を選択する必要がある．また，栄養療法の一つとしてその効果を発揮させるためには，多職種連携によるチームアプローチに加え，患者とのコミュニケーションも重要である．

文献

1) Morley JE, Argiles JM, Evans WJ, et al. Nutritional recommendations for the manage-

ment of sarcopenia. J Am Med Dir Assoc. 2010; 11（6）: 391-6.

2）食事摂取基準策定検討会: 参考資料　高齢者. In: 食事摂取基準策定検討会.「日本人の食事摂取基準」策定検討会報告書（案）. 2019. p.414-5.

3）Shad BJ, Thompson JL, Breen L. Does the muscle protein synthetic response to exercise and amino acid-based nutrition diminish with advancing age? A systematic review. Am J Physiol Endocrinol Metab. 2016; 311（5）: E803-E817.

4）若林秀隆. リハビリテーション栄養の重要性〜どのような運動を行い，どのタイミングで，どのような栄養を加えていくか. 日本フットケア学会雑誌. 2018; 16(4): 171-6.

5）サルコペニア・フレイルを合併した CKD の食事療法検討 WG. 日本腎臓学会　サルコペニア・フレイルを合併した保存期CKDの食事療法の提言. 日本腎臓学会誌. 2019; 61(5): 525-56.

6）食事摂取基準策定検討会: 参考資料　ビタミンD. In: 食事摂取基準策定検討会.「日本人の食事摂取基準」策定検討会報告書（案）. 2019. p.180-9.

〈野﨑彰子〉

JCOPY 498-01802

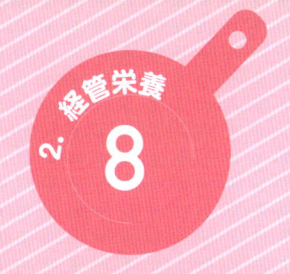

経腸栄養剤の選び方

ポイント

🔑 経腸栄養剤には多くの種類があるが，分類を理解して選択すると良い．

🔑 病態ごとにたんぱく質必要量を評価し，たんぱく質含有量，脂質含有量の順に検討し，必要エネルギー量に近づける．

🔑 高粘度の栄養剤は投与時間の短縮経口からの補食として有用である．しかし粘度が増すほど逆流，下痢，漏れのリスクは減る一方で投与しにくくなるので，使用意義を考えて選択する．

♪ はじめに

　経口摂取のみでは必要な栄養量を満たすことができない場合，非経口栄養療法の適応となる．非経口栄養は，消化管（食道，胃，腸）に栄養を投与する経管栄養法と，血管（末梢静脈・中心静脈）に栄養を投与する経静脈栄養法および皮下輸液法（保険適応なし：脱水補正や終末期の補液）に分けられる．攻めの栄養療法を行う上で，栄養管理を行う側が経管栄養の実施をポジティブなイメージに代える働きかけを行うことは重要である．本稿では攻めの栄養療法を行う上で，経腸栄養剤の種類と選び方を整理する．なお，本書では，医薬品（経腸栄養剤）と食品（流動食）を区別せず，食品タイプを含めて「経腸栄養剤」と表記している．

♪ 経腸栄養剤の分類

　攻めの栄養療法では，患者の栄養状態や病態に適した経腸栄養剤を選択することが求められる．現在300品目以上の経腸栄養剤が市販されている 図1 ．攻めの栄養管理を目的として根拠に基づき経腸栄養剤を選択するためには，その特徴

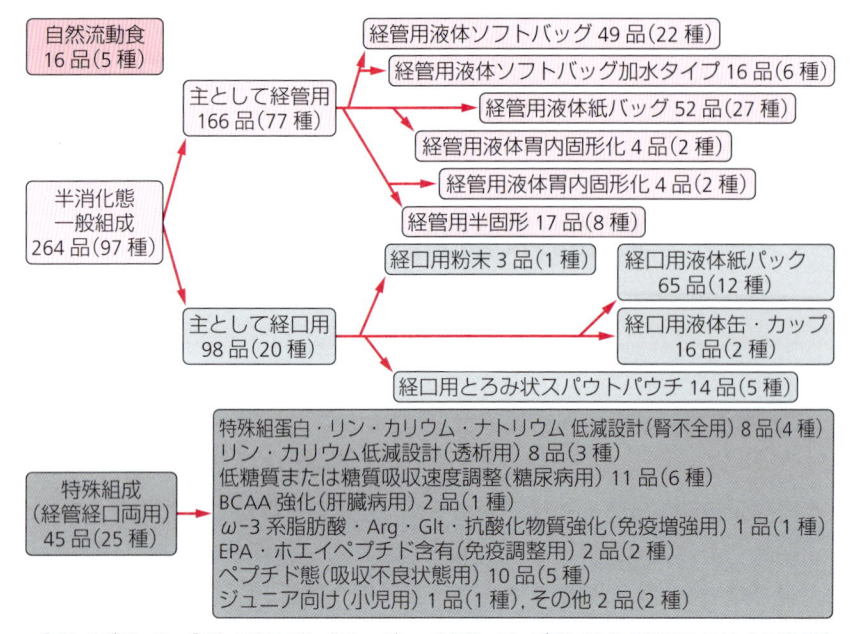

*「種」はブランド，「品」は商品の数（フレーバー，容量等，同一ブランドでも複数存在するものの単品数）

図1 市販されている経腸栄養剤の品目数（静脈経腸栄養年鑑 2017-18 より一部修正）

表1 経腸栄養剤・濃厚流動食の分類

分類名	制度分類	窒素源	消化能	吸収能	粘度
成分栄養剤	医薬品	アミノ酸	不要	完全吸収	低
消化態栄養剤	医薬品食品	ペプチド	不要	完全吸収	↕
半消化態栄養剤 濃厚流動食	医薬品食品	たんぱく ペプチド	ある程度必要	良好	
天然濃厚流動食	食品	たんぱく	必要	普通	
高粘度栄養剤	医薬品食品	たんぱく ペプチド	不要～ある程度必要	完全吸収～良好	高

（谷口正哲．経腸栄養剤の種類と投与方法．栄養管理をマスターする．2014．p.147「表1 経腸栄養剤・濃厚流動食の分類」より一部改変）

を把握しておく必要がある．経腸栄養剤選択の指針となる栄養剤分類法を示す **表1**．

　制度上の分類では，2019 年 6 月現在，医薬品は 24 品目（11 種類）あり，ほかは全て食品である．医薬品と食品一番の差異は，利用者の費用負担である．在宅で使用する際には栄養管理上の必要性や患者の経済的負担を配慮した栄養剤の

選択が必須となる（詳細は，p.215）．

　原材料からは，天然濃厚流動食と人工濃厚流動食に分けられる．前者は，ミキサー食など天然食品をすりつぶして（水分を減量）エネルギー密度を上げて調整する．製品としてはオクノスセルティ，流動食品 A，C がある．一般に臨床で使用されているものは，天然食品を人工的に処理合成した後者の人工濃厚流動食が最も多い．人工濃厚流動食の分類法としては，窒素源による分類が最も一般的である．

♪消化管の状態と選択できる経腸栄養剤の種類

　栄養管理を行う上で有用なのは，消化吸収機能によって選択できる窒素源による分類である．成分栄養剤は，窒素源が結晶アミノ酸のみであり，化学的に明らかな成分だけで構成されていることが特徴である．成分の全てが上部消化管で吸収され，残渣は生じない．そのため，消化機能が低下あるいは吸収が障害されている病態で有益である．しかし浸透圧が高いため，浸透圧性下痢を引き起こす可能性があり，投与速度には細心の注意が必要である．投与速度の調整のみで改善しない場合は，溶解する水の量を増やして浸透圧を下げる方法もある．ただし脂質含有量が極めて少なく，長期的に単独で栄養する時には必須脂肪酸欠乏に注意を要し，定期的に脂肪乳剤の経静脈的投与を考慮する[1]．またアミノ酸特有のにおいや苦みがあるため，マスキングのためにフレーバーを用いることが多い，現在販売されているものは，エレンタール，エレンタール P，ヘパン ED の 3 品目 3 種類で，いずれも医薬品である．

　消化態栄養剤は，窒素源にアミノ酸の他に，ジペプチド，トリペプチドを含むことが特徴である（本稿では低分子ペプチドを窒素源としたものを含む）．これらのペプチドは独自の吸収経路を持ち，アミノ酸よりもむしろ吸収効率が良いとされている．ツインライン NF，ペプチーノ，ペプタメン AF，ペプタメンスタンダード，ハイネイーゲルの 10 品目 5 種類が市販されており，ツインライン NF のみが医薬品である．ペプチーノのみ脂肪を含んでいない．成分栄養剤に比較すると浸透圧が低く抑えられるため，浸透圧性下痢を起こしにくい利点がある．

　現在市販されている経腸栄養剤のほとんどが，半消化態栄養剤である，このうち医薬品は 19 品目 6 種類（イノラス，エネーボ，エンシュア H，エンシュアリキッド，ラコール NF 半固形剤，ラコール NF）のみである．食品扱いのものには，多様なエネルギー密度（0.46〜4.0 kcal/mL），たんぱく質含有量（0.4〜9.2 g/mL），食物繊維含有量（0〜2.4 g/100 kcal）の製品がある．糖質と脂質の含有

表2 消化管の状態と経腸栄養剤の選び方

	実効吸収面積の減少による吸収不良	膵外分泌機能の低下による消化障害	胆汁分泌障害による消化障害	食塊と消化液分泌のタイミング不調	適応対象
成分栄養剤	○	○	○	○	クローン病急性期・再燃時での緩解導入と慢性期での緩解維持，重症膵炎の早期経腸栄養，短腸症候群，吸収不良症候群（膵外分泌不全など）
消化態栄養剤	△	○	○	△	（成分栄養とほぼ同様）消化管術後障害（消化吸収不良，短腸症候群，消化管瘻），放射線性腸炎，タンパクアレルギー，炎症性腸疾患
半消化態栄養剤	×	△〜○	△〜○	×	選択肢が多く，ほぼすべての栄養素を含有するため栄養治療効果が高い．ある程度の消化管機能が保たれている場合の第1選択

○: 重症例でも適， △: 軽症〜中等症に適， ×: 不適
＊上記は窒素源の差であり，糖質は主にデキストリン，脂質も未消化の形態で含まれており，3者の吸収のしやすさに違いはない．
(佐々木雅也．経腸栄養剤の種類と特徴〜病態別経腸栄養剤の種類と特徴〜．静脈経腸栄養．2012; 27: 638「表4 消化吸収障害機序からみた経腸栄養剤の選択」より一部改変)

量もさまざまに調整され個々の症例に応じた選択ができる．微量元素に関しては，多くが1200 kcal/日を投与すると日本人の食事摂取基準を満たすように調整されている．最近，必要エネルギー量が少ない症例でも，微量栄養素（ビタミン，ミネラル）不足が起こらないように，800〜1000 kcal/日で充足する製品も増えている．

消化管の状態と経腸栄養剤の選び方を，**表2** に示す．

♪ 病態別経腸栄養剤

各種病態下の代謝異常の予防と是正を目的に栄養素を調整したものを，「病態別経腸栄養剤」という．経腸栄養を受ける患者の9割以上は，標準的な半消化態栄養剤に十分耐用性があり，安全に投与できる[2]．しかし疾患によっては，標準組成の栄養剤では適切な状態を維持できない場合がある．該当疾患を持つすべての患者に用いる必要はなく，標準組成栄養剤で代謝状態や栄養状態が保てない場合に使用を考慮する．病態用の名称から医薬品をイメージすると思うが，実際には肝不全用の2製剤を除いては全て食品である．食品は，病態に対して効能効果を明記できない．

JCOPY 498-01802

肝不全用経腸栄養剤

(成分栄養剤ヘパン ED, 半消化態栄養剤アミノレバン EN の 2 製剤のみ医薬品, 食品としてヘパス II がある)

含有するアミノ酸やたんぱく質の Fischer 比〔分岐鎖アミノ酸（BCAA）と芳香族アミノ酸（AAA）の比率. 肝硬変では BCAA 低下, AAA 上昇〕を高めている.

肝不全で見られるの 2 つの代表的な代謝異常（アミノ酸インバランスと, 糖質貯蔵量減少とインスリン抵抗性増大に伴う糖の利用障害)改善を目的としている.

糖尿病用経腸栄養剤

(グルセルナ-REX, アイソカルグルコパル TF, タピオンα, ディムス, ディムスアセプバック, 明治インスロー, リソースグルコパルの 13 品目 7 種類)

摂取後の血糖上昇抑制が目的である. 主に糖質と脂質の割合や組成を調整している.

腎不全用経腸栄養剤

(リーナレン MP, リーナレン LP, リーナレン D, レナウエル 3, レナウエル A, レナジー bit, レナジー U, レナジー U アセプパックの 16 品目 8 種類)

CKD（慢性腎臓病）では, ステージ分類（p.201）に応じた栄養管理が必要である. 腎不全で蓄積しやすい電解質とたんぱく質を調整し, 水分制限に対応した高エネルギー組成が主な特徴である. 長期的に使用すると制限された栄養素の欠乏を起こす可能性があり, 定期的なモニタリングにより標準組成の経腸栄養剤と使い分ける. 一方, 急性腎不全では, 腎障害を引き起こした原因疾患に応じた栄養治療が優先で, 腎不全用経腸栄養剤を用いる必要性は低い.

呼吸不全用経腸栄養剤

(プルモケア Ex)

脂質を増量して糖質を減量し, 呼吸商に配慮した高エネルギー組成である. 製品的には現在 1 種類しか市販されていないが, 糖尿病用の製品にも同様のコンセプトとなっているもの（グルセルナ-REX, アイソカルグルコパル TF, タピオンα）もあるので選択肢に加えることは可能である. しかし有効性は証明されていないため, 標準組成の経腸栄養剤でも問題ない.

がん患者用経腸栄養剤

(プロシュア)

がん悪液質を引き起こすがん誘発性体重減少（CIWL）が, 疼痛コントロールや抗がん剤への反応など治療効果にも影響を及ぼす. これに対してエイコサペンタエン酸（EPA）による CIWL の抑制効果が報告されている. 進行すい臓がんに

投与したプロシュアと標準栄養剤との比較で，体重減少が抑制された[3]．

免疫調整経腸栄養剤
（インパクト，MEIN）

　免疫増強効果が期待される栄養素（グルタミン，アルギニン，核酸，n-3系脂肪酸，抗酸化ビタミンなど）を強化した栄養剤である．投与対象は，消化管待機手術患者，外傷患者などである．術前の免疫賦活栄養剤投与の効果[4]が複数報告されており，消化器外科のメジャーな待機手術にルーチンでimmunonutritionを推奨する報告もある．インパクトは栄養組成に大きな偏りがあり2週間以上の長期投与は栄養状態改善には適さない[2]．MEINは栄養の質調整のみでインバランスがなく長期摂取可能である．一方，ALI（急性肺障害）や重症敗血症患者など，重症感染症患者には，効果がなくむしろ死亡率が上昇する．

♪ リハ栄養用栄養剤

　リハデイズ，メディミルロイシンプラス，リハたいむゼリー，アミノエールゼリー　ロイシン40，リハサポートmini，サルコファイバーなどが，リハ栄養用栄養食品として市販されている．総合栄養剤の中にもリハ栄養患者の経管栄養に適した組成の商品がある（詳細は，p.140）．

♪ 高粘度経管栄養剤

固形状栄養剤

　固形化経腸栄養剤とは，寒天などを利用して，液体の栄養剤をゲル化して固め，"重力に抗してその形態を保つ"硬さと定義されている．加熱（60度）ではビタミンの変化は認めないことが報告されている[5]が，調理に手間や時間がかかり，多数のシリンジおよび置く場所が必要となる点が問題となる．しかし，寒天は入手が容易で安価である点から採用することも多い．液体の経管栄養剤と異なり生理的な形態のため「嘔吐」「栄養剤漏れ」「下痢」に対しての改善効果が期待される．

半固形状栄養剤
（5,000-20,000 mPa's 程度で主に胃瘻用の製品）

　半固形栄養剤に期待される効果を，表3 に示す．半固形栄養剤は本邦で開発，発展し多くの臨床的有用性が報告され，2014年には，医薬品（ラコールNF配合経腸用半固形剤）が登場した．しかし半固形栄養剤の臨床的効果，各メーカーの粘度測定方法がまちまちで，臨床的なガイドラインも存在しない．投与方法（加

JCOPY 498-01802

表3 半固形栄養剤に期待される効果

1. 胃食道逆流の減少	①誤嚥性肺炎の減少 ②嘔吐の防止
2. 栄養剤リークの減少	①スキントラブルの防止
3. 小腸通過時間の延長	①下痢の軽減 ②投与後の高血糖の抑制 ③ダンピング症候群の防止
4. 投与時間の短縮	①褥瘡悪化の予防 ②リハビリ時間の確保 ③介護の負担軽減

(http://www.peg.or.jp/lecture/enteral_nutrition/
05-02-02.html)

圧バック使用，カテーテルチップシリンジ投与，スクイーザー使用，手で絞り出し），腹部を圧迫しないよう投与姿勢にも注意が必要である．

とろみ付流動食

（< 3000 mPa's，自然滴下で落としてもゆっくり投与できることを謳った製品，エコフロー，F2 ショット，F2 ライト，メイフローなど）

半固形状流動食の「高濃度であるため投与に力が必要である」「手間がかかる」という問題点に対応してとろみ栄養食が開発された．粘度を低くしたことで「胃食道逆流を防ぐ」「瘻孔周囲からの漏れを減らす」「胃運動に影響して生理的である」という効果は期待できない．腹圧が高く自然落下では上手く投与できず加圧ポンプを使用する例がある．投与中患者自身が無意識にチューブを触ってしまう，栄養組成は標準組成のものしかないなどの難点がある．

その他

（胃内投与後に固形化することを狙った製品）

経腸栄養剤に粘度をつける方法として最も早く商品化されたのは 1998 年に発売された REF-P1 である．りんご由来のペクチンが遊離カルシウムと反応しゲル化するものであるが，栄養剤との相性があるので，使用前に確認する．2014 年には，ハイネイーゲル，マーメッドが発売された．増粘剤は前者がペクチン，後者がアルギン酸ナトリウムで，いずれも pH 低下により，液体から半固形状に変化する．投与する際は液体で経鼻胃管からの投与が可能である．高齢者の場合，元々萎縮性胃炎などで pH が低くない場合やプロトンポンプ阻害薬や H_2 ブロッカーなどの胃酸分泌が抑制されている場合，固形化しないことを念頭に入れておく必要がある．

病期	目的
急性イベント発症時から1週間	①イベント後の全身状態維持回復
	②静脈栄養からの離脱
	③体重減少またはたんぱく質異化抑制

経鼻胃管による液体栄養剤を中心とした経管栄養
栄養剤の選択＝抗炎症，腸内環境の安定化，たんぱく質異化
抑制，消化吸収負荷の少ない組成

病期	目的
亜急性期から慢性期 （発症約1週間から3カ月）	①リハと併用し健康寿命回復
	②経口摂取への完全〜一部移行
	③体重増加，たんぱく質同化促進をめざす

栄養剤の選択＝短時間で投与するためには，ボーラス投与で
合併症が少ない流動食

図2 ENSBOI における栄養剤選択の一例

攻めのリハ栄養への応用

　経管栄養で攻めのリハ栄養の対象になる代表的例として，急性イベントで入院された高齢患者があげられる．高頻度で治療後にサルコペニア，低栄養となっている．特に脳卒中では，発症時半数近くに嚥下障害を併発する．加えて消化管の生理現象や患者自身の摂食意欲低下により，初期対応を誤ると誤嚥性肺炎から廃用症候群に進行しかねない．経口摂取で必要栄養量の充足が難しい場合，低栄養が加速してしまう事例も少なくない．代謝を改善化し免疫能を高める意味からも早期からの経腸栄養を中心とした栄養管理が必要である[6]．低栄養を最小限にし，迅速な経口摂取回復を目指す Eternal Nutrition Support for Bridge to Oral Intake（ENSBOI）[7]がリハ栄養の選択になる．ENSBOI は急性イベント後に最適な経腸栄養管理を行うことにより，①経腸栄養からの完全離脱，②1日エネルギー充足率 50％以上の経口摂取回復をめざす．

　具体的な急性イベント発症後の栄養剤選択のポイントを **図2** に示す．一貫して使用できる栄養剤として，粘度可変型で消化態のハイネイーゲルが挙げられる．

経腸栄養剤の選び方

　栄養剤選択の手順は，病態ごとにたんぱく質必要量を評価し，たんぱく質含有

JCOPY 498-01802

量，脂質含有量の順に検討し必要エネルギー量を充足できるようにする．

　経管栄養で使用する場合，栄養成分以外にも管理の視点が必要である．在宅の経腸栄養管理患者で医薬品を処方する際は，量がどの位になるかを考える．栄養剤1ケースでは数日しかもたないため，患者宅に大量の栄養剤が納品され，保管場所が問題となる．また，液体から半固形へ切り替える場合，在庫を消費させる配慮がないと何ケースも廃棄することになる．

剤形

液体栄養剤（大多数），粉末製剤（エレンタール，エレンタールP，ヘパンED，アミノレバンENの4製品），高粘度（固形，半固形，とろみなど），粘度可変タイプ（ハイネイーゲル，マーメッド）

　粉末製剤は，溶解調整が必要なため，手間がかかる，汚染しやすいという不利な面があるが，軽く持ち運びに便利，濃度調整が容易という利点もある．以前は食品にも粉末の製品があったが2016年のエンテミールR終売を最後に医薬品のみとなっている．患者の状態（瘻孔からの漏れやスキントラブルの有無，消化器症状，褥瘡リスクの有無），介護状況（経済力，経管栄養投与に充てられる時間，介護者の理解力，在宅か施設かなど）によって選択が必要である．

容器

缶（エンシュアH，エネーボなど），アルミパウチ（ラコール，イノラスなど），RTH製剤（ラコール400 mLバッグ，各社食品バッグタイプ），紙（各社食品基本タイプ），プラスチックボトル（プロシュア）

　容器については，経口摂取の場合は，缶または紙，アルミパウチを，使用者の好み，廃棄の問題を考慮して選択する．廃棄は自治体により異なるので，燃えるごみ，燃えないごみ，資源ごみなど，分別方法の確認を行う．

　経管栄養で使用する場合は，衛生面（細菌汚染の問題）および手間（移し替え，使用後の器具洗浄が不要）の面からRTH（ready-to-hang）のものが望ましい．食品のものでは同容量の他の容器と比べて割高になるが，栄養管セットなど消耗品価格や洗浄の人件費などトータルコストで比較する．

投与方法

　ポンプを用いた持続投与，自然落下による間欠投与，（カテーテルチップ型）シリンジでの手押しや加圧バックを用いるボーラス投与の3種類がある．胃内投与の場合は，貯留能があるため，間欠もしくはボーラス投与を選択するのが基本となる．しかし，逆流，嘔吐，下痢などの消化器症状のある場合は，持続投与も考慮する．幽門後の留置では持続投与が原則であるが，REF-P1を用いた小腸への

短時間投与が有効な症例もある．

栄養剤の濃度

高濃度栄養剤（1.5 kcal/mL 以上），基本（1 kcal/1 mL）の栄養剤，低濃度（加水タイプ）栄養剤

　高濃度栄養剤は，原則として投与する水分量を少なくしてエネルギー量を多くしたい症例（水分制限症例，少量高栄養の補食として用いたい症例など）に用いる．病院・施設で，コスト面が厳しい場合やスペース的に多くの種類の栄養剤をストックできない場合は栄養剤とは別に水分を追加投与する方法も考えられる．また，嘔気・嘔吐や逆流予防・腹部膨満感の軽減のために，高濃度の栄養剤と時間をあけての水分投与（水分先行または食間投与）も考えられる．逆に低濃度栄養剤は，基本の 1 kcal/1 mL のものが水分含有量約85％で，フラッシュ水やシリンジ投与でも必要水分量の投与ができない症例に適している．しかし全体の投与量が多くなり，投与速度が速くなりやすいので，胃食道逆流や下痢などの合併症を起こさないように注意が必要である．

注意点

▶ 栄養剤は基本的にレディメイドで，製品を選ぶとおのずと水分およびナトリウムなどの電解質，ビタミン，微量元素，食物繊維の投与量が決まってしまう．個々人に対して算出した栄養量に対して大きな過不足が出る場合は，何種類かの製品を組み合わせて目標量に近づける．その際，ボトルの中に複数混入するのではなく，朝は A，昼は B，夕は C のように，投与時期により切り替える．

▶ 必要水分量と栄養剤からの水分量の確認を怠らない．不足が生じる場合は放置せず補う．水分の投与タイミングは，栄養剤投与前（水分先行），栄養剤投与後（栄養剤の滴下が終了したボトルに投入もしくはシリンジでのボーラス投与），食間の 3 種類がある．栄養剤投与直後の追加水は，胃内容量が増え，逆流を起こしやすくなる点に注意が必要である．追加水は原則水道水だが，胃食道逆流のリスクが高い場合，胃排出速度の速い OS-1 を栄養剤の 10 分前に投与する選択肢がある[8]．

▶ 一般に経腸栄養剤に含まれるナトリウム量は少ないため，経管栄養のみで長期間管理する場合，低ナトリウム血症を起こす症例が多い．総塩分投与量 6 g/日を目安に栄養剤で不足す

る分を補う．この際，盲点となるのが，薬剤投与時に生理食塩水で溶解している場合や末梢輸液で電解質投与がされている場合である．栄養以外で対象者に投与されている Na も忘れずに把握する．栄養剤に直接食塩を追加することは，塩析や脂肪吸収阻害の可能性があり推奨されていないため水に溶解して注入する．この際，少量の水（20 mL に 1 g など）で高濃度に溶解すると胃や小腸粘膜に障害を起こす可能性がある[9]．食塩 1 g/100 mL 以下の濃度で水に溶解して投与する．また，在宅では，塩分補給の方法として，溶解が簡単でアミノ酸も補充できる醤油やみそ汁・吸い物などを使用することもある．

♪さいごに

適切な経腸栄養剤選択を行い，効果的な経管栄養管理を行うことで，経口摂取の再獲得をはじめ，最終的に ADL 向上や QOL 改善につながる．少量高栄養など，できる限りの経口摂取での栄養確保を行ってもなお必要栄養量を経口摂取のみで充足できない場合は，経管栄養を上手に利用したい．

文献

1) 岩佐幹恵，岩佐正人．経腸栄養剤の種類と特性．日本臨牀．2001; 59: 281-92.
2) 栗山とよ子．経腸栄養剤の種類と特徴 1) 経腸栄養剤の分類．In: 井上善文．経腸栄養剤の選択とその根拠．大阪: フジメディカル出版; 2015. p.17-28.
3) Stephen JW, Matthew DB, James AR, et al. Effect of oral eicosapentaenoic acid on weight loss in patients with pancreatic cancer. Nutr Cancer. 2000; 36: 177-84.
4) Baker LA, Gray C, Wilson L, et al. Preoperative immunonutrition and its effect on postoperative outcomes in well-nourished and malnourished gastrointestinal surgery patients: a randomised controlled trial. Eur J Clin Nutr. 2013; 67: 802-7.
5) 蟹江治郎，鈴木裕介，赤津裕康，他．固形化経腸栄養剤の実施における栄養剤の安定性と安全性の評価: 調理によるビタミンの変化と細菌学的変化．静脈経腸栄養．2004; 19: 65-9.
6) 三原千恵．脳卒中の栄養管理．In: 大村健二，BEAM (Bunkodo Essential & Advanced Mook) 編集委員会．栄養管理をマスターする　代謝の理解はなぜ大事？．東京: 文光堂; 2014. p.251-3.
7) 水野英彰．これからの栄養ケアのあり方について考える〜早期経口摂取のための栄養管理の新潮流．月刊ナーシング．2017; 37: 63-6.
8) 真壁 昇，岩谷 聡，矢野純子，他．OS-1R を用いた新しい経腸栄養管理法-第 2 報．静脈経腸栄養．2006; 21: 104.
9) 飯島正平．NST 回診日誌　経腸栄養剤の取り扱い．Nutrition Care. 2015; 8: 1040-5.

〈髙﨑美幸〉

9

経管栄養投与ルートと
実際の攻めの投与ルート

ポイント

🔑 リハビリテーション（以下，リハ）を実施し機能改善を目指す全ての患者は十分なエネルギー・たんぱく質を摂取する必要がある．

🔑 経管栄養の場合，逆流・嘔吐・下痢・瘻孔からのリークなどを懸念し慎重になり，十分な栄養が投与できていないことが少なくない．

🔑 経管栄養法の場合でもリハの効果が発揮できるよう，十分な栄養を注入する「攻めの投与ルート」を考える．

♪ はじめに

　代替栄養として経管栄養を選択する際，腹部症状や誤嚥性肺炎等の合併症予防のため少量の栄養を注入する場面をよく目にする．注入開始時は合併症を回避するため，少量から開始し，数日おきにステップアップしていく慎重な投与が重要である．しかし，リハを開始し積極的に進めていく中でも「守りの投与」を継続していては，医原性サルコペニアを生じることが懸念される．経口摂取までの繋ぎの場合でも，十分な栄養投与がその後の改善につながる．常にリスクを回避しつつも「攻めの投与」を考えていく．

♪ 代替栄養の考え方

　経口摂取のみで必要な栄養量が摂取できない場合には，静脈栄養や経管栄養による栄養療法が必要となる．エネルギー消費量あるいは必要量の60％以下しか摂取できない状態が1週間以上継続することが予想される場合には，代替栄養を考慮すべきとされている[1]．日本静脈経腸栄養学会では，腸管が使用できる場合

は経腸栄養療法（enteral nutrition: EN）を推奨している[1].

🖊 経管栄養法（tube feeding）の特徴

● 適応と禁忌

　経管栄養法は腸が機能している場合はすべて適応となる．例えば，経口摂取が困難であるが十分な消化吸収能が存在する場合や，クローン病のように消化された栄養剤を使用するなど腸管の安静が必要な場合が適応となる[2].

〈経管栄養法の十分な効果が期待できる場合〉

①消化管の機能が正常である場合（嚥下困難，意識障害など）

②消化管機能がやや落ちているが安静を要する場合（比較的軽症な消化管外瘻，短腸症候群，炎症性腸疾患など）

〈比較的治療効果が期待できる場合〉

①消化吸収能が落ちていて，経口摂取のみでは栄養障害に陥る危険性のある場合（放射線性腸炎など）

②癌化学療法や放射線療法による経口摂取不良で下痢などの腹部症状を伴わない場合

〈経管栄養の禁忌〉

　イレウス，ショック状態，腸管虚血など腸が安全に使用できない場合[2]

〈治療効果が期待できない場合〉

　難治性下痢や血液の循環動態が安定しない状態

● 経管栄養の臨床的有用性

　経管栄養が静脈栄養に比し明らかに有用なのは，比較的重症な症例の急性期の管理や在宅などの慢性的な栄養管理などである．特に食道がんなどの比較的大きな侵襲の手術や重症症例に真価を発揮する．食道がん切除手術後において，術後を経管栄養で管理したほうが，静脈栄養管理より早期退院が可能であった[3].また，重症な腹部外傷を扱った研究では，静脈栄養に比較し，肺炎などの感染性合併症が有意に少なかった[4].一方，在宅などの慢性期の栄養管理でも経管栄養は有用である．静脈栄養に比較しそれほど厳しい衛生管理が必要なため長期的な栄養管理に向いている．嚥下困難症例に対しては経皮内視鏡的胃瘻造設術（percutaneous endoscopic gastrostomy: PEG）による胃瘻や経鼻胃管による栄養管理が用いられる．臨床現場では食事摂取量がやや低下した症例では，まず静脈栄養を施行する場合が多い．しかし，経口摂取による必要栄養量の確保が長期的に困難な場合は，何らかの方法で経管栄養を行うことが望ましい．

表1 経管栄養法の利点

経管栄養法の利点	理由
腸粘膜上皮の形態と機能の維持	腸管を使用しないと腸管粘膜に一種の廃用性萎縮が起こる. 経管栄養を行うことで腸管粘膜の萎縮は防止される. 動物実験では成分栄養剤より半消化態栄養剤, さらに食物繊維を加えたもの, 天然食品の順に粘膜萎縮が予防された.
免疫能の維持, bacterial translocation の回避	経管栄養で腸を使うことで, 腸のバリア機能, 免疫能が維持され bacterial translocation が回避できる. 消化管やその周囲にはリンパ球などの免疫担当細胞が全体の 50〜80% 集まっており, 消化管は人体の中で最も重要な免疫機器でもある. 経管栄養により腸管とその免疫能を刺激することは, 腸管免疫ばかりでなく全身の免疫能を賦活化する.
代謝反応の亢進の抑制	侵襲後のストレスホルモンの分泌亢進を抑制する. 代謝亢進を抑制する. 筋タンパクの崩壊を抑制する.
胆汁うっ滞の回避	生体の吸収能に応じて栄養素を吸収し, 肝臓代謝に過剰な負担がかからないため, 静脈栄養で見られるような肝機能異常や胆汁うっ滞が起こりにくい.
消化管の生理機能の維持	腸蠕動運動, 消化管ホルモン分泌など, 侵襲後のからだの消化・吸収能を利用する生理的な投与方法である.
重篤な合併症が少ない	代謝性合併症（糖代謝異常, 電解質異常, 高 TG, 高 BUN, 酸塩基平衡異常, ビタミン・ミネラル欠乏症, refeeding syndrome 等）が少なく, カテーテル関連血流感染症, 気胸などの中心静脈栄養（TPN）時の合併症がない.
長期管理が容易	投与ルートにより期間に差があるが, 長期栄養管理が必要な場合は, EN が第一選択である.
経済的	同じエネルギー, 栄養素を投与した場合, TPN と比較して, 栄養剤にかかる費用は 1/2 から 1/3 程度であり, 医療経済的なメリットがある.

(http://www.peg.or.jp/lecture/enteral_nutrition/01.html　PDN レクチャー. Ch. 2 経腸栄養. 1. 経腸栄養の特徴と適応.「表1　経腸栄養法の利点」を静脈栄養と比較して改変)

● **経管栄養法の利点**

　経管栄養法の利点を **表1** に示す.

● **経管栄養法の合併症**

　経管栄養法の合併症を **表2** に示す.

● **経管栄養法の合併症に対する対応**

　代表的な合併症への対応策を示す.

高 BUN 血症: 原因が明確でない場合は一旦全投与栄養量を減らす. 脱水が疑われる場合は水分量を増やす. 腎機能低下が考えられる場合は糖質・脂質を増やすかたんぱく質を減らす.

高中性脂肪血症: 投与エネルギーを減らす.

高血糖: 投与エネルギーを減らすか高脂質タイプに置き換える.

下痢: 全投与量を一旦減らすか投与速度を落とす. 下痢の原因によっては水様性

JCOPY 498-01802

表2 経管栄養の合併症

経管栄養法の合併症	備考
デバイス関連合併症（機械的合併症）	栄養チューブが原因の合併症
共通項目: チューブ・カテーテル閉塞，チューブ・カテーテル破損，事故（自己）抜去 経鼻経腸栄養チューブ: 気管誤挿入，不顕性誤嚥，鼻腔潰瘍 胃瘻カテーテル: スキントラブル，バンパー埋没症候群，ボールバルブ症候群，胃潰瘍 腸瘻カテーテル: スキントラブル	①栄養チューブによる刺激，糜爛（びらん），炎症 ②誤嚥性肺炎 ③栄養チューブの閉塞
消化管関連合併症	消化器系の合併症
胃食道逆流・誤嚥 下痢 ＊栄養剤関連: 吸収不良性下痢，高浸透圧性下痢，細菌汚染による下痢 　　　＊非関連: 感染症，薬剤性下痢，過敏性眼症候群，放射線療法後，消化吸収障害性疾患 便秘: 水分不足，食物繊維不足，運動不足，腸蠕動機能の低下 腹痛・腹部膨満	①腹痛，嘔気・嘔吐，腹部膨満感 ②下痢・便秘 ＊消化管の運動が低下したり，便秘したりすると①が発生する．①で最も注意すべきは栄養剤の逆流による誤嚥性肺炎である．②の下痢は最も多い合併症であるが，原因はさまざまで，原因の探索を最優先にし，有効な対策を選択する．
代謝関連合併症	代謝性合併症
高血糖・低血糖 蛋白代謝異常 脂質代謝異常 脱水 電解質異常: 低ナトリウム血症 ビタミン欠乏症 微量元素欠乏症: 銅・亜鉛・セレン欠乏症 過体重	①脱水，電解質異常，酸・塩基平衡の異常 ②高血糖，高炭酸ガス血症 ③Refeeding syndrome ＊TPNと比べると頻度は少ないが，不適切な栄養投与によりENでも代謝性合併症が生じる．ENで特に注意が必要なのは，水分投与不足による脱水である．1 kcal/mLの栄養剤の水分含有量は約80％であり，1 mL/kgの必要水分量でも追加水の計算を忘れないこと．

(http://www.peg.or.jp/lecture/enteral_nutrition/12.html　PDNレクチャー．Ch. 2 経腸栄養．13．経腸栄養療法の合併症と対策，表1より改変)

食物繊維含有タイプに切り替えるか，またはプロバイオティクスを検討する．

嘔吐: 全投与量を減らすか半固形栄養剤を使う．またはチューブ先端を幽門輪以降に留置する．

溢水: 投与水分量を減らす．電解質バランス，腎機能の確認を行う．

特に攻めの栄養療法を行うときには，常に合併症の有無を確認し，対応していくことが重要となる．

● 攻めの栄養療法と経管栄養

「攻めの栄養療法」では，実施できれば，ENを最優先することが原則である．経口摂取が可能であれば，食事として口から摂取すれば良い．経口摂取が不十分な場合は，他項による調理の工夫や補助栄養食品，栄養剤を追加する．それでも

163

不十分であれば，全体の栄養投与量を考えて，静脈栄養や経管栄養で補充する．

　経管栄養法を選択する場合には，患者・家族への十分な正しい説明が必要である．「胃瘻バッシング」の風潮があり，胃瘻を用いて栄養管理を実施することが最適な栄養管理法である場合にも胃瘻を用いることができない事例が存在する．この一因は，栄養管理自体が理解されていないことにある．経管栄養に対するネガティブイメージを持たれたままでは，攻めのリハ栄養療法は困難である．繰り返すが栄養管理の適応があり，長期の栄養管理が必要な場合は，経管栄養が第一選択である[5]．患者本人，家族，医療・報道などの関係者に経管栄養の利用実績を普及していくことが「攻めの栄養療法」をする上で重要と考える．

　経管栄養による攻めの栄養療法では基本的に Harris-Benedict 式×活動係数×ストレス係数＋蓄積量で初期投与量を決定する．その後体重の推移や筋量またリハの量などを見ながら増減していく．エネルギー量だけしか考えずに攻めると，栄養剤のボリュームやたんぱく質，水分が過剰になることや，電解質や微量栄養素がバランスを崩すことなどのリスクが高くなる．患者の全身状態と適応を踏まえて攻めることが重要である．

♪ ルートの選択とその特徴

　患者の消化管の構造や機能，経管栄養実施期間，誤嚥のリスクの有無などを考慮して経鼻アクセス，消化管瘻アクセス（胃瘻，空腸瘻，PTEG）のいずれかを選択する．施行期間が4週間未満の場合には経鼻アクセスを，4週間以上にわたり施行することが予想される場合には消化管瘻を用いることが望ましい[1]．

● 経鼻胃管

　非侵襲的な方法で挿入することが可能である．鼻カテーテルの先端を胃内に留置する手技はベッドサイドで施行できる．しかし気管内への誤挿入やそれに伴う経腸栄養剤の気管内注入には注意が必要である[1]．留置後の確認方法として，聴診だけでは不十分であり，レントゲン撮影や胃液吸引での確認が望ましい．

〈当院で使用される症例〉

- 入院中に経口摂取量が継続的に低下し，静脈栄養による体液量や電解質の補正や食環境の調整を行っても必要栄養量の半量も摂取できない場合．
- 自宅で経口摂取している患者が，何かしらの原因で急に摂取量が減少して入院に至った場合．
- 脱水を静脈栄養で補正後，一時的な低栄養状態を改善したい場合．

JCOPY 498-01802

● 胃瘻

胃瘻からの経管栄養は，長期経腸栄養法の第一選択となっている．胃瘻は経鼻胃管と比べ本人の不快感が少ないことから，太めのチューブも使用可能である．さらにチューブの長さが短く詰まりにくいことから，半固形栄養剤の使用が可能となる．

半固形栄養剤の使用は逆流を予防しながら高エネルギーを投与しやすい．

〈当院で使用される症例〉

- 嚥下障害が重度であり経口摂取は困難と判断され，自宅や施設など長期療養先で栄養を確保する場合．

- 嚥下障害患者が自宅や施設でも経口摂取を継続したいが，必要栄養量の確保までは難しい場合．その際，必要栄養量は胃瘻からの経管栄養剤にて確保し，経口からは経口摂取可能な食品を少しだけ楽しむことも可能である．

- 進行性の神経難病の場合は，確実な薬剤コントロールが重要となるため胃瘻から薬剤を注入する．また，パーキンソン病の薬が効かない時間(いわゆる OFF)などが原因で食事が摂取できない場合に栄養を注入する場合もある．将来的に病状が進行した場合には，必要栄養量を確保するために使用する．

● 空腸瘻

過去に胃全摘術を受けている場合や，食道亜全摘術，胃全摘術，膵頭十二指腸切除術などの開腹手術に際して術中に造設されることが多い．空腸瘻の場合，造設時にカテーテル周囲の腸管が屈曲して癒着し，腸閉塞が起きることがある．

● PEG-J (PEG with jejunal extension)・PEJ (percutaneous endoscopic jejunostomy)

胃の運動低下や食道裂孔ヘルニアの症例など，胃へのアクセスでは胃食道逆流による誤嚥性肺炎のリスクが高い場合に，空腸へのアクセスとする場合もある．

● その他

- 経皮経食道胃管挿入術 (PTEG: percutaneous trans-esophageal gastro-tubing) は胃切除．胃全摘術後や腹水などにより PEG が困難な場合のために本邦で開発された[1]．

- 間歇的口腔食道経管栄養法 (IOE: intermittent oro-esophageal tube feeding) は栄養注入時に口から第2食道狭窄部までチューブを挿入し栄養を注入する．食道に注入することで食道の蠕動運動を起こし，より生理的な食塊の流れに近づくため消化管の働きが活発になり下痢や胃食道逆流の減少が期待できる[6]．

- ワレンベルグ症候群などに伴う食道入口部開大不全に対し，バルーン拡張法を実施することがある．この場合，NG チューブを留置したまま実施することはできないため，間欠的な手段である IOE を実施する．

♪ 攻めの投与方法

高エネルギーを投与する際，1 kcal/1 mL の栄養剤を使用するとかなりのボリュームとなる．体格の小さい高齢者や逆流のリスクの高い患者に対しては投与が難しい場合がある．下記例では必要エネルギー量 2600〜3000 kcal，必要たんぱく質量 60〜120 g，必要水分量 1800〜2000 mL 程度と設定し，一度に注入する量は 500 mL 程度のボリュームとした．

● 液体栄養剤

〈間欠投与〉

❶ 基本的には胃の排泄時間を考慮し水を先に投与し，時間をおいて高濃度の栄養剤を注入する．水に関しては眠前や注入の間に不足分の水だけを注入するなどして，十分量を確保できるように努める．この方法は高価な栄養剤を使用しなくても実施可能であるため，第一選択として対応できる．

【投与方法 1】
水 150 mL-20〜30 分開ける—アイソカル 2 K 1000 kcal（500 mL）を 3 回注入
1 日合計: エネルギー 3000 kcal，たんぱく質 90 g，水分量 1980 mL を投与し速度は 200 mL/時間とする．

【投与方法 2】＊高齢，または高齢でなくても腎機能悪化のリスクがある場合
水 150 mL-20〜30 分開ける—アイソカル 2 K 1000 kcal（500 mL）を 2 回，レナウェル A 800 kcal（500 mL）を 1 回注入
1 日合計: エネルギー 2800 kcal，たんぱく質 63 g，水分量 1846 mL

❷ REF-P1® などの粘度調整食品を注入し，その後に一般的な栄養剤を注入するという方法も胃内でとろみがつくため，逆流予防目的で使用される．

【投与方法】
水 100 mL-20〜30 分開ける—REF-P1-サンエット-2.0 バッグ Z 1000 kcal（500 mL）を 3 回注入
1 日合計: エネルギー 3000 kcal，たんぱく質 120 g，水分量 1838 mL

● 持続注入

経管栄養用のポンプを使用し，少量を継続的に注入する方法である．細菌感染

の恐れがあるため，8時間以上の継ぎ足し注入はせず，イリゲーターまたはバッグを交換する．

　リハが可能な状態の場合は実施時間の確保を考え，夜間投与なども検討する．

　逆に，合併症の症状がひどい場合は極力，投与速度を落とした方がよい．

❶リハの時間を十分取りたいときには，末梢静脈栄養を併用したり，夜間のみ注入する方法もある．

【投与方法】

メイバランス 2.0Z パック 2600 kcal（1300 mL），3 号液 172 kcal（1000 mL）108 mL/時間で夜間に 12 時間かけて投与する．

1 日合計: エネルギー 2772 kcal，たんぱく質 88.4 g，水分量 1904 mL

❷持続注入は空腸瘻への注入や下痢への対応の際に使用されることが多いため，消化態栄養剤の使用が効果的な場合がある．

【投与方法】

ペプタメンスタンダードバッグ 3000 kcal（2000 mL），水 300 mL を 95.8 mL/時間で落とす．

1 日合計: エネルギー 3000 kcal，たんぱく質 105 g，水分量 1830 mL

●半固形栄養剤

半固形栄養剤を使用する場合，口径が大きい胃瘻アクセスを使用する．

　メリットとしては逆流予防，短時間投与，下痢予防，消化管の自然な動きなどがあり，半固形栄養剤を使用し自然滴下法や加圧バッグなどを使用した短時間注入が浸透してきている．

❶半固形栄養剤には高粘度のものがあり，瘻孔からの漏れ防止や胃の蠕動運動，逆流防止などに役立っている．しかし，粘度が高いため加圧バッグの使用や絞り出す労力が必要である．また，当然ながら水分はどこかで補充しなければならないため，タイミングや量を検討する（食前 30 分か食後 2 時間）．また，逆流のリスクが高い場合には水にもとろみをつけた方が安全である．

【投与方法】

水 300 mL-30 分開ける―アイソカル・セミソリッドサポート 1000 kcal（500 mL）を 3 回

1 日合計: エネルギー 3000 kcal，たんぱく質 108 g，水分 1890 mL

❷逆流の可能性がない場合はとろみ程度の粘度のとろみ状流動食もあり，自然落下法にて短時間に注入できる．加水タイプであれば介護者の負担軽減になる．

【投与方法】

水 200 mL-30 分開ける―メイフロー 1000 kcal（557 g）を 3 回注入

1 日合計: エネルギー 3000 kcal，たんぱく質 120 g，水分量 1800 g

注意点 ▶ 高エネルギーを投与するためには患者の全身状態を知り，経管栄養剤はもちろんルート・注入方法・速度と多方面から検討する．もし予期せぬ状況が生じた場合でも，次の対応策が提案できるように準備しておく．

♩ さいごに

　以前，急に発症した摂食障害患者の高齢女性の息子に対し，医師が経鼻胃管による一時的な栄養確保の提案をしたことがある．息子は「大事な母に管を入れるなんてできない」と言っていた．その後私から息子に再度一時的な栄養の重要性を話すと「栄養のプロがそう言うなら，お願いします」と言われ，3 週間程度経鼻胃管による積極的な栄養療法を行うこととなった．リハも実施でき 3 食経口摂取へ移行となり自宅退院することができた．退院時に「思い込みによる間違った知識だった」と言われていた．臨床では患者や家族からは経管栄養は最後の手段という印象をもたれていることが多い．患者や家族が経管栄養に関するメリット・デメリット・対応策などを十分理解した上で選択できるよう，まずは医療者が正しい知識をもつ必要がある．その上で，最善の栄養療法を提案できるようになることが重要と考える．

文献

1) 日本静脈経腸栄養学会．静脈経腸栄養ガイドライン　第 3 版．東京: 照林社; 2013．p.14-5.
2) 城谷典保．阿部　裕．経静脈，経腸栄養法とは．In: 城谷典保．経静脈，経腸栄養のすべて（N-books8）．東京: メディカルフレンド社; 2001．p.11-5.
3) 永井　鑑，五関謹秀．病態治療と栄養　食道癌の周術期栄養管理，医学のあゆみ．2001; 198: 1057-61.
4) Kudsk KA, Croce MA, Fabian TC, et al. Enteral versus parenteral feeding: effects on septic morbidity after blunt and penetrating abdominal trauma. Ann Surg. 1992; 215 (5): 503-11.
5) 岡田慶一．介護老人保健施設における認知症高齢者への胃瘻造設の意義．北関東医学．2012; 62: 125-8.
6) 聖隷三方原病院嚥下チーム．嚥下障害ポケットマニュアル　第2版．東京: 医歯薬出版; 2004．p.156.

〈杉山佳子〉

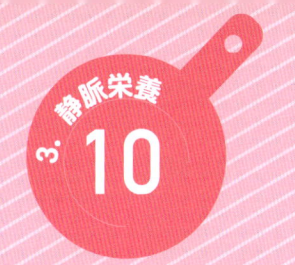

糖質，アミノ酸，脂質投与量の上限

はじめに

　静脈栄養は，経管栄養または経口摂取が不可能または不十分な場合に用いられる．末梢静脈内に栄養素を投与する末梢静脈栄養法(PPN: peripheral parenteral nutrition)と中心静脈内に栄養素を投与する中心静脈栄養法 (TPN: total parenteral nutrition) に分けられる．どちらを選択するかは病態，実施期間や栄養療法の目的，投与栄養量を考慮する必要がある．また，投与栄養量の上限も考慮し，常にモニタリングと評価を行いながら投与量を検討しなければならない．本稿では，PPN と TPN の特徴と栄養素組成，その上限量，さらには攻めの栄養療法における静脈栄養の合併症について解説する．

静脈栄養の適応

　静脈栄養は，経管栄養または経口摂取が不可能または不十分な場合に用いる．

栄養管理の大原則は「腸が機能している場合は腸を使用する」である．しかし，消化管穿孔，腸閉塞，難治性下痢，麻痺性イレウスなど，腸管を使用してはならない場合に静脈栄養が絶対的適応となる．また，抗がん剤や放射線療法等の副作用で経口摂取や経管栄養は可能であるが，必要栄養量が充足できない場合にも適応となる．

♪ 静脈栄養の種類と特徴

● 末梢静脈栄養法（PPN）

PPN は上肢または下肢の静脈を経由して栄養剤を投与する．下肢では血栓形成をきたしやすいため，できるだけ上肢の静脈を用いる．また，血管痛や静脈炎等の合併症が起こりやすいため，輸液製剤は浸透圧比およそ 3 以下のものに限られる．PPN では，糖・電解質・アミノ酸輸液に脂肪乳剤を併用しても，最大で 1,100～1,400 kcal/日程度しか投与することができない．そのため，PPN だけでは必要栄養量を満たせずに栄養障害を引き起こす可能性がある．

● 中心静脈栄養法（TPN）

TPN は内頸静脈，外頸静脈，鎖骨下静脈などから中心静脈内へカテーテルを留置する．また，その他の手技として，末梢挿入中心静脈カテーテル（PICC: peripherally-inserted central catheter）がある．PICC は橈側または尺側皮静脈よりカテーテルを上大静脈に留置する．PICC は挿入時に気胸や血胸などの合併症がほとんどないという利点がある．TPN キット製剤は糖・アミノ酸・総合ビタミン・微量元素等の栄養成分が組み合わされた製剤である．製品により配合されている栄養成分が異なる．なお，TPN 用総合ビタミン剤や TPN 用微量元素製剤を含むキット製剤は 2000 mL でビタミンと微量元素の 1 日所要量を満たす設計になっている．本邦で市販されている TPN キット製剤の特徴を 表1 に示す．

表1 TPN キット製剤の構成

		ネオパレン® 1号，2号	エルネオパ® NF 1号，2号	フルカリック® 1号，2号，3号	ミキシッド® L，H
構成	糖質	含む	含む	含む	含む
	アミノ酸	含む	含む	含む	含む
	脂肪	含まない	含まない	含まない	含む
	総合ビタミン	含む	含む	含む	含まない
	微量元素	亜鉛のみ含む	鉄・亜鉛・銅・ヨウ素，マンガンを含む	亜鉛のみ含む	亜鉛のみ含む

JCOPY 498-01802

♪ 静脈栄養で投与される栄養素とその上限

糖質

単糖類のブドウ糖，果糖，二糖類のマルトース，糖アルコールのソルビトール，キシリトールが投与される．ブドウ糖は過剰投与により高血糖・肝機能障害・換気亢進を引き起こす可能性がある．そのため，静脈栄養施行時においてブドウ糖は 7 g/kg/日以下，侵襲時は 5.5 g/kg/日以下に抑える．具体的には，体重 50 kg の人の場合の投与量は，通常では 1 日 350 g 以下（7 g×50 kg），侵襲時は 1 日 275 g 以下（5.5 g×50 kg）となる．さらに，糖尿病または耐糖能異常，副腎皮質ステロイド投与患者，敗血症や多臓器不全など，耐糖能異常をきたす病態では特に過剰投与に注意する．

アミノ酸

静脈栄養ではたんぱく質はアミノ酸として投与される．たんぱく質の必要量はストレスのない状態では，0.6〜1.0 g/kg/日とされる．外科手術や外傷・熱傷などの侵襲下ではたんぱく異化は亢進し，必要量は 1.3〜2.0 g/kg/日と多くなる．ただし，重症敗血症状態では 1.5 g/kg/日以上のアミノ酸投与は過剰投与となる報告がある[1]．また，低栄養や飢餓状態では体内アミノ酸プールが減少し，たんぱく合成が低下した場合には，積極的なアミノ酸投与が必要である．また，たんぱく質必要量を算出した後は，非たんぱくカロリー/窒素比（NPC/N 比: non-protein calorie/nitrogen）を考慮する．侵襲が加わらない状態では NPC/N 比は 150〜200 になるように設定する[2]．侵襲が大きくなるにつれてたんぱく質必要量は増加するため，侵襲時の NPC/N 比は 80〜100 に調整する．また，腎不全で腎代替療法を行わない場合は NPC/N 比は 300〜500 程度に設定する．具体的には，侵襲下ではない体重 50 kg の患者で，必要エネルギー量を 1600 kcal，たんぱく質必要量を 50 g とすると NPC/N 比は 175 となる．

PPN で用いるアミノ酸加糖電解質輸液製剤（ビーフリード®）は NPC/N 比が約 64 と低い．腎機能障害を有する患者においては腎前性高窒素血症や高アンモニア血症をきたす恐れがある．そのため，脂肪乳剤を併用し，NPC/N 比を適正する．

たんぱく質投与量の明確な上限量の指針はなく，侵襲の程度や BUN の推移をモニタリングしながら投与する．私見であるが，たんぱく質投与量の目安は，腎障害が進行していない場合，BUN が 50 mg/dL を超えない程度が望ましいと考える．

脂質

　静脈栄養時の脂肪乳剤の投与は，必須脂肪酸欠乏症の予防，肝機能障害・脂肪肝発生予防，または糖質の過剰投与を避けるために必須である[3]．必須脂肪酸欠乏は，脂肪乳剤を投与しない静脈栄養管理下では小児では約2週間，成人は約4週間で発症する[4]．しかし，必須脂肪酸欠乏症が予期される，低栄養状態や脂肪摂取量が少ない高齢者の場合は，静脈栄養開始時より投与する．

　本邦で市販されている脂肪乳剤の原料は大豆油でn-6系脂肪酸が主成分である．約60%がリノール酸とαリノレン酸で構成されているため，20%脂肪乳剤100〜250 mLを週2回投与することで必須脂肪酸欠乏症は予防できる[5]．

　なお，投与速度は血管内皮細胞上のリポタンパクリパーゼの加水分解速度を鑑みて0.1 g/kg/時以下が適切である．具体的には，体重50 kgの患者に20%脂肪乳剤100 mLを投与する場合，4時間かけて投与する．また，過剰な脂肪投与は病態によっては免疫能や呼吸・循環器系へ悪影響を及ぼす可能性がある．そこで，1日の投与量としては1.0 g/kg/日以上の投与は避ける[3]．さらに，脂肪乳剤投与時には血中TG（トリグリセリド）値をモニタリングする必要がある．血中TG値が350〜450 mg/dLを超えた場合，投与を中止し，190〜260 mg/dLでは投与量の減量と投与速度の減速を行う[6]．

ビタミン

　ビタミンのほとんどは生体内で合成できない．そのため，栄養療法実施時には必ずビタミンを投与する．本邦のTPN用総合ビタミン剤には水溶性ビタミンB_1，B_2，B_6，B_{12}，ビタミンC，ニコチン酸アミド，パントテン酸，葉酸ビオチン，脂溶性ビタミンとしてA，D，E，Kが含まれている．

　水溶性ビタミンの半減期は1週間以内と短い．そのため，侵襲などビタミン需要が亢進している状態では，欠乏症をきたす危険がある．特にビタミンB_1欠乏は，乳酸アシドーシス，ウェルニッケ脳症などの合併症をきたす可能性がある．静脈栄養を行う場合は厚生労働省が発表している適正使用情報に基づき1日3 mg以上の投与が必要である．

　一方，脂溶性ビタミンは半減期が長いため，過剰症に注意する．特にビタミンK，ビタミンAの過剰症に注意する．TPN用総合ビタミン剤に含まれるビタミンK含有量は2 mgである．この量は場合によってはワルファリン効果が減弱する可能性がある．また，ビタミンKはTPNキット製剤によって含有量が異なる．ワルファリン服用患者においてはPT-INRによりワルファリン効果を適宜確認する．ビタミンAの過剰投与は脳圧亢進，視覚障害，肝障害などの恐れがある．特

JCOPY 498-01802

表2 ビタミンK，ビタミンAの推奨量

	ビタミンK（μg/日）		ビタミンA（μgRAE/日）			
性別	男性	女性	男性		女性	
年齢	目安量	目安量	推奨量	許容上限量	推奨量	許容上限量
18～29歳	150	150	850	2,700	650	2,700
30～49歳	150	150	900	2,700	700	2,700
50～64歳	150	150	900	2,700	700	2,700
65～74歳	150	150	850	2,700	700	2,700
75歳以上	150	150	800	2,700	650	2,700

〔日本人の食事摂取基準（2020年版）[7]より抜粋〕

に妊娠3か月以内または妊娠を希望する女性への，5,000 IU/日以上の投与は禁忌である．**表2** にビタミンK，ビタミンA日本人の食事摂取基準（2020年版）[7]を示す．

電解質

栄養輸液に含まれる電解質は，カルシウム，マグネシウム，リン，クロール，カリウム，ナトリウムである．TPN基本液では製剤によってナトリウム，クロール，カリウム，リンの含有量が異なっている．ナトリウムとクロールを含まない製剤（ハイカリック® 1号，2号，3号）や，カリウムとリンを含まない製剤（ハイカリック® RF）があり，病態に応じて選択する．日本人の食事摂取基準（2020年版）[7]において，18歳以上の耐容上限量は男女ともにカルシウムは2,500 mg，カリウムは3,000 mgと設定している．

微量元素

本邦で市販されているTPN基本液に含まれる微量元素は，亜鉛のみである．TPN用微量元素製剤の成分は，鉄・亜鉛・銅・ヨウ素・マンガンである．セレン，クロム，フッ素，モリブデンが含まれていないため，長期TPN症例ではこれらの欠乏症に注意する．本邦のTPN用微量元素製剤の量は成人における1日必要量として設定されたものであり，毎日投与することによって健常域内に保たれる[3]．微量元素の過剰症として，かつてマンガン過剰投与によるマンガン脳症が問題となったことがある．そのため，本邦のTPN用微量元素製剤に含まれるマンガンの量は20 μmolから1 μmolに減量されている．本邦で市販されている微量元素製剤（エレメンミック®注）の成分を **表3** に示す．なお，本邦で市販されている鉄製剤を除く静注用微量元素製剤は，診療報酬上，「高カロリー輸液用」と規定されており，PPN施行時には投与できない．日本人の食事摂取基準

表3 製品名：エレメンミック® 注

組成					
元素	Fe	Zn	Cu	Mn	I
含有量（mg）	1.955	3.923	0.317	0.055	0.1269

表4 鉄，亜鉛，銅，マンガンの耐容上限量

	鉄（mg/日）		亜鉛（mg/日）		銅（mg/日）		マンガン（mg/日）	
性別	男性	女性	男性	女性	男性	女性	男性	女性
18〜29歳	50	40	40	35	7	7	11	11
30〜49歳	50	40	45	35	7	7	11	11
50〜64歳	50	40	45	35	7	7	11	11
65〜74歳	50	40	40	35	7	7	11	11
75歳以上	50	40	40	30	7	7	11	11

(日本人の食事摂取基準（2020年版)[7]より抜粋)

表5 ヨウ素，セレン，クロム，モリブデンの耐容上限量

	ヨウ素（μg/日）		セレン（μg/日）		クロム（μg/日）		モリブデン（μg/日）	
性別	男性	女性	男性	女性	男性	女性	男性	女性
18〜29歳	3,000	3,000	450	350	500	500	600	500
30〜49歳	3,000	3,000	450	350	500	500	600	500
50〜64歳	3,000	3,000	450	350	500	500	600	500
65〜74歳	3,000	3,000	450	350	500	500	600	500
75歳以上	3,000	3,000	400	350	500	500	600	500

(日本人の食事摂取基準（2020年版)[7]より抜粋)

(2020年版)[7]における鉄，亜鉛，銅，マンガン，ヨウ素，セレン，クロム，モリブデンの耐容上限量を **表4** **表5** に示す．

♪攻めの栄養療法における静脈栄養の合併症

● リフィーディングシンドローム

　リフィーディングシンドロームは高度の栄養不良患者に対し，短期間に大量の栄養投与をした場合に起こる重篤な合併症である．大量の糖質投与を急速に開始すると低リン血症，低カリウム血症，および低マグネシウム血症の状態に陥る．特に低リン血症が重篤化した場合には血液学的・神経学的な障害や呼吸・循環系

の機能障害を伴う．そのため，高度の栄養不良患者に対し静脈栄養を施行する場合は，リン，カリウム，マグネシウムをモニタリングする．

●糖質代謝異常

ブドウ糖過剰投与に伴う高血糖により，高浸透圧性利尿，高浸透圧性非ケトン性脱水，昏睡を引き起こす可能性がある．TPN 施行中は 100〜200 mg/dL の範囲を目標に血糖管理を行う[3]．

●アミノ酸代謝異常

アミノ酸過剰投与により，高尿素血症，高アンモニア血症，さらに高クロール性アシドーシスを引き起こす可能性がある．特に，腎機能障害を有する患者への通常のアミノ輸液の投与や，透析患者に腎不全用のアミノ酸輸液の投与など，不適切なアミノ酸の投与はさらなる腎機能障害を悪化させる可能性がある．

●脂質代謝異常

脂肪乳剤投与速度が 0.1 g/kg/時を上回った場合や投与量が 1.0 g/kg/日を上回った場合，脂質異常症や網内系免疫能の抑制の可能性が出現する．また，ブドウ糖過剰摂取時（特に脂肪乳剤不投与時）にも血中 TG の上昇や肝機能障害を認めることがある．ケトーシスを伴った糖尿病患者の場合，脂肪の過剰投与はケトアシドーシスの原因となる．そのため，糖尿病患者の場合は投与量・投与速度が過剰となることを避け，血糖値とともに血中 TG，遊離脂肪酸，尿中ケトン体などのモニタリングを行う．

●ビタミン・ミネラル代謝異常

①鉄

長期 TPN 高齢患者において TPN 用微量元素製剤の連日投与により，鉄過剰症が報告されている[8]．血清鉄および血清フェリチンのモニタリングが必要である．

②銅・マンガン

銅とマンガンの排泄は主として胆汁を介して行われる．肝障害，胆汁うっ滞を認める場合には排泄が障害されるため，過剰症に注意する．また，嘔吐や下痢など消化液が大量に損失されると銅欠乏症が起こる可能性がある．

③クロム

クロムは腎臓から排泄される．腎機能低下例では排泄が障害されるため，過剰症に注意する．

③ビタミンA

ビタミン A は半減期が 200〜300 日と長く，長期投与症例では過剰症に注意する．

表6 1日あたりのビタミン投与量指針

	ASPEN2012 Position Paper[9]	ESPEN2009 Surgery[10]
ビタミン B$_1$	6 mg	6 mg
ビタミン B$_2$	3.6 mg	3.6 mg
ナイアシン	40 mg	40 mg
葉酸	600 μg	600 μg
パントテン酸	15 mg	15 mg
ビタミン B$_6$	6 mg	6 mg
ビタミン B$_{12}$	5 μg	5 μg
ビオチン	60 μg	60 μg
ビタミン C	200 mg	200 mg
ビタミン A	3300 IU	900 μg or 3300 IU
ビタミン D	200 IU	5 μg or 200 IU
ビタミン E	10 IU	10 mg or 10 IU
ビタミン K	150 μg	150 μg

なお，米国静脈経腸栄養学会（ASPEN: American Society for Parenteral and Enteral Nutrition）および欧州臨床栄養代謝学会（ESPEN: European Society for Clinical Nutrition and Metabolism）におけるビタミン・微量元素投与量の指針を **表6** **表7** に示す．

●電解質異常

腎機能に異常がある場合，高カリウム血症をきたしやすい．また，TPN 用キット製剤では維持量が含有されるため，腎機能障害の場合，高カリウム血症，高リン血症，高カルシウム血症をきたしやすい．さらに，イレウスや下痢などで消化液を大量に喪失すると低ナトリウム血症，低カリウム血症をきたしやすい．

●水分過剰

静脈栄養の場合，輸液投与量は投与水分量に相当する．そのため，過剰輸液による浮腫および胸水貯留，心機能障害が起こりうる．過剰輸液を防ぐため，尿量と体重変化，浮腫の有無，脈拍や血圧などのバイタルサインのほか，ヘモグロビンや BUN，血清 Cr の推移もモニタリングする．

♪さいごに

静脈栄養は投与した栄養成分が吸収を介さずに血液循環系に入るという特徴がある．そのため，攻めの栄養管理を行った場合，リフィーディングシンドローム

JCOPY 498-01802

表7 1 日あたりの微量元素投与量指針

	ASPEN2012 Position Paper[9]	ESPEN2009 Surgery[10]
鉄	日常的には添加しない	1.0〜1.2 mg
亜鉛	2.5〜5 mg	2.0〜5 mg
銅	0.3〜0.5 mg	0.3〜0.5 mg
マンガン	60〜100 μg	0.2〜0.3 mg
ヨウ素	日常的には添加しない	0.1 mg
クロム	10〜15 μg	10〜15 μg
セレン	20〜60 μg	20〜60 μg
モリブデン	日常的には添加しない	20 μg

や糖質・アミノ酸・脂質代謝異常や水分過剰投与等の合併症に留意する．さらに，漫然と静脈栄養管理を行わず，経腸栄養または経口摂取への移行を念頭に静脈栄養を実践することが重要である．

文献

1) Ishibashi N, Plank LD, Sando K, et al. Optimal protein requirements during the first 2 weeks after the onset of critical illness. Crit Care Med. 1998; 26: 1529-35.
2) Heyman MB. General and specialized parenteral amino acid formulations for nutrition support. Am J Diet Assoc. 1990; 90: 401-8.
3) 日本静脈経腸栄養学会，編．静脈経腸栄養ガイドライン第 3 版．東京: 照林社; 2013.
4) O'Nell J, Caldwell M, Meng H. Essential fatty acid deficiency in surgical patients. Ann Surg. 1997; 185: 535-42.
5) 塚本哲也，真島吉也，田代亜彦，ほか．不飽和脂肪酸の臨床 静脈栄養におけるリノール酸最小投与量について．JJPEN．1992; 14: 135-8.
6) Carpentier Y. Substrate used in parenteral and enteral nutrition. Lipids. In: Sobotka L, editor. Basic in Clinical Nutrition, 3rd ed. Prague: Galén; 2004. p.153-6.
7) 日本人の食事摂取基準（2020 年版）策定検討会．厚生労働省; 2019.
8) 加藤治樹．高齢者の長期中心静脈栄養療法中の微量元素製剤投与による鉄過剰．外科と代謝・栄養．2015; 49（2）: 73-7.
9) Vanek VW, Borum P, Buchman A, et al. A. S. P. E. N. position paper: recommendations for changes in commercially available parenteral multivitamin and multi-trace element products. Nutr Clin Pract. 2012; 27（4）: 440-91.
10) Braga M, Ljungqvist O, Soeters P, et al. ESPEN guidelines on parenteral nutrition: surgery. Clin Nutr. 2009; 28（4）: 378-86.

〈松本史織〉

実際の攻めの投与方法例
（末梢静脈栄養法と中心静脈栄養法）

ポイント

🔑 静脈栄養は非生理的な栄養投与法だが，投与エネルギーだけでなく，マクロ栄養素の組成を自由に設計できる栄養投与法である．

🔑 攻めの静脈栄養では，平常時とは異なった目標投与エネルギー量，および NPC/N 比を設定する．

🔑 院内に適切な静脈栄養を普及させるためには，静脈栄養のセット処方を作成することが有用である．

🎵 栄養管理における静脈栄養の位置づけとその短所と長所

　栄養療法は，投与経路によって経口栄養，経管栄養，静脈栄養（parenteral nutrition: PN）に分けられる．PN では，腸管を利用しないことによる不利益が生じる可能性があるが，一方で消化管の安静を保つべき病態には必要不可欠な栄養療法である．さらに，PN は経管栄養とともに投与エネルギー量を自由に設定できる．栄養素には，多量に必要とされる炭水化物，たんぱく質，脂質のようなマクロ栄養素と，マクロ栄養素と比べて微量な必要量であるビタミンやミネラルのようなミクロ栄養素がある．栄養療法では，マクロ・ミクロ栄養素の組成を病態や身体状況活動状況に応じて，個別に考慮して投与する必要がある．PN はマクロ・ミクロ栄養素の組成を自由に変えることができる唯一の栄養投与法である．そのため PN は，攻めの栄養療法において有用であると考えられる．しかし，攻めの栄養療法を施行するためには，適切な輸液処方の設計が必須である．

　本稿では，末梢静脈栄養法（peripheral parenteral nutrition: PPN）と，中心静脈栄養法（total parenteral nutrition: TPN）の攻めの処方設計について，解

JCOPY 498-01802

説する.

♪ PPN

● 攻めの PPN の適応

攻めの PPN は，必要エネルギー量を経口摂取や経管栄養だけでは充足できない場合に適応となる．PPN によって必要エネルギー量が充足され，他のルートを含め微量元素・ビタミンなど必須栄養素が充足できる場合は，PPN の施行期間が長期に及んでも TPN に移行する必要はない．ただし，PPN で必要エネルギー量を充足できない場合は 2 週間以内の施行とし，2 週間以上の場合は TPN に移行する．また，術後早期のたんぱく質異化抑制効果（たんぱく節約効果）を企図した周術期の栄養管理も適応である．術中のアミノ酸投与によって，たんぱく質異化抑制効果や体温保持効果がある[1,2]．さらに，胸部食道がんの術後 1 日目から，通常の経管栄養に PPN で 1.0 g/kg/日のアミノ酸を追加投与するとたんぱく質代謝を改善させる[3]．このように，術中の PPN はたんぱく質異化抑制や術後合併症予防に寄与する可能性がある．当院では，術中の PPN は実施していないが，術直後からのアミノ酸投与を推奨し，NST での提案を織り込んだクリニカルパスの改定に取り込んでいる．

● 攻めの PPN の実際

PPN の基本は，マクロ栄養素がすべて投与されることである．さらに，リスクマネジメントの観点からビタミン B_1 を投与することが望ましい．攻めの PPN にはビタミン B_1 含有アミノ酸糖加電解質輸液が適している．なお，現在市販されているビタミン B_1 含有アミノ酸糖加電解質輸液の非たんぱくカロリー（NPC）/窒素（N）比は 64 である．これに脂肪乳剤を併用すると，NPC/N 比は 120〜150 と至適な値となる．重症患者への脂肪乳剤の是非がしばしば問題になるが，適切な投与量と速度が守られていれば安全に投与できる[4]．当院では，ビーフリード® とイントラリポス® 20% を組み合わせて，410 kcal から 1130 kcal までのセット処方を作成・使用している **表1**．なお，PPN 1130 kcal にビーフリード® 500 mL をさらに追加すると，1,340 kcal（アミノ酸 60 g，脂質 50 g，ブドウ糖 150 g，NPC/N 比 117）の投与が可能である．

主食が米飯から粥に変更された場合，米飯の時のエネルギー量を維持するには，主食量が 2 倍以上に増えてしまうため現実的ではない．当院ではこのような場合に副食の見直し，中鎖脂肪酸（medium chain triglyceride: MCT）オイルの使用等を行うことがある．しかし，全粥を用いると最大 1800 kcal までしか提供

表1 末梢静脈栄養セット処方

名称	製剤	量 (mL)	総エネルギー (kcal)	アミノ酸 (g)	脂質 (g)	糖質 (g)	NPC/N 比
PPN410	ビーフリード®	500	210	15		37.5	
	イントラリポス® 20%	100	200		20		
		600	410	15	20	37.5	149
PPN820	ビーフリード®	1000	420	30		37.5	
	イントラリポス® 20%	200	400		40		
		1200	820	30	40	75	149
PPN1030	ビーフリード®	1500	630	45		112.5	
	イントラリポス® 20%	200	400		40		
		1700	1030	45	40	112.5	121
PPN1130	ビーフリード®	1500	630	45		112.5	
	イントラリポス® 20%	250	500		50		
		1750	1130	45	50	112.5	135
	ビーフリード®	2000	840	60		150	
	イントラリポス® 20%	250	500		50		
		2250	1340	60	50	150	117

できない．栄養摂取不足の期間や低栄養に対する耐性，食形態，食事摂取量増加の見込みなどを勘案して，早期に PPN による不足量の補充を開始することが肝要である．

♪ TPN

●攻めの TPN の適応

　TPN の適応は，通常 2 週間以上腸管が使えない場合や経管栄養の投与経路が確保できない場合などに適応となる．しかし，攻めの栄養療法では 2 週間以上という期間にこだわる必要はない．PPN で必要エネルギー量，栄養量が満たされないことによる不利益を考慮し，より早期に TPN を開始してもよい．また，TPN は PPN よりも少ない水分負荷で栄養投与ができるため，水分制限が必要な症例に対する栄養療法においても有用である．

●攻めの TPN の実際（TPN キット製剤）

　TPN キット製剤の高カロリー輸液用糖・電解質液・アミノ酸・総合ビタミン・微量元素液に適量の脂肪乳剤を組み合わせれば，NPC/N 比が 200 前後となる．しかし，これでは NPC に対して窒素源（アミノ酸）が不足し，糖質過剰となる懸念がある．当院ではエルネオパ® NF2 号とアミゼット® B，イントラリポ

　JCOPY 498-01802

表2 中心静脈栄養セット処方

名称	製剤	量 (mL)	総エネルギー (kcal)	アミノ酸 (g)	脂質 (g)	糖質 (g)	NPC/N比
TPN1200	エルネオパ®NF2号	1000	820	30		175	
	アミゼット®B	200	80	20			
	50%ブドウ糖	40	80			20	
	イントラリポス®20%	100	200		20		
		1340	1180	50	20	195	125
TPN1450	エルネオパ®NF2号	1200	984	36		210	
	アミゼット®B	200	80	20			
	イントラリポス®20%	200	400		40		
		1600	1464	56	40	210	142
TPN1650	エルネオパ®NF2号	1400	1148	42		245	
	アミゼット®B	200	80	20			
	イントラリポス®20%	200	400		40		
		1800	1628	62	40	245	142
TPN1850	エルネオパ®NF2号	1500	1230	45		262.5	
	アミゼット®B	300	120	30			
	イントラリポス®20%	250	500		50		
		2050	1850	75	50	262.5	129
TPN2150	エルネオパ®NF2号	1700	1394	51		297.5	
	アミゼット®B	300	120	30			
	イントラリポス®20%	300	600		60		
		2300	2114	81	60	297.5	138
TPN2250	エルネオパ®NF2号	1700	1394	51		297.5	
	アミゼット®B	400	160	40			
	イントラリポス®20%	350	700		70		
		2450	2254	91	70	297.5	130
TPN1650 アミノ酸強化	エルネオパ®NF2号	1400	1148	42		245	
	アミゼット®B	400	160	40			
	イントラリポス®20%	200	400		40		
		2000	1708	82	40	245	107
TPN1650 水分制限	50%ブドウ糖	500	1000			250	
	アミゼット®B	600	240	60			
	イントラリポス®20%	200	400		40		
		1800	1640	60	40	250	146

ス®20%を組み合わせて1200 kcalから2250 kcalまでの組み合わせを基本としたセット処方を作成し、院内での普及に努めている（表2）．このセット処方ではエルネオパ®NF2号を必ずしも全量使用せず、アミゼット®Bを併用することで非侵襲例や、軽度の侵襲が加わっている症例にも適したNPC/N比（150以下）

にしている．なお，さらに低い NPC/N 比とするためには，このセット処方に適量のアミゼット® B を加える．

エネルギー投与量が少ない処方セットは，補完的中心静脈栄養（supplemental parenteral nutrition: SPN）として使用する機会が多い．SPN 開始後は食事摂取量不足の原因究明・解消に努め，可及的早期の PN からの離脱を図っている．

● 攻めの TPN の実際（手作りの TPN 処方）

投与電解質や水分量を制限したい場合には，特殊病態用の高カロリー輸液用基本液を使用することもある．例えば，表2 の TPN 1650 と同等の栄養量を，水分を制限して投与する場合には，50% ブドウ糖液 500 mL とアミゼット® B 600mL，イントラリポス® 20% 200 mL(1640 kcal，アミノ酸 60 g，脂質 40 g，ブドウ糖 250 g，NPC/N 比 146）を用いる．これで輸液量は 1800 mL から 1300 mL に減量できる．この処方には，TPN 用ビタミン剤と微量元素製剤を加える必要がある．さらに，電解質が含まれていないことにも留意し，塩化ナトリウム製剤，塩化カリウム製剤，リン酸製剤，硫酸マグネシウム製剤等を適宜添加し，モニタリングを行う．

♪ 攻めの PN を病院で広く実施するための取り組み

当院では，PN をどの医師も積極的かつ適切に処方できるよう，表1 表2 に示したように PPN および，TPN のセット処方を作成し，PN の標準化を目指している．いずれの処方も十分量のアミノ酸を含み，身体機能向上を目指している際の PN にも適している．NST で提案をする際に，「PPN 820 を処方してください」とし，セット処方名を共通言語として使用している．その結果，提案が理解されやすくなり，医師のオーダーも簡便になった．

また，PPN 施行中にカリウムを制限すべき病態に陥った際，アミノ酸を含まない処方に変更することは，栄養学的に不適切である．当院では，カリウムのみを除いた PPN のセット処方を作成してある 表3 ．カリウムの投与量をゼロとした上で，PPN のセット処方と同等の栄養量の投与が可能となっている．生理食塩水にビタメジン® を添加し，ルートキープ用に 24 時間で投与する．側管からブドウ糖液に 10% NaCl を添加して投与する．さらに，別の側管からアミゼット® を投与する．そして，イントラリポス® 20% を側管から投与する．オーダー画面で容易にルートキープ用の生理食塩水を別の輸液に変更でき，投与速度も変更可能である．

このような取り組みから，当院でのビーフリード® やイントラリポス® 20%，

JCOPY 498-01802

表3 カリウムフリー静脈栄養セット処方

名称	製剤	量 (mL)	総エネルギー (kcal)	アミノ酸 (g)	脂質 (g)	糖質 (g)	NPC/N比
Kfree PPN410	5%ブドウ糖	250	50			12.5	
	50%ブドウ糖	40	80			20	
	10% NaCl	10					
	アミゼット® B	200	80	20			
	イントラリポス® 20%	100	200		20		
	ビタメジン						
		600	410	20	20	32.5	106
Kfree PPN820	5%ブドウ糖	500	100			25	
	50%ブドウ糖	80	160			40	
	10% NaCl	20					
	アミゼット® B	400	160	40			
	イントラリポス® 20%	200	400		40		
	ビタメジン						
		1200	820	40	40	65	106
Kfree PPN1030	5%ブドウ糖	750	150			37.5	
	50%ブドウ糖	120	240			60	
	10% NaCl	30					
	アミゼット® B	600	240	60			
	イントラリポス® 20%	200	400		40		
	ビタメジン						
		1700	1030	60	40	97.5	81
Kfree PPN1130	5%ブドウ糖	750	150			37.5	
	50%ブドウ糖	120	240			60	
	10% NaCl	30					
	アミゼット® B	600	240	60			
	イントラリポス® 20%	250	500		50		
	ビタメジン						
		1750	1130	60	50	97.5	95

アミゼット®の使用量が増えている．静脈栄養セット処方の作成は，PPNやTPNにおける投与エネルギー量，アミノ酸量の増加に寄与しており，攻めの静脈栄養の普及に有用と考えられる．

♪攻めのPNにおけるモニタリングの要点

PNでは自由に処方設計ができる反面，栄養の過不足が生じやすい．PNを施行する場合には，その非生理的側面を十分に理解し，適切な頻度で体重の推移や高BUN血症，高血糖，高中性脂肪血症，肝機能障害等のモニタリングを行う．特に，重度栄養障害患者等におけるリフィーディング症候群の予防は，攻めの栄養

療法を行う際のリスク管理として極めて重要である．また，グルタミンや n-3 系脂肪酸，食物繊維など PN では投与できない栄養素もある．攻めの PN の目標は，PN 単独の栄養管理を長期化させないことにあることを忘れてはならない．なお，これまで PN で投与できなかったセレンは，2019 年 3 月にアセレンド® が販売されたことにより，セレン欠乏症にも対応できるようになった．

♪ さいごに

　腸を使った栄養療法は非常に重要であるが，それだけでは栄養摂取が不十分な症例は少なくない．PN の長所と短所を正しく理解して用いれば，PN は極めて有用な栄養投与法である．攻めの PN は経口，経管栄養の限界の克服と，一時的ではあれそれらの「弊害」からの回避を実現する．さらに，最終目標は食べる楽しみを取り戻すことである．これら PPN や TPN の恩恵がすべての患者に行き届くためにも，適切な輸液処方の普及と適切なモニタリングの施行が極めて重要である．

文献

1) Fujita Y, Tokunaga C, Yamaguchi S, et al. Effect of intraoperative amino acids with or without glucose infusion on body temperature, insulin, and blood glucose levels in patients undergoing laparoscopic colectomy: a preliminary report. Acta Anaesthesiol Taiwan. 2014; 52（3）: 101-6.
2) Schricker T, Wykes L, Eberhart L, et al. Randomized clinical trial of the anabolic effect of hypocaloric parenteral nutrition after abdominal surgery. Br J Surg. 2005; 92（8）: 947-53.
3) Konosu M, Iwaya T, Kimura Y, et al. Peripheral vein infusions of amino acids facilitate recovery after esophagectomy for esophageal cancer: Retrospective cohort analysis. Ann Med Surg. 2017; 14: 29-35.
4) 宇佐美眞，三好真琴，川上沙央理，他．脂肪乳剤投与─適応と限界は？─．静脈経腸栄養. 2010; 25（2）: 591-6.

〈寺田　師〉

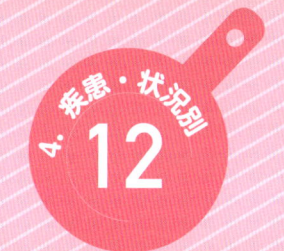
嚥下障害で嚥下調整食が必要な場合の「攻めの栄養療法」

ポイント

🔑 食材の選択や調理法の工夫，栄養補助食品の活用で少量でも高エネルギー・高たんぱく質が摂取できる嚥下調整食を提供する．

🔑 見た目や彩りを工夫することやはっきりとした味付けで食欲の低下を防ぐ．

🔑 多職種チームでの専門的な嚥下機能評価や栄養状態・全身状態評価により，適切な食事形態を決定する．

♪ はじめに

　近年，超高齢化社会の到来による摂食嚥下患者の増加に伴い，工夫を凝らした様々な嚥下調整食が提案されている．しかし，嚥下調整食は嚥下しやすくなるという利点がある反面，物性を調整する過程で栄養価が低くなるという弱点を有する[1]．

　通常の食事形態よりも栄養価の低い嚥下調整食を継続的に摂取していると必要栄養量が充足できず，栄養状態は低下する．さらにそのままの状態を放置すると，低栄養は重症化し，サルコペニアの発症や身体機能の低下を引き起こす．攻めの栄養療法の実践へ向け，嚥下調整食における問題点を明らかにし，誤嚥の防止だけではなく，栄養状態が向上できる栄養価の高い嚥下調整食を提案する．

♪ 嚥下調整食における問題点と解決策

　嚥下調整食は「ゼリー食」，「ペースト食」，「キザミ食」などと段階別に呼ばれており，嚥下機能に合わせて選択できるよう，病院や施設では数種類用意してい

ることが多い．嚥下調整食の分類はいくつかあるが，日本摂食嚥下リハビリテーション学会が策定した嚥下調整食分類2013 表1 [2)] を参考としている医療現場が多い．

摂食嚥下障害のある患者の特徴として，うまく飲み込めないために，低栄養や脱水を引き起こしやすい．高齢の摂食嚥下障害患者のうち，12〜54％が低栄養状態であった[3)]．また，食事姿勢の保持や努力性の嚥下，ムセにより疲労しやすく，耐久性も低下しているため一度に多くは摂取できないことが多い．また，嚥下調整食は，咀嚼困難な場合にも用いる．

● 問題点 1．栄養価が下がる

ペースト食やゼリー食などの嚥下調整食（コード 1j，2-1，2-2）は，繊維質の少ない食材を選択し，柔らかくなるまで加熱してからフードプロセッサーにかけ，なめらかに仕上げて提供する．物性調整の際に，水やだし汁を加えることで普通食よりも容量が増え，エネルギーやたんぱく質などの栄養価が下がってしまう．

嚥下調整食の献立には加熱によって柔らかくなり，ペースト状にしやすい大根やにんじんなどの根菜類を用いることが多いが，これらのエネルギーやたんぱく質量はもともと多くはない．嚥下調整食を調理する場合，柔らかく押しつぶせるまでゆでるため，長時間の加熱により水溶性のビタミン，ミネラルなどの栄養価は 1/3〜2/3 程度流出してしまう．さらに，火を通りやすくするために乱切りや千切りなどの下処理を行うが，断面積が多いほど栄養価の流出量は多くなる．

肉や魚には良質なたんぱく質が含まれているが，摂食嚥下障害のある患者にとっては歯ごたえがあり咀嚼しにくく，ぼそぼそとして飲み込みにくいことがある．また，温度の影響を受けやすく，冷めたものは固くなるため，嚥下調整食の区分に影響を与える場合もある．嚥下調整食の物性調査では，ペースト状に仕上げる場合，食材に対して肉類は 84〜235％，魚介類は 61〜100％の重量が加水されていた[4)]．例えば，鶏肉の煮物150ｇをフードプロセッサーにかける時には 0.5 倍加水，1 倍加水，2 倍加水では栄養価が異なり，2 倍加水すると普通食に比べて栄養価は 1/3 しか摂取できないことになる 表2 ．同じく主食も米飯・全粥・分粥・ペースト粥・ゼリー状の粥などの形態があり，水分に対しての米の含有量でエネルギーに差が出る．摂食嚥下障害がある場合は米飯の摂取が困難な症例も多く，エネルギーの主体である主食量が確保できないためエネルギー摂取量低下を招く．

JCOPY 498-01802

表1 学会分類 2013（食事）早見表

コード【I-8 項】		名　称	形　態	目的・特色	主食の例	必要な咀嚼能力【I-10 項】	他の分類との対応【I-7 項】
0	j	嚥下訓練食品 0j	均質で，付着性・凝集性・硬さに配慮したゼリー離水が少なく，スライス状にすくうことが可能なもの	重度の症例に対する評価・訓練用少量をすくってそのまま丸呑み可能残留した場合にも吸引が容易たんぱく質含有量が少ない		（若干の送り込み能力）	嚥下食ピラミッドL0えん下困難者用食品許可基準I
	t	嚥下訓練食品 0t	均質で，付着性・凝集性・硬さに配慮したとろみ水（原則的には，中間のとろみあるいは濃いとろみ*のどちらかが適している）	重度の症例に対する評価・訓練用少量ずつ飲むことを想定ゼリー丸のみで誤嚥したりゼリーが口中で溶けてしまう場合たんぱく質含有量が少ない		（若干の送り込み能力）	嚥下食ピラミッドL3 の一部（とろみ水）
1	j	嚥下調整食 1j	均質で，付着性・凝集性，硬さ，離水に配慮したゼリー・プリン・ムース状のもの	口腔外で既に適切な食塊状となっている（少量をすくってそのまま丸呑み可能）送り込む際に多少意識して口蓋に下を押しつける必要がある0j に比し表面のざらつきあり	おもゆゼリー，ミキサー粥のゼリーなど	（若干の食塊保持と送り込み能力）	嚥下食ピラミッドL1・L2えん下困難者用食品許可基準IIUDF 区分 4（ゼリー状）*UDF: ユニバーサルデザインフード
2	1	嚥下調整食 2	ピューレ・ペースト・ミキサー食など，均質でなめらかで，べたつかず，まとまりやすいものスプーンですくって食べることが可能なもの	口腔内の簡単な操作で食塊状となるもの（咽頭では残留，誤嚥をしにくいように配慮したもの）	粒がなく，付着性の低いペースト状のおもゆや粥	（下顎と舌の運動による食塊形成能力および食塊保持能力）	嚥下食ピラミッドL3えん下困難者用食品許可基準II・IIIUDF 区分 4
	2		ピューレ・ペースト・ミキサー食などで，べたつかず，まとまりやすいもので不均質なものも含むスプーンですくって食べることが可能なもの		やや不均質（粒がある）でもやわらかく，離水もなく付着性も低い粥類	（下顎と舌の運動による食塊形成能力および食塊保持能力）	嚥下食ピラミッドL3えん下困難者用食品許可基準II・IIIUDF 区分 4
3		嚥下調整食 3	形はあるが，押しつぶしが容易，食塊形成や移送が容易，咽頭でばらけず嚥下しやすいように配慮されたもの多量の離水がない	舌と口蓋間で押しつぶし可能なもの．押しつぶしや送り込みの口腔操作を要し（あるいはそれらの機能を賦活し），かつ誤嚥のリスク軽減に配慮がなされているもの	離水に配慮した粥など	舌と口蓋間の押しつぶし能力以上	嚥下食ピラミッドL4高齢者ソフト食UDF 区分 3

表1 つづき

コード 【 I -8 項】	名　称	形　態	目的・特色	主食の例	必要な咀嚼能力 【 I -10 項】	他の分類との対応 【 I -7 項】
4	嚥下調整食 4	硬さ・ばらけやすさ・貼りつきやすさなどのないもの 箸やスプーンで切れるやわらかさ	誤嚥と窒息のリスクを配慮して素材と調理方法を選んだもの 歯がなくても対応可能だが，上下の歯槽堤間で押しつぶすあるいはすりつぶすことが必要で舌と口蓋間で押しつぶすことは困難	軟飯・全粥など	上下の歯槽堤間の押しつぶし能力以上	嚥下食ピラミッドL4 高齢者ソフト食 UDF 区分 2 および UDF 区分 1 の一部

本表は学会分類 2013（食事）の早見表です．本表を使用するにあたっては必ず「嚥下調整食分類 2013」の本文をお読みください．

なお，本表中の【 】表示は，学会分類 2013 本文中の該当箇所を指します．

上記 0t の「中間のとろみ・濃いとろみ」については，学会分類 2013（とろみ）を参照ください．

本表に該当する食事において，汁物を含む水分には原則とろみをつける．【 I -9 項】

ただし，個別に水分の嚥下評価を行ってとろみ付けが不要と判断された場合には，その原則は解除できる．

他の分類との対応については，学会分類 2013 との整合性や相互の対応が完全に一致するわけではない．【 I -7 項】

（日本摂食・嚥下リハビリテーション学会嚥下調整食分類 2013．日摂食リハ会誌．2013; 17: 255-67）[2]

表2 食事形態ごとの分量と栄養価の変化

鶏肉の 生姜煮	普通食	軟菜 キザミ食 （コード 4）	ペースト食 0.5 倍加水 （コード 2-2）	ペースト食 1 倍加水 （コード 2-1）	ムース食 2 倍加水 （コード 1j）
実際の分量					
材料 可食量 150 g	鶏もも皮つき 90 g，たまねぎ 40 g，小ねぎ 3 g，調味料（生姜，醤油，上白糖，塩，みりん，料理酒，黒酢）	常菜の材料 +増粘剤	常菜の材料 +水 75 mL +増粘剤	常菜の材料 +水 150 mL +増粘剤	常菜の材料 +水 300 mL +増粘剤
エネルギー	154 kcal	154 kcal	103 kcal	77 kcal	53 kcal
たんぱく質	20.6 g	20.6 g	13.8 g	10.3 g	6.9 g
脂質	5.3 g	5.3 g	3.6 g	2.7 g	1.8 g
炭水化物	8.7 g	8.7 g	5.8 g	4.4 g	2.9 g
食塩	1.2 g	1.2 g	0.8 g	0.6 g	0.4 g

表3 嚥下調整食に付加する栄養補助食品

目的	エネルギーの強化			エネルギーとたんぱく質の強化	
商品名	MCT オイル	ジャネフ エナップ 100	ジャネフ ワンステップミール ごはんにあうソース	ニュートリーコ ンク 2.5	ジャネフ 和える栄養
メーカー	日清オイリオ グループ	キユーピー	キユーピー	ニュートリー	キユーピー
商品画像					
エネルギー	90 kcal/10 g	100 kcal/16 g	60 kcal/10 g	250 kcal/ 100 mL	15 g/100 kcal
たんぱく質	0 g	0 g	0.2 g	8.1 g	3.5 g
脂質	10 g	9 g	5.7 g	6.4 g	マヨ風味 9.2 g/ ごま風味 8.8 g
炭水化物	0 g	4.3 g	1.6 g	糖質 39 g 食物繊維 2.5 g	マヨ風味 0.9 g/ ごま風味 1.8 g
特徴	●消化吸収が良い ●無味・無臭	●料理に混ぜる ●粘度, 付着性が 下がりなめらか になる	●たまご風味, うに 風味, 明太風味の 3 種類	●料理や飲み物 に混ぜる ●プレーン味 ●鉄・Ca・Zn 配合	●和え物用ソース ●15 g あたり塩分 0.4 g ●鉄・Ca・Zn 配 合

[解決策]

エネルギー, たんぱく質の補給

①**食材の選択と嚥下調整食の工夫**: 食材は柔らかくなりやすい野菜類に加え, た
んぱく質を多く含む食品を積極的に使用することが望ましい. たんぱく源とし
て, 鶏もも肉は比較的短時間の調理でも柔らかく調理でき, どの食事形態にも
向いている. 魚も骨や皮を除くことで, どの形態にも使用できる. 身をほぐす
場合, 白身魚や焼き魚はぼそぼそすることがあるため, 煮汁などの水分を含ま
せしっとりとさせる. もしくは煮汁に増粘剤を使用し, あんをからめるとのど
越しが良くなる. 肉・魚用の酵素 表3 も市販されており, 繊維を断ち切るこ
とで食材が柔らかくなり, 食材選択の幅が広がる. 酵素の使用以外にも, 塩麹
やはちみつ, 酒などを使用した調味液に漬けこむことで同様の効果が生まれる
ため, 家庭でも取り入れやすい. 卵や豆腐は調理法によってかたさや付着性が
調整でき, つなぎとしても使用できる食材である.

②**栄養価を高める工夫**: 食材や調理法により, 必要とされる加水量は違うため必

表3 つづき

目的	エネルギーとたんぱく質の強化			肉・魚を柔らかくする酵素	
商品名	たんぱくんパウダー	メイプロテイン	栄養アップペースト	スベラカーゼミート	「献立さん®」やわらかアップお肉・お魚用
メーカー	ヘルシーフード	明治	明治	フードケア	味の素
商品画像					
エネルギー	20 kcal/6 g	46 kcal/12.5 g	100 kcal/15 g	6.2 kcal/3 g	6.9 kcal/3 g
たんぱく質	3 g	10 g	3.5 g	0 g	0 g
脂質	0.1 g	0.15 g	8.9 g	0 g	0 g
炭水化物	1.5 g	1.2 g	2.3 g	1.6 g	1.5 g
特徴	●おかゆに混ぜる ●梅しそ味, 味噌かつお味, 中華風味の3種類 ●鉄・Ca・Zn配合	●乳清たんぱく質を使用 ●鉄・Ca・Zn配合	●15 gのうちMCT 7.2 g含有 ●無味タイプ	●材料100 gに対して3 g使用(食塩含有量1.49 g/3 g) ●野菜にも使用できる	●材料100 gに対して3 g使用(食塩含有量1.15 g/3 g)

ずしも水分量は一定ではない. むやみに水分を付加するのではなく, 0.5倍から1倍を目安とし, 嚥下調整食分類のコードに合わせ, 微調整する. 水やだし汁, 煮汁に限らず, 高エネルギーの食品(牛乳・生クリーム・油脂類・栄養補助食品 **表3** など)を利用して加水することで, エネルギーを高めることができる. 例えば, 水150 mLを牛乳に変更した場合, エネルギー100 kcal, たんぱく質5 gを増加できる. また, ニュートリーコンク2.5(ニュートリー)や栄養アップペースト(明治)などの栄養補助食品は料理に混ぜることで少量でもエネルギー, たんぱく質を強化できる **表3** . 主食の粥にもMCTオイルやプロテインパウダーなどを付加することで, それほど味に影響を与えずにエネルギーやたんぱく質を増加できる. 他にも, こしあんを使用し, おはぎ風のアレンジや, たまご粥も好評である. 離水の心配がある場合は粥に増粘剤を入れておくと離水しにくい. 食材や料理の種類に合わせ, 付加するものを選択するとよい.

ビタミン, ミネラル類の補給

生食でも可能な食品を選択し, 調理方法を工夫する. 例えば, すりおろした長芋はそのままでも摂取できる. また, きゅうりは皮をむくとフードプロセッサー

JCOPY 498-01802

表3 つづき

目的	市販されている嚥下調整食		
商品名	やさしい素材	やさしい献立 なめらかおかず	あいーと
メーカー	マルハニチロ	キユーピー	イーエヌ大塚製薬
商品画像	(白身魚ムース)	(豚肉と野菜)	(すき焼き風寄せ煮)
エネルギー	51.6 kcal/40 g	75 kcal/75 g	78 kcal/93 g
たんぱく質	5.2 g	2.4 g	6.4 g
脂質	2.6 g	5.4 g	1.4 g
炭水化物	1.6 g	4.5 g	10 g
特徴	● コード 3 に相当 ● 肉，魚，野菜，果物，惣菜などのゼリー食，ムース食 ● たんぱく質を強化しているものもあり ● 冷凍食品 ● 業務用	● コード 2-1 に相当 ● おかゆ，おかず，やさいなどペースト食 ● 賞味期限が常温 19 か月と長く，災害時備蓄としても検討できる ● レトルトパウチ ● 主に家庭向きだが病院・施設向けに取り扱っている業者が多い	● コード 3 に相当 ● ごはんやパン，和洋中のおかず ● 見た目は常菜と変わらないが，舌でつぶせるやわらかさ ● 冷凍食品 ● 家庭向き

にかかり，酢の物やサラダなどアレンジが可能である．果物は比較的嚥下調整食に向いている食材が多い．バナナをフードプロセッサーにかけ，レモン汁で褐変防止したものは，物性も安定している．ほかにも，メロン，いちごなどはフードプロセッサーにかけた後，増粘剤を使用し離水に注意することで使用できる．生の果物はビタミンやカリウムを豊富に含んでおり，香りや甘味を好む患者も多い．しかし，果物は皮・種の処理や消毒などの手間やコストがかかるため，嚥下調整食では缶詰の果物や市販品のゼリーを利用することも多い．

● **問題点 2．見た目が悪い**

嚥下調整食の場合，見た目では何の食材を使っているかわかりにくいことが多い．また，患者のこれまでの食生活とは異なる食事形態のため，食事に対する不安や不満が生じやすい．摂食嚥下機能に合わせた食事形態を提供することは適切であるが，毎食同じようなムースやペースト類では見た目や食感にも飽きが生じ，食欲や意欲が低下することがある．

適切な食事形態の評価

多職種チームにおける介入で嚥下障害や摂取状況，栄養状態などを評価し適宜食事形態を検討，変更するよう努める．また，誤嚥予防のため，水分にとろみをつけすぎると，咽頭残留，嚥下後の誤嚥や窒息を引き起こす可能性がある．さらに，患者の嗜好に合わなくなる，体重減少，脱水になる傾向にある[5]ため，個人に合った適正なとろみを評価する．

わかりやすい献立

ベッドサイドに献立表を用意することや，見た目にもわかりやすい料理を提供すること（麻婆豆腐などの豆腐料理，カレーライスなど）は実行しやすい．

盛り付けの工夫

例えば，肉じゃがの食材を全部あわせてフードプロセッサーにかけると茶色になってしまい，見た目でおいしさが感じられない．そこで，にんじんといんげんは別にフードプロセッサーにかけ赤・緑・茶色の三点盛りにすると彩りが良くなる．また，嚥下調整食（コード3〜4）を提供する際は普通食になるべく近似した食材の選択や盛り付けをすると見た目も良い．

さらに，めりはりのある味付けで味覚や視覚，嗅覚からもアプローチする．嚥下調整食は固さ，付着性，凝縮性，離水性などの要素だけでなく，温度，見た目，おいしさなど嗜好に合った食品や味の工夫も大切である[6]．

● 問題点 3. 食事形態の物性が不安定

嚥下調整食の仕上がりにムラがあると，とろみの強さが一定ではない，離水が多い，ペーストに粒が残るなど，患者が安全に摂取できない．また，調理工程が複雑になると調理時間が長くなり，調理器具との接触も増えるため食中毒発生のリスクがあがる．

調理業務の工夫

厨房調理担当者は，摂食嚥下障害や嚥下調整食についての情報を得る機会が管理栄養士や栄養士よりも少ない．なぜ嚥下調整食が必要か，適切な形態とはどのような形態かなどの知識や情報の共有を行う．また，各調理工程はマニュアル化し，調理担当者が変わっても毎食安定した形態で提供する．また嚥下調整食を必要とする患者は高齢者であることも多く，免疫力や体力が低下している．そのため大量調理施設衛生管理マニュアルに基づいて，衛生管理には十分配慮する．献立作成者(管理栄養士・栄養士)は人員や調理工程に無理のない献立作成を行う．

市販品の活用

　病院や施設向けにムース形態の食材や家庭向けの嚥下調整食の冷凍食品 表3 が販売されている．自然解凍やスチームコンベクションオーブン，電子レンジでの加熱で使用できる．一般的な野菜や肉，魚の他にれんこんやゴボウ，しいたけなど，通常の嚥下調整食では選択できないような食材やたんぱく質が強化された商品などのバリエーションがある．必要に応じて増粘剤を使用したソースやドレッシングなどの工夫で多種多様な料理にアレンジが可能で，手軽に安定した食事形態を提供できる．

♪ さいごに

　「口から食べること」を支援するためには患者の摂食嚥下機能を考慮した上で，少量でも高エネルギー，高たんぱく質のおいしい食事を提供する．栄養を摂取する方法は経口摂取以外にも複数のルートがあるが，「口から食べること」で得ることができるものは栄養素以外にも多い．摂食嚥下障害の患者に対する食・栄養の支援を継続するためには，質の高い嚥下調整食の提供や多職種チームでの介入がより効果的だと考える．

文献

1) 栢下　淳. 嚥下調整食の分類について―舌圧および栄養との関連―. 老年歯学. 2018; 33: 45-51.
2) 日本摂食・嚥下リハビリテーション学会医療検討委員会. 日本摂食・嚥下リハビリテーション学会嚥下調整食分類 2013. 日摂食リハ会誌. 2013; 17: 255-67.
3) Namasivayam AM, Steele CM. Malnutrition and dysphagia in long-term care: a systematic review. J Nutr Gerontol Geriatr. 2015; 34: 1-21.
4) 山縣誉志江. 坂井美由季. 栢下　淳. 物性調査による嚥下調整食の現状と課題. 日摂食リハ会誌. 2012; 16: 140-7.
5) Beck AM, Kjaergaard A, Hansen T, et al. Systematic review and evidence based recommendations on texture modified foods and thickened liquids for adults（above 17years）with oropharyngeal dysphagia-An updated clinical guideline. Clin Nutr. 2018; 37: 1980-91.
6) 小山珠美. 口から食べるリハビリテーション. 日本静脈経腸栄養学会雑誌. 2015; 30: 1113-8.

〈澤田亜紀〉

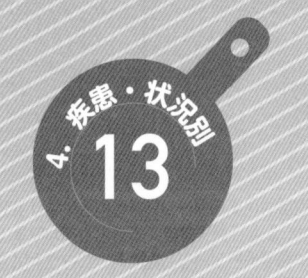

4. 疾患・状況別
13

糖尿病の場合の「攻めの栄養療法」

ポイント

- 🔑 糖尿病に対する攻めの栄養療法とは，糖尿病の合併症やサルコペニアの発症と悪化を予防することである．

- 🔑 糖尿病高齢者では，身体的状況だけでなく，精神的状況，家族支援状況なども踏まえて，攻めの栄養療法を行う．

- 🔑 減量の必要がない症例での適切なエネルギー摂取量は，運動療法や日常生活活動量に合わせ，30〜40 kcal/kg 標準体重/日として栄養管理を行っていく．

♪ はじめに

　糖尿病と糖代謝異常は成因により，1型糖尿病と2型糖尿病，その他特定の機序・疾患によるものと，妊娠糖尿病の4つに分類される．その中でも，90%以上を占める2型糖尿病では，遺伝的要素に加えて加齢，過食，運動不足，肥満などの環境要因が加わって発症する．その要因から，運動療法による消費エネルギーを考慮した攻めの栄養療法が必要不可欠である．しかしながら，実臨床では活動量に対して少なすぎる必要栄養量が設定されることも多く，急激な減量などによりサルコペニアを引き起こすことも少なくない．本稿では糖尿病の場合にどのように攻めの栄養療法を行っていくかについて述べる．

♪ 糖尿病の治療目標とコントロール目標

　糖尿病の治療目標は合併症の発症と悪化の予防である．血糖コントロール目標を設定するためには，糖尿病分類や合併症の有無や程度，体重，血糖，血圧，血

表1 糖尿病に対する攻めの栄養療法に必要な評価項目

評価項目	内容
身体計測	身長，体重，BMI，血圧，腹囲，筋肉量，握力，歩行速度
検査データ	血糖値（食前・食後），HbA1c，血清脂質，尿所見など
食事摂取量	摂取エネルギー量，摂取たんぱく質量，食生活や間食の有無など
身体活動量	身体活動強度，運動量，運動時間
合併症評価	合併症の有無，合併症を有する場合は程度
薬物療法	薬物療法の内容，薬物療法内容の変化
低血糖の評価	低血糖の有無，頻度

清脂質などをまず把握する．その後，患者の年齢や罹病期間，投薬状況，生活環境，身体機能，職業の有無や内容などを考慮し，個別に設定することが重要である．

　日本糖尿病学会では，合併症予防のための目標として，HbA1c 7％未満，空腹時血糖値 130 mg/dL 未満，食後 2 時間血糖値 180 mg/dL 未満を目安としている．

　これらの値は，攻めの栄養療法を行う際にも同様の血糖コントロール目標で差し支えないが，この目標に加え，筋肉量測定も行い，サルコペニアの有無および程度の評価を行う．攻めの栄養療法では，血糖コントロールのみを目標とせず，活動量に見合った摂取エネルギー量により，サルコペニアの発症と悪化を防ぐことも治療目標の 1 つとすることが望ましい．攻めの栄養療法に必要な評価項目については **表1** に示す．

♪ 高齢者糖尿病の治療計画とコントロール目標

　高齢者における糖尿病の血糖コントロール目標は，上記コントロール目標とは別に定められている[1] **表2** ．高齢者では若年者と比べ，身体的状況，精神的状況，家族支援状況などの個人差が大きく，血糖コントロールに大きな影響を与えているためである．また，糖尿病以外の併存疾患がある場合も多く，罹患期間も長期化し，合併症が進行している場合が多い．実際に，罹患期間（6 年以上）と血糖コントロール不良，筋力低下は関連していると報告されている[2]．高齢者の場合は，運動療法を行えるかのみの身体的状況だけでなく，認知機能やうつ病の有無などの精神的状況，調理担当者が誰であるかなどの家族や近隣住民の支援状況も踏まえたゴール設定が重要である．高齢者であっても，運動療法・栄養療法

表2 高齢者における糖尿病の血糖コントロール目標

	カテゴリーⅠ	カテゴリーⅡ	カテゴリーⅢ
患者の特徴・健康状態	認知機能正常, かつ ADL 自立	①軽度認知障害～軽度認知症 ②手段的 ADL 低下(買い物, 食事準備, 服薬管理など), 基本的 ADL 自立 (着衣, 移動, 入浴など)	①中等度以上の認知症 ②基本的 ADL 低下 ③多くの併存疾患や機能障害
重症低血糖が危惧される薬剤の使用 なし	HbA1c 7.0%未満	HbA1c 7.0%未満	HbA1c 8.0%未満
重症低血糖が危惧される薬剤の使用 あり	65 歳以上 75 歳未満 HbA1c 6.5～7.5%未満　75 歳以上 HbA1c 7.0～8.0%未満	HbA1c 7.0～8.0%未満	HbA1c 7.5～8.5%未満

(荒木　厚, 他. 日本老年医学会雑誌. 2018; 55: 1-2[1)]より改変)

が積極的に行える場合は, 通常の攻めの栄養管理を行っても問題ない.

栄養管理のポイント

エネルギー

　一般的な糖尿病の食事療法では 25～30 kcal/kg 標準体重/日でエネルギー摂取量を設定してきた. しかしながら, 糖尿病患者における基礎代謝量は健常人と比較し, 差がない, または 6.5%高いことが報告されている[3,4)]. また, 同様にエネルギー消費量についても健常人と比較し, 有意差を認めていない. したがって, 減量の必要がない症例での, 適切なエネルギー摂取量は運動療法や日常生活活動量に合わせ, 30～40 kcal/kg 標準体重/日として栄養管理を行う[5)]. エネルギー産生栄養素バランスの比率については, 炭水化物のエネルギー比率をエネルギー指示量の 50～60%を目安とし, 血糖値の変動を確認しながら調整する.

たんぱく質

　糖尿病性腎症などの腎機能低下が認められない場合, たんぱく質は最低でも 1.0 g/kg 標準体重/日を目安とし, サルコペニアの発症と悪化を予防する. その際には, エネルギー指示量の 20%以下を目安とする. 例えば, 身長 160 cm の患者の場合, エネルギー摂取量を 30 kcal/kg 標準体重/日とし, たんぱく質エネルギー比を指示エネルギーの 20%とすると, 1.5 g/kg 標準体重/日と設定できる. たんぱく質は可能な限り 3 食で均等に摂取し, 筋肉量合成を促すことが, 良好な血糖コントロールへの近道である.

脂質

炭水化物とたんぱく質摂取量を決定したのち，残りを脂質で摂取する．すなわち，エネルギー摂取量の20〜30％を目標とする．しかし，糖尿病は大血管疾患の発症リスクであり，脂質摂取量がエネルギー比率の25％よりも多くなる場合には，飽和脂肪酸を減らすなどの工夫が必要である．

食塩相当量

高血圧や心血管疾患，腎臓疾患などが併存疾患として認められる場合は，食塩摂取量は6.0 g/日に設定する．その他の場合は日本人の食事摂取基準2020に基づき成人男性は7.5〜8 g/日未満，女性で6.5〜7 g/日未満を目標量とする．

食物繊維

食物繊維は合併症予防のためにも，意識して摂取することが大切である．1日20 g以上を目標とし，食後の高血糖予防や中性脂肪，血清コレステロールの増加を防ぐ．また，運動療法と併用することで，便通改善も期待できる．

✒ 糖尿病での攻めの栄養療法の適応となる場合，ならない場合

攻めの栄養療法は，強度によらず運動療法が実施できる限り適応となるため，ほとんどの糖尿病患者に実施できる．しかし，重症低血糖や糖尿病ケトアシドーシス，高浸透圧高血糖症候群などの急性合併症を生じている際には適応とならない．回復を待ってから攻めの栄養療法を行う．

✒ 攻めの栄養療法を行う上での注意点

● 栄養状態別の注意点（低栄養・過栄養）

低栄養の場合

糖尿病を有する低栄養症例では血糖値の上昇を気にするあまり，エネルギー蓄積量を付加できずに，さらに低栄養を助長してしまうことが起こりうる．まずは，低栄養を引き起こしている原因が何であるかを確認する．そのうえで，必要栄養量不足に対しては，どのくらいの期間で栄養改善を見込んでいるのかのゴール設定を行うことが大切である．ゴール設定を行った後は，定期的に評価し，体重増加を加味した栄養量を付加する．糖尿病食品交換表を使用する場合は毎食1単位（80 kcal）の摂取量増加で，1か月に1 kgの体重増加が見込める．その際には，炭水化物のみでの付加にならないように注意し，血糖値をモニタリングする．短期間での急激な体重増加は高血糖を引き起こしやすい．1か月で3 kg以上など無理な体重増加をゴール設定にしないようにする．

過栄養の場合

　過栄養の場合には，筋肉量を増加させ，体脂肪量を減少させることで，血糖値の改善を目指す．1か月に1〜3 kgを目安に減量を行っていく．少なくともエネルギー摂取量の10％は運動で消費する．減量に伴うサルコペニアの発症/悪化を予防するためには，運動療法に加え，たんぱく質摂取量が1.0 g/kg標準体重/日未満にならないように栄養管理を行う．

●サルコペニア・フレイルの場合の注意点

　フレイルは，高血糖と関連するだけでなく[6]，インスリン抵抗性，筋肉量低下との関連も指摘されている[7]．また，フレイルを生じるとQOLの低下，転倒リスクの上昇，入院率や死亡率が上昇する[8]．つまり，糖尿病患者でのサルコペニア・フレイルの場合，その改善が患者自身の生活や予後に大きく影響する．サルコペニア・フレイルの改善には運動療法や，日常での活動量を増加させ，攻めの栄養療法を行うことが有用である．この場合はこれまでに述べた糖尿病に対する攻めの栄養療法を応用すれば問題ないが，根底に低栄養がある場合は低栄養の改善も図る必要がある．また，サルコペニア・フレイルの発症/悪化に関連した他の原因がある場合には，原因の改善も行う．

●身体活動制限の場合の注意点

　糖尿病の合併症や運動障害の有無・程度などから，運動療法の中でも有酸素運動が積極的に行えない場合がある．この場合でも，レジスタンストレーニングなどを積極的に取り入れ，基礎代謝量の維持または改善を目標とすることは，血糖コントロールに有用である．レジスタンストレーニングや有酸素運動が実施困難な症例で，廃用性筋萎縮の予防や離床といった最低限の運動療法を行う．身体活動制限のある場合には，リハからみた栄養の視点が重要である．リハのゴール設定が機能維持か機能改善かによって，攻めの栄養療法が行えるのか，行う場合はゴール設定をどこにおくのかも決定する．

●薬物療法中の注意点（インスリン療法・経口血糖降下薬服用）

　薬物療法中であっても，攻めの栄養療法は可能であるが，副作用を考慮しておかなければならない．

インスリン療法

　インスリン投与時の副作用として最も注意したいのは低血糖である．低血糖予防には，食事時間や運動を行う時間を規則正しくすることが大切である．一般的には運動後のたんぱく質摂取が筋肉量合成を促すことで知られている．しかし，インスリン療法中に運動療法で血流量が増加すると，皮下からのインスリン吸収

JCOPY 498-01802

が促進され，低血糖を引き起こすことがあるため，空腹時の運動は避けるべきである．また，運動量が増加した場合は低血糖リスクが増加するため，特にモニタリングを厳重に行い，摂取エネルギー量を増量するなどの対応をとる必要がある．

経口血糖降下薬

現在，経口血糖降下薬には大きく分けて，インスリン抵抗性改善薬やインスリン分泌促進薬，糖吸収・排泄調整薬の 3 つがある．インスリン分泌促進薬である SU 剤やグリニド薬は，低血糖になる可能性が他の血糖降下薬に比べて高い．その作用機序に合わせた，副作用管理は重要である．近年では，配合錠も出てきており，服薬管理は容易であるが，副作用管理に注意が必要な場合も増えている．せっかく経口血糖降下薬を服用していても，栄養療法や運動療法が乱れると，薬の効果を減少させるなどの原因となりうる．

● 合併症を併発した場合の注意点（糖尿病細血管症）

糖尿病における三大合併症といわれる細血管症には，糖尿病神経障害，糖尿病網膜症，糖尿病腎症がある．糖尿病神経障害では，自律神経障害により，無自覚性低血糖などが引き起こされることがある．この場合は，運動療法を控えるのではなく，運動量や時間に応じた運動前・中・後のエネルギー補給を検討する．また，感覚・運動神経障害が認められる場合は，運動が過度にならないように注意し，運動後に手足の外傷の確認が必要である．糖尿病網膜症では，急激に血糖値を下げると，症状が悪化することがある．運動療法に見合わない食事摂取量になっていないかに注意する．糖尿病腎症については他項参照とする．

♪ さいごに

糖尿病患者であっても，運動療法と栄養療法を組み合わせることで，攻めの栄養療法は可能である．身体機能および栄養状態の評価を適正に行い，常に「リハからみた栄養」か，「栄養からみたリハ」の視点を持っておくことが，血糖コントロールを改善するには近道である．

文献
1) 荒木　厚，井藤英喜．「高齢者糖尿病診療ガイドライン 2017」を踏まえた治療の要点と展望．日本老年医学会雑誌．2018; 55: 1-12.
2) Park SW, Goodpaster BH, Strotmeyer ES, et al. Decreased muscle strength and quality in older adults with type 2 diabetes: the health, aging, and body composition study. Diabetes. 2006; 55 (6): 1813-8.
3) Chong PK, Jung RT, Rennie MJ, et al. Energy expenditure in lean and obese diabetic

patients using the doubly labelled water method. Diabet Med. 1993; 10 (8): 729-35.

4) Bitz C, Toubro S, Larsen TM, et al. Increased 24-h energy expenditure in type 2 diabetes. Diabetes Care. 2004; 27 (10): 2416-21.

5) 食事摂取基準策定検討会: 参考資料　エネルギー必要量. In: 食事摂取基準策定検討会.「日本人の食事摂取基準」策定検討会報告書（案）. 2019. p.67-83.

6) Blaum CS, Xue QL, Tian J, et al. Is hyperglycemia associated with frailty status in older women? J Am Geriatr Soc. 2009; 57 (5): 840-7.

7) Leng SX, Tian X, Matteini A, et al. IL-6-independent association of elevated serum neopterin levels with prevalent frailty in community-dwelling older adults. Age Ageing. 2011; 40: 475-81.

8) Cobo A, Vázquez LA, Reviriego J, et al. Impact of frailty in older patients with diabetes mellitus: an overview. Endocrinol Nutr. 2016; 63 (6): 291-303.

〈園井みか〉

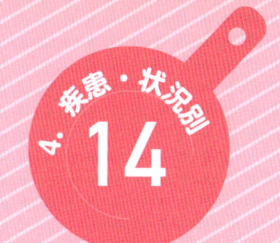

慢性腎疾患（CKD）の場合の「攻めの栄養療法」

ポイント

- 慢性腎疾患の進行度や，合併症の有無，活動量を考慮して必要栄養量を算出する．
- たんぱく質とエネルギーのバランスに考慮し，過度な制限はしないよう注意する．
- 摂取量が少ない場合は，不足している栄養素をモニタリングした上で，栄養補助食品の選択や経管栄養・静脈栄養の併用を検討する．

♪ はじめに

慢性腎疾患（chronic kidney disease: CKD）患者は，PEW（protein-energy wasting）とよばれる栄養障害を生じやすい．栄養障害は保存期で 20〜80％，透析期では 23〜73％にみられる．低栄養状態である PEW は，血液生化学検査値，体格検査，筋肉量，食事摂取量の 4 項目を評価し，3 つに該当すると PEW と診断される **表1** [1]．PEW の要因は栄養補給不足だけではなく，炎症やインスリン抵抗性，透析による異化亢進や栄養素の喪失などがある．PEW 早期には，電解質異常や尿毒症，胃運動障害などにより食思不振が生じる．PEW を合併した患者における運動と栄養療法の介入では除脂肪量や筋力の改善効果は見られなかったが，保存期 CKD 患者では，運動療法により腎機能や QOL が改善した．PEW では体たんぱく質とエネルギー源（筋肉量・脂肪量）の減少が特徴的に見られ，適切な管理を行わなければ徐々に進行し重篤化するため，早期から多職種での介入が必要である．

表1 PEW（protein-energy wasting syndrome）の診断基準
4項目のうち，3項目該当すれば PEW

1. 血液生化学（下記のうちどれか1項目）	
	血清アルブミン<3.8 g/dL
	血清トランスサイレチン<30 mg/dL
	血清コレステロール<100 mg/dL
2. 体格（下記のうちどれか1項目）	
	BMI<18.5 kg/m^2（ただし欧米人では<23 kg/m^2）
	体重減少（意図しない）3か月で5%，6か月で10%以上
	体脂肪率<10%
3. 筋肉量（下記のうちどれか1項目）	
	筋肉消耗度: 2か月間で5%，6か月間で10%以上
	クレアチニン産生率: 2か月間で5%，6か月間で10%以上
	上腕筋囲面積: 健常人の平均より10%以上低値
4. 食事摂取量（下記のうちどれか1項目）	
	意図しないたんぱく質摂取量不足: 2か月 0.8 g/kg/日未満
	意図しないエネルギー摂取不足: 2か月 25 kcal/kg/日未満

(Fouque D, et al. Kidney Int. 2008; 73: 391-8[1]より)

栄養管理ポイント

　CKD 重症度分類 **表2** を参考に，対象者の CKD がどの程度進行しているのか把握し，合併症の有無や活動量に応じて必要栄養量を算出する．CKD の PEW の予防や治療には，エネルギーやたんぱく質のさらなる枯渇を抑え，消耗されてしまうエネルギーを補充するような栄養管理を行う．また，高齢者やサルコペニアを合併した CKD では，サルコペニア予防・改善のために病態に合わせて食事から十分なたんぱく質を摂取してもよいと考えられる[2]．慢性腎臓病に対する食事療法基準 2014 年版（以下，食事基準）を参考に[3]，必要栄養量を以下に述べる．

●必要栄養量

①**エネルギー**: 適正エネルギー量は非透析期で 25〜35 kcal/kg 標準体重/日，透析期では 30〜35 kcal/kg 標準体重/日である．性別，年齢，身体活動量のほかに，糖尿病（以下，DM）や肥満などの合併症を考慮して設定する．肥満では体格指数（以下，BMI）が 25〜30 kg/m^{2}では 25 kcal/kg 標準体重/日，BMI 30 kg/m^{2}以上では 20 kcal/kg 標準体重/日を目安に設定する．適正エネルギー量を摂取していないと，たんぱく質が体たんぱく合成ではなく，エネルギー源

JCOPY 498-01802

表2 CKDの重要度分類

原疾患	蛋白尿区分		A1	A2	A3
糖尿病	尿アルブミン定量 （mg/日）		正常	微量アルブミン尿	顕性アルブミン尿
	尿アルブミン/Cr比 （mg/gCr）		30未満	30〜299	300以上
高血圧 腎炎 多発性嚢胞腎 移植腎 不明 その他	尿蛋白定量 （g/日）		正常	軽度蛋白尿	高度蛋白尿
	尿蛋白/Cr比 （g/gCr）		0.15未満	0.15〜0.49	0.50以上
GFR区分 （mL/分/ 1.73m²）	G1	正常または 高値	≧90		
	G2	正常または 軽度低下	60〜89		
	G3a	軽度〜 中等度低下	45〜59		
	G3b	中等度〜 高度低下	30〜44		
	G4	高度低下	15〜29		
	G5	末期腎不全 （ESKD）	<15		

重症度は原疾患・GFR区分・蛋白尿区分を合わせたステージにより評価する．CKDの重症度は死亡，末期腎不全，心血管死亡発症のリスクを■のステージを基準に，■，■，■の順にステージが上昇するほど，リスクは上昇する．（KDIGO CKD guideline 2012を日本人用に改変）

として利用されてしまうため，サルコペニアや低栄養の要因になる．一度エネルギー量を設定したうえで，その後の体重変化や身体所見や病態に合わせて適時変更することが重要である．

②**たんぱく質**: 標準的治療としてステージG3aでは0.8〜1.0 g/kg標準体重/日，ステージG3b以降では0.6〜0.8 g/kg標準体重/日，透析期では0.9〜1.2 g/kg標準体重/日が推奨されている．低たんぱく質特殊食品を積極的に使用した0.5 g/kg標準体重/日以下のたんぱく質制限によりステージG5における腎機能が安定したという報告がある．また，DMを合併していないCKDや1型DM患者のGFR低下抑制に対して有効で，2型DM患者でも有効な可能性がある[4]．一方で，高齢CKDやサルコペニアを合併したCKDの場合は，過度なたんぱく質制限をしないという旨の考え方が提唱された[2]．ステージG1〜G2では1.5

g/kg 標準体重/日，ステージ G3 では 1.3 g/kg 標準体重を上限の目安とする．サルコペニアを合併した CKD ステージ G3〜G5 でたんぱく質制限が優先される場合は，ステージ G3a で 1.0 g/kg 標準体重/G3b〜G5 で 0.8 g/kg 標準体重/日を上限推奨量の目安と考える．また，サルコペニア・フレイルを合併した透析期 CKD のたんぱく質摂取量は 0.9〜1.2 g/kg 標準体重/日を大きく下回っている傾向があるため[5]，推奨量まで底上げすることが求められる．いずれにせよ，たんぱく質制限が安全に実行されているか否かを適宜評価することが重要である．

③**塩分**: 塩分制限はステージにかかわらず 6 g/日未満が適切である．ステージ 4〜5 で体液過剰の徴候があればより少ない塩分制限を行う．血液透析中は 6 g/日未満を基準とし，個別に算出する．腹膜透析では除水量や尿量を考慮する．食塩摂取量の増加により腎機能低下と末期腎不全へのリスクが増加することや，塩分制限により尿たんぱくが減少することが報告されている．しかし，低ナトリウム血症は高ナトリウム血症より発症頻度が高く，両者同様に総死亡率のリスクが増加する．とくに，1 型 DM，低血圧，利尿剤の使用，高齢者などでは過度な塩分制限は注意が必要である．

④**カリウム**: カリウムについては，高カリウム血症のリスクが少ないステージ G1〜3a までは制限せず，ステージ G3b では 2,000 mg/日以下，ステージ G4〜5 では 1,500 mg/日以下を制限する．血液透析では 2,000 mg/日以下，腹膜透析では制限なしである．血清カリウム値は 4.0 mEq/L 以上，5.5 mEq/L 未満が推奨されている．カリウム制限として野菜や果物の摂取制限や野菜・根菜類のゆでこぼしなどは一律に行うべきではなく，血清カリウム値を参考に，薬剤の副作用や合併症を考慮しながら必要に応じて制限する．

⑤**リン**: 食事基準において，透析期ではたんぱく質（g）×15 以下を推奨している．非透析期の指標は示されていないが，リンの摂取量がたんぱく質摂取量に影響を受けるため，たんぱく質制限食であることが同時にリンの摂取制限になり得ることを考慮している．食材によって異なるが，たんぱく質 1 g あたりのリンは約 15 mg である．よって，たんぱく質の摂取量と検査値を合わせて評価し，すべてのステージにおいて血清リン値を基準値内に保つことが推奨される．

●栄養モニタリング

CKD の重症度分類

重症度は，原疾患，糸球体濾過量（glomerular filtration rate: GFR），尿たんぱく区分を合わせたステージにより評価する．腎機能が正常の 10% 以下に低下

JCOPY 498-01802

表3 高たんぱく栄養補助食品の一例

商品名，エネルギー量，たんぱく質，内容量

メディミルロイシンプラス 200 kcal/8 g/100 mL	リハたいむゼリー 100 kcal/10 g/120 g	アミノエールゼリーロイシン40 30 kcal/3 g/100 g
メイバランス® Mini 200 kcal/8 g/100 mL	プロミア 100 kcal/10 g/26.8 g	エネプロゼリーセブン 150 kcal/7 g/80 g

した末期腎不全（end-stage kidney disease: ESKD）に至ると，体液や体内循環の恒常性を保つことができなくなり，生命維持のために透析療法を受ける必要がある．実際，CKDではESKDで透析療法に至る患者よりも心血管疾患で死亡する患者のほうが多いため，栄養モニタリングの際には，［動脈硬化のリスク，エネルギー・塩分過剰摂取，運動習慣，飲酒，喫煙，ストレス］などの生活習慣も含めて評価する．

食事の工夫

　CKDでは前述したように食思不振になる症例が少なくない．しかし，たんぱく質や塩分制限により味気のない食事が提供されると，さらに食思不振を助長してしまう可能性がある．当院では，経口摂取量が少ない場合は摂取量を考慮して提供内容を調整する．例えば塩分制限6 g/日未満制限食を半分量しか摂取できない場合は，塩分10 g/日程度（一般食と同様）の食事を提供しても実際には半分しか摂取しないため6 g/日未満に制限できる．また，食思不振の症例においては，不足している栄養素を把握することが必要である．たんぱく質調整食品（低たんぱく米，低たんぱくパンなど）を用いることも検討する．食事時間以外に摂取可能であれば，間食として10時・15時に介入を試みる．味付けや栄養補助食品による調整を行い，適切な時期に血液データなどで病態の評価を行い，適宜アセスメントを実施する．

①**たんぱく質が不足している場合:** 主食は摂取可能な症例ではエネルギーは確保しやすいが，たんぱく質が不足しやすいため，必須アミノ酸とくにBCAAを含むゼリーや飲料を選択する **表3**．甘いものを好まない方には，スープ状の栄

表4 高エネルギー栄養補助食品の一例
商品名，エネルギー量，内容量 ※いずれもたんぱく質は 0 g

| 日清 MCT オイル 90 kcal/10 g | 日清 MCT パウダー 90 kcal/9 g | エネルギーゼリー 160 kcal/98 g |
| 粉飴ムース 160 kcal/58 g | エネプリン 110 kcal/40 g | ブイ・クレスハイプチゼリー 80 kcal/23 g |

養補助食品と食事の汁物と置き換えて提供する．

　栄養補助食品が合わないときは，牛乳・チーズ・ヨーグルトなどの乳製品や，卵豆腐や温泉卵の提供を試みる．血清リン値が高い場合は，乳製品のリンの含有量に留意する．

②**エネルギー量が不足している場合**: 副食は，摂取可能な症例ではたんぱく質は確保しやすいが，エネルギーが不足しやすいため，糖質や脂質主体の商品を選択する **表4**．当院では MCT 商品は主食や汁物にかける，混ぜるなどして使用したり，水分補給時に水やお茶など，好みの飲料に入れて摂取してもらう．水やお茶と MCT オイルは分離しやすいため，一人分の飲料を作るときには，電動ミルクフォーマー（100 円で購入可能）を用いて混ぜている．

●**経管栄養**

　消化器症状がなく，経腸栄養管理が可能な症例では経管栄養の施行を検討する．非たんぱくエネルギー/窒素比（以下，NPC/N）を見ると，標準組成の経腸栄養剤は 100〜150 であるのに対し，腎不全の病態に配慮した商品は NPC/N 400〜1600 程度に調整されている．透析前の保存期 CKD 患者ではたんぱく異化亢進や高カリウム血症を防ぐために NPC/N 300 以上に設定する必要があるが，保存期 CKD や低栄養状態を改善させる必要があるとき，透析が十分に行われている状況では，150 程度で良い．そこで，標準組成の経腸栄養剤のみではなく，病態に応じてエネルギー・たんぱく質・ナトリウム・カリウム・リン・水分が調整されている腎不全の病態に考慮した商品を用いる．

●**静脈栄養**

　経口，経管栄養同様に，エネルギー，たんぱく質量に留意しつつ，水分，電解

JCOPY 498-01802

質，ビタミン，微量元素の投与量にも注意を払う．透析治療では水溶性ビタミンの喪失が増加するが，脂溶性ビタミンは除去効率が低いため，脂溶性ビタミンの過剰症の症状がないか確認する．また，前腕のシャント側の鎖骨下静脈を使用すると，血栓の頻度が増加するため注意が必要である．脂肪乳剤を用いると，エネルギー量を確保しつつ水分量を控えることができるが，脂肪乳剤には卵黄レシチンに由来するリンが含まれる点に注意する．リンを補充する場合は，リン酸Na補充液は，カルシウムを含む輸液と配合すると沈殿を形成する可能性があるため，生理食塩水で希釈し投与する[6]．

注意点

▶ 栄養管理上の注意点
栄養補給ルートを併用している場合，トータルでどれくらい栄養素が確保できているか，投与バランスに留意する．経管栄養・静脈栄養は処方した分がほぼ確実に投与されるが，そこに経口摂取が加わった際に，どのようなバランスになるか適時栄養評価が必要である．
たんぱく質制限については，その効果は示されているが，必要以上に厳格な制限では生命予後不良などさまざまなリスクを伴う可能性もあるため，慎重に考慮する必要がある．エネルギー摂取量とたんぱく質必要量の間には密接な関連があり，0.6 g/kg/日以下のたんぱく質制限を行う場合は，35〜40 kcal/kg/日以上のエネルギーを摂取しなければ負の窒素バランス（異化亢進）となることが示されている[7]．対象者の食事摂取状況やステージ進行に合わせた柔軟な栄養介入が求められる．

♩さいごに

CKDにおいて栄養管理は重要なポイントである．管理栄養士による介入・指導を受けていたCKD患者は非介入群に比べて，eGFRの低下が抑制され，透析導入を遅らせたことや，管理栄養士を含むチーム医療の介入によってCKDステージG3患者のGFR低下を抑制することができたという報告がある[6]．管理栄養士はCKD患者の療養指導に関する基本知識を深め，対象者の食欲やステージに合わせた栄養管理を行い，チーム医療の一員としてPEWや透析の予防に努めることが求められる．

文献

1) Fouque D, Kalantar-Zadeh K, Kopple J, et al. A proposed nomenclature and diagnostic criteria for protein-energy wasting in acute and chronic kidney disease. Kidney Int. 2008; 73: 391-8.

2) 日本腎臓学会. サルコペニア・フレイルを合併した保存期 CKD の食事療法の提言. 日腎会誌. 2019; 61（5）: 525-56.

3) 日本腎臓学会, 編. 慢性腎臓病に対する食事療法基準 2014 年版. 東京: 東京医学社; 2014.

4) 日本腎臓学会, 編. エビデンスに基づく CKD 診療ガイドライン 2018. 東京: 東京医学社; 2018.

5) 菅野義彦, 加藤明彦, 神田英一郎, 他. サルコペニア・フレイルを合併した透析期 CKD の食事療法. 透析会誌. 2019; 52（7）: 397-9.

6) 濵田康弘, 井上愛莉沙, 白井由美子, 他. 腎不全の栄養管理における静脈栄養の意義と実際. 日本静脈経腸栄養学会雑誌. 2018; 33（3）: 848-52.

7) 日本腎臓学会, 編. エビデンスに基づく CKD 診療ガイドライン 2013. 東京: 東京医学社; 2013. p.28.

〈吉村由梨〉

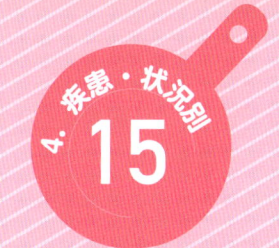
在宅で経済的にゆとりがない場合の「攻めの栄養療法」

ポイント

🔑 在宅で経済的にゆとりがない生活を営む場合は，食品にかけられる金額が少ない場合があり，容易に低栄養状態に陥る．

🔑 経済的にゆとりがない場合でもどの栄養素が不足しているかを判断し，普段の食事内容を工夫しながら栄養管理を行う．

🔑 安価で利用できる社会資源を利用することも栄養管理には有用であり，多世代が一緒に食事を通してコミュニケーションをとることで，食文化の継承にも繋がる．

はじめに

　経済的にゆとりがない生活を営む背景には様々な要因がある．多くの場合，病気で働けない場合や，単身で子育てをしている場合など，出費がかさむ場合には食事に意識が向きにくい．また，普段から調理を行わない人，自分で栄養管理を行うことが難しい子どもや高齢者は栄養状態が低下しやすい．どのような背景が原因となって，経済的にゆとりがない状況に陥っているかを知り，理解することで，攻めの栄養管理を行いやすくなる．そして，食事への意識，活用できる食品・医薬品栄養剤等，社会資源を知ることも重要である．本稿では，在宅で経済的にゆとりがない場合の攻めの栄養管理に関して述べる．

経済的にゆとりがない現状とは

　貧困は，世代を超えて大きな問題となっている．日本では，「食べ物に事欠く」貧困にある子どもが存在する．厚生労働省は国の平均所得の半分以下の家庭を

「相対的貧困」層としている[1]．特にひとり親家庭の子どもの貧困率は 50.8% と，高い現状がある．給食以外に食べ物を口にできない，1日3食まともに食事を食べることができないなどの事例もみられ，親権者が病気，無職，低所得などが原因とされている．

高齢者においては，定年後，疾病や社会的な事情により，働けない場合がある．30年以上，厚生年金や共済年金等に加入してきた人であれば，平均支給月額 147,051円となるが，加入年数などで金額に大きく差がみられる[2]．また，国民年金だけに加入していた場合は 40 年間加入で，月額 64,941 円（満額の場合）を受け取れる計算となるが，実際は 55,615 円であり1万円程低いとの報告もある．医療保険等の優先される支出が増えると，経済的にゆとりがない世帯では，食事にかける支出を削らざるをえない．

当院の栄養相談でも，経済的にゆとりがない家庭の食生活を伺うことがある．食事の品数が少なかったり，宅配食を利用していても経済的な問題により，1食を昼夜と半分に分け，なんとか食べ繋いでいることもある．

🎵 貧困による栄養の問題点

代表的な低栄養の要因を **表1** に示す．経済的にゆとりがない生活の場合，様々な要因により低栄養状態へ陥る．

● 食事を自分で用意できない

簡素な食事になりやすい．栄養摂取状況および栄養状態の現状では，年齢階級が高いほど，低栄養の割合が高い．エネルギー摂取量をはじめとする多くの栄養素や食品群の摂取量が低下している可能性がある．特に経済的にゆとりがない生活をしている方は，多くの食品を揃えるのが難しい可能性がある．自身で調理ができない場合，割引となった惣菜類やパン，おにぎりなどを上手く利用する必要がある．したがって，低栄養を予防し，攻めの栄養管理を行うためには，特定の食品群や栄養素ではなく，食品摂取の質に着目する必要がある．

● 食料品アクセス問題

店舗までの距離が 500 m 以上で自動車を持たない 65 歳以上高齢者を食料品へのアクセスが最も困難な方と定義すると，2010 年の 382 万人から 2025 年には 598 万人に増加すると考えられている．また食料品スーパー等のアクセス困難者については，今後 644 万人から 814 万人に増加すると推計されている．

また，独居の場合，「買い物が大変」と感じる主観的食料品店アクセスは，食品摂取の多様性の低さと関連がある[3]．ネットスーパーなどはスマートフォンやイ

JCOPY 498-01802

表1 代表的な低栄養の要因

社会的要因	精神的心理的要因
独居 介護力不足・ネグレクト 孤独感 貧困	認知機能障害 鬱 誤嚥・窒息の恐怖
加齢の関与	疾病要因
嗅覚・味覚障害 食欲低下	臓器不全 炎症・悪性腫瘍 疼痛
その他	義歯などの口腔の問題
不適切な食形態の問題 栄養に関する誤認識 医療者の誤った指導	薬物副作用 咀嚼・嚥下障害 日常生活動作障害 消化管の問題（下痢・便秘）

(葛谷雅文. In: 大内尉義, 他編. 新老年学 第3版 東京大学出版会 ; 2010. p579-90)[7]

ンターネットの利用経験が少ない世代では，これらの利用が難しい．そのため，移動スーパーや宅配食の情報を提供することも栄養管理に欠かせない．

♪ 在宅高齢者の食生活

　平成29年国民健康・栄養調査の結果によると，65歳以上の高齢者における低栄養傾向（BMI≦20 kg/m^2）の割合は16.4%であり，男女別でみると，男性12.5%，女性19.6%であった．また80歳以上では約20%が低栄養傾向であった[4]．独居や高齢者世帯では，同じものばかり食べ，買い物や調理が億劫になる場合がある．また，食事そのものへの関心が薄れて食生活が単調になったり，生活リズムが乱れて朝食，昼食が一緒になり，1日2食になることもある[5]．食事はただ食べるためのものではなく，楽しく，美味しく食べることで生きがいにつながる．しかし，独居や高齢者世帯では，社会的孤立から外出の頻度が減少，運動不足による食欲低下，食事量の減少など悪循環を招く．また，加齢に伴う生理的変化や，社会的，経済的問題は高齢者の栄養状態に影響を与え，低栄養状態に陥る危険性が増大する．

♪ 利用できる社会資源

　平成29年3月に厚生労働省は，「地域高齢者等の健康支援を推進する配食事業の栄養管理に関するガイドライン」を策定した．孤食を防ぐため配食事業の充実

や，地域で子どもから高齢者まで異世代が集まり食事の準備や一緒に食べる共食の機会を増加させる目的がある．公共施設や個人宅など場所は様々だが無料のところが多く，有料でも 300 円程度と安価である．

毎年 6 月は「食育月間」とし，各地域で食育に関する催しが開催される．配食サービスは，食事を届ける以外に，会話を楽しむこと，安否確認の効果がある．

- 1〜2 か月に 1 度，貧困の家庭に食材を届ける子ども宅食．
- 高齢者版の子ども食堂の増加（65 歳以上だと割引になり，利用しやすい）．
- まだ充分食べられるが様々な理由で破棄される運命にある食品を，児童養護施設の子供達，DV 被害者，貧困者に届けるフードバンク．

♪ ゆとりがない場合でもできる攻めの栄養管理

● まずは最低限の栄養を担保することが必要

低栄養を予防する戦略として，食料品店へのアクセス，介護福祉サービス，食事の準備がある．単身とそうでない場合など食事の準備は一概に判断できない．安心して適切な食事を確保できる食環境の整備をすることが重要である．食事量の低下や偏りにより摂取たんぱく質が欠乏すると，骨格筋の減少，成長障害，感染症のリスクが高くなる[6]．経済的にゆとりがない場合，自身のエネルギーとたんぱく質の必要量を知ることが，攻めの栄養管理の第一歩として重要である．

● 普段の食生活を少し変えるだけで栄養バランスを整える工夫

どの栄養素が不足しているかを判断し，栄養介入する．

主食（炭水化物・エネルギー源）

- パンを選ぶ際には，惣菜パンを選ぶことでたんぱく質も同時に摂取できる．
- エネルギー不足の場合にはバター・マーガリン・ジャム等が入っているパンを選択する．
- おにぎりの具は，鮭やシーチキン，肉や卵類などたんぱく質が入ったものを選ぶ．
- 袋麺・カップ麺を利用する際には卵やカット野菜を入れ，摂取できる栄養素を増やす．
- シリアル食品を利用すると，食物繊維やビタミン，鉄分なども摂取できる．牛乳，豆乳などと一緒に摂ることで，たんぱく質も同時に摂取ができる．
- ご飯のお供には，野菜の漬物よりも，鮭フレーク，魚の佃煮，貝類の佃煮，そぼろなどを選ぶと，たんぱく質が摂取できる．

JCOPY 498-01802

主菜・副菜（たんぱく質源）

- 納豆，豆腐，厚揚げ，高野豆腐など，大豆製品を取り入れる．
- 卵は安価なため，たんぱく質源として意識して料理に活用する．
- 卵豆腐や既製品の茶碗蒸し，温泉卵などを利用する．
- 調理が難しい場合は，ゆで卵を1つ食事時に追加する．
- エネルギーが不足している場合，調理にマヨネーズを利用する．
- おからや，おからの粉末の利用もたんぱく摂取増加となる．
- チーズを取り入れる．

嗜好品

- 手作りの高エネルギードリンクの作成（きなこ牛乳，ココア，ミロ，スープ類に，スキムミルクなどを追加する）．
- ヨーグルトなどの乳製品を利用する．
- ゼリーよりプリンを選ぶ．
- きな粉を利用する．

ビタミン・ミネラル

- 野菜ジュースを利用する．
- 旬に出回る安価な果物を利用する．

医薬品・医薬品栄養剤を使用する場合

- 食事摂取に偏りがみられ，どうしても食品から必要なビタミンの摂取が難しい場合，医師より当該ビタミン剤の処方を受けることができる．
- 制限すべき食品，摂取すべき栄養素がある病態に対する栄養管理は上記とは異なる場合がある（医薬品栄養剤しか使用できない場合の「攻めの栄養療法」p.215を参照）．

♪ まとめ

　在宅で経済的にゆとりがない場合でも，工夫次第では攻めの栄養療法を行える．個人の問題背景を把握し，社会資源も利用しながらどのような栄養管理が行えるかを考えることが大切である．

文献

1) 厚生労働省「相対的貧困率等に関する調査分析結果」（平成27年）．https://www.mhlw.go.jp/seisakunitsuite/soshiki/toukei/tp151218-01.html（2019年5月31ダウンロード）．
2) 総務省統計局「家計調査（家計収支編）調査結果（2018年度）1世帯あたり1か月間の収入

と支出（総世帯）．https: //www.e-stat.go.jp/stat-search/files?page＝1&toukei＝
00200561&tstat＝000000330001（2019年5月31日ダウンロード）．

3）農林水産省　食料品アクセス（買い物弱者・買い物難民等）問題の現状について．http: //
www.maff.go.jp/j/shokusan/eat/syoku_akusesu.html（2019年6月10日ダウンロー
ド）．

4）厚生労働省「国民健康・栄養調査」（平成29年度），2019．https: //www.mhlw.go.jp/stf/
houdou/0000177189_00001.html（2019年5月31日ダウンロード）．

5）楠原清里，河野篤子．高齢者の食生活の実態: 男性と女性の比較．京都女子大学食物学会誌．
2003; 58. http://hdl.handle.net/11173/1408.

6）Wu G. Dietary protein intake and human health. Food Funct. 2016; 7（3）: 1251-65.

7）葛谷雅文．第2章老年症候群―低栄養とは．In: 大内尉義，他編．新老年学 第3版　東京: 東
京大学出版会; 2010．p.579-90.

〈改發明子〉

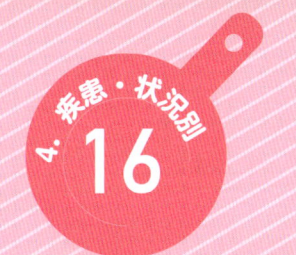

医薬品経腸栄養剤しか使用できない場合の「攻めの栄養療法」

ポイント

- 経腸栄養剤（栄養剤）は医薬品と食品とに区別される．医薬品の栄養剤の種類は少ない．
- 攻めの栄養療法を実践する対象者や，対象者の置かれる状況によっては，医薬品の栄養剤しか使用できない場合がある．
- 医薬品栄養剤の特徴を理解することは，攻めの栄養療法をする上で重要である．

♪ はじめに

　栄養摂取法は静脈栄養と経腸栄養に大別される．さらに経腸栄養は経管栄養法と経口栄養法に区別される．栄養療法において，経腸栄養剤（enteral nutrition: EN）や栄養補助食品（oral nutritional supplements: ONS）を取り入れることは対象者の摂取栄養量確保に有用と考えられる[1]．時に在宅，介護施設内，または病院から介護施設や自宅へ退院される場面で，医薬品栄養剤しか使用できないことがあり，状況を知った上での調節が求められる．医薬品栄養剤の特徴を食品の栄養剤と区別し理解することで，資源を活用できる可能性が広がる．本稿では医薬品栄養剤しか使用できない場合の「攻めの栄養療法」に関して述べる．

♪ 医薬品栄養剤の特徴

　経腸栄養に使用される製品は，取り扱いの制度上，医薬品，食品に分類される．前者を経腸栄養剤，後者を濃厚流動食と呼ぶ場合もあるが，いずれも経腸栄養剤と定義し本稿では用いる．2019 年 9 月現在，医薬品経腸栄養剤は 11 種類（24

表1 医薬品栄養剤と食品栄養剤の主な違い

	医薬品栄養剤	食品栄養剤
法規	薬事法	食品衛生法
製造の条件	医薬品製造承認の取得	なし
窒素源による組成分類	成分栄養剤・消化態栄養剤の一部 半消化態栄養剤の一部	消化態栄養剤の一部 半消化態栄養剤の一部　天然濃厚流動食
配合できるもの	日本薬局方収載医薬品 日本薬局方外医薬品 食品添加物収載化合物	天然物 食品添加物収載化合物
直接配合できないもの	なし	ビタミン K，マンガン，銅，亜鉛
診療報酬上取り扱い	医薬品	食品（食事療養）
保険適用	あり	なし
患者負担入院時	薬剤費に対する法定負担率	食事療養費の一部自己負担
患者負担外来・在宅	薬剤費に対する法定負担率	全額負担
費用請求	薬価請求	給食費請求
医師の処方	必要	不要
個人購入	不可能	可能
入手方法	処方薬として入手	個々人で購入

(山本加菜子, 他. In: 東口高志, 編. NST 完全ガイド. 照林社; 2005. p.117-21[4])より一部改変)

品目）であり，食品の経腸栄養剤の種類が多い．そのほか，自己負担額が少ない，法規上の違い（薬事法，食品衛生法），添加成分の可，不可の違いなどがある **表1** ．医薬品は臨床試験を経る等，申請までに 10 年程度かかることや，認可後安易に組成を変更できないことが，製品化される医薬品栄養剤数が少ない理由である．

　医薬品経腸栄養剤 11 種の特徴を **表2** に示す．

✒ 医薬品栄養剤しか使用できない状況とは

● 経済的負担理由

　医薬品，食品の選択は費用の問題で医療保険制度に関連する[2)]．介護施設，医療機関で提供される食事は一定額自己負担する必要がある **表3** **表4** ．在宅など，食品を入手する場合は示される金額を収入に関わらず，全額負担する必要がある（例: 300 円の食品は 300 円自己負担する）．一方医薬品は，薬剤費に対する法定負担率に応じ，負担額が異なる．障害の有無や高齢，低所得者は負担額は少なくなる（例: 医療費 2 割自己負担なら薬価 300 円の医薬品栄養剤は 60 円の自己負担）．生活保護世帯や身体障害者手帳等級 1 及び 2 級で医療費負担のない場

合，医薬品栄養剤でも自己負担額がない．

　在宅において経腸栄養剤に関連し，保険請求できる管理料がある．成分栄養，消化態栄養剤の使用に限定されるが，在宅成分栄養経管栄養法指導管理料（2,500点・月1回）である．経腸栄養剤は1 kclあたりで換算すると医薬品と，食品間で金額に大きな差はない．保険負担割合の額だけを負担すればよい医薬品を選択することで経済的負担は軽減される．例えば，ラコールNF配合経腸溶液（大塚製薬工場　薬価0.84円/1 kcal）と明治メイバランス1.0（明治　食品メーカー希望小売価格1.2円/1 kcal）である．比較すると，1日1000 kcalと設定した場合，薬価の3割が自己負担額とすると，1日あたりの自己負担額は医薬品タイプで252円程度，食品タイプで1200円程度となる．月で換算するとその差額は28,000円を超える額となり，経済的負担の違いは明らかである．

　介護保険施設や医療機関での食事は食事療養費として請求され，自己負担額は所得に比例する　**表3**　**表4**　．また，基本的に栄養療法上必要な食品そのものを通常の病院献立以外に付加した場合であっても，対象者へは請求できない．

　在宅医療においては，算定できる管理料が，処方される経腸栄養剤の種類によって異なる　**表5**　．在宅経腸栄養療法でエレンタールやツインラインが処方されやすい理由の一つである．

● 医薬品経腸栄養剤しか利用できない理由① 入手方法上

　食品の栄養剤を在宅で利用する場合，基本的に対象者またはご家族が注文することとなる．定期的に電話，インターネット等を使い購入することが難しい状況もある．その場合，訪問診療等で入手できる医薬品を勧めることがある．

● 医薬品経腸栄養剤しか利用できない理由② 施設，病院の事情

　介護施設内への往診時に処方可能な経腸栄養剤のみを採用する等の理由で，医薬品栄養剤しか使用しない施設がある．そのため，介護施設における状況を把握する必要がある．使用栄養剤の種類によっては，対応不可能と判断される場合もある．医療機関では食事療養費を算定する関係上，食品タイプの経腸栄養剤を選択する頻度が高い．経管栄養法では食品の経腸栄養剤を使用した場合には食事療養費として1食当たり575円（入院時食事療養費Iを算定している機関）算定できるが，医薬品タイプを使用時にはそれが算定できず，食品タイプを選択した方が増収に繋がる場合が多いためである．また，経口での食事が提供され，摂取状況が不良等理由により追加で経腸栄養剤をONSとして提供する場合がある．この場合，医薬品を選ぶことが収益上，有益となることがある（入院中の医薬品処方を出来高算定できる医療機関のみ）[2]．ただし食品タイプの栄養剤には多くの種

表2 医薬品経腸栄養剤一覧（成分一部抜粋）

	成分栄養剤		肝不全用	消化態栄養剤	半消化態栄養剤
製品名	エレンタール配合内用剤	エレンタール P 乳幼児用配合内用剤	ヘパン ED	ツインライン NF 配合経腸溶液	イノラス 配合経腸用液
販売会社	EA ファーマ	EA ファーマ	EA ファーマ	大塚製薬工場	大塚製薬工場
剤形	粉末	粉末	粉末	液体	液体
kcal/mL	300 kcal/80 g	312 kcal/80 g	約310 kcal/50 g	1kcal/mL	1.6kcal/mL
包装種類	80 g/袋・80 g/ボトル	40 g/袋・80 g/袋	80 g/袋・80 g/包	A 液 200 mL・B 液 20 mL	187.5 mL/パウチ
					100 kcal 当
たんぱく質 (g)	4.7 (アミノ酸)	3.4 (アミノ酸)	3.6 (アミノ酸)	4.05	4.00
脂質 (g)	0.17	0.9	0.9	2.78	3.22
糖質 (g)	21.1	19.9	19.9	14.68	13.26
ナトリウム (mg)	86.7	92.8	59.4	69	90
カリウム (mg)	72.5	158.7	70.3	118	184
カルシウム (mg)	52.5	109.2	79.0	44	88.9
マグネシウム (mg)	13.3	14	12.9	14	41.1
リン (mg)	40.5	84.4	60.9	53	111.1
塩素 (mg)	172.3	164.9	121.4	106.5	139
鉄 (mg)	0.6	1.6	0.34	0.63	1.22
亜鉛 (mg)	0.6	0.95	1.16	0.95	1.33
マンガン (µg)	100	160	96	160	444
銅 (µg)	66.7	113	64.5	23	100
ビタミン A (IU)	216	346	232	207	314.6
ビタミン D (IU)	17.1	109.2	1.24	13.5	66.8
ビタミン E (mg)	1.1	0.99	4.86	0.67	2.5
ビタミン K (µg)	3.0	4.6	14.18	6.25	8.33 (メナテトレノン)
ビタミン B_1 (mg)	0.05	0.08	0.23	0.2	0.16
ビタミン B_2 (mg)	0.08	0.13	0.23	0.22	0.18
ビタミン B_6 (mg)	0.07	0.12	0.18	0.25	0.16
ビタミン B_{12} (µg)	0.24	0.38	0.7	0.32	0.5
ビタミン C (mg)	2.6	9.18	7.55	22.5	22.2
塩分相当量 (g)	0.22	0.25	0.15	0.18	0.23
浸透圧 (mOsm/L)	913	(1.0 kcal/mL) 630		約 470~510	約 670
主原材料	結晶型アミノ酸・デキストリン・大豆油	結晶型アミノ酸・デキストリン・大豆油	結晶型アミノ酸・デキストリン・大豆油	乳たんぱく加水分解物・L-メチオニン・L-トリプトファン・マルトデキストリン・サンフラワー油	乳たんぱく質・カゼインナトリウム・トリカプリリン (MCT)・コーン油・シソ油・魚油・加水分解デンプン
薬価	57.5 円/10 g	63.8 円/10 g	8.15 円/1 g	8.5 円/10 mL	15.6 円/10 mL
薬価/1 kcal	1.53 円	約 1.64 円	約 2.1 円	0.85 円	0.975 円
用法	本剤を水または微温湯に溶かし 300 mL とする	通常，0.4~0.6 kcal/mL で投与を開始し，維持期には 18~20 W/V% (0.7~0.8 kcal/mL)とする.	80 g を 250 mL の水または微温湯に溶かし 1 日 2 回食事とともに服用	A 液と B 液を混合し投与	
味・種類・特徴 (私見含む)	・専用フレーバー「ドリンクミックス」(オレンジ味，パイナップル味，青リンゴ味，コーヒー味，グレープフルーツ味，ヨーグルト味，フルーツトマト味，さっぱり梅味，マンゴー味，コンソメ味) ・成分栄養剤専用「水で作れるゼリーミックス」「ゼリーミックス」「ムースベース」あり ・独特の苦み ざらつきがある.			ミルク様風味 苦みあり	イヌリン 1.00 g L-カルニチン 16.7 mg 比較的さっぱりしているリンゴ・ヨーグルト

（2019 年 6 月 5 日現在　各製剤添付文書参考）

半消化態栄養剤					肝不全用
エンシュア H	エネーボ 配合経腸用液	エンシュア・ リキッド	ラコール NF 配合経腸用液	ラコール NF 配合経腸用半固形剤	アミノレバン EN
アボットジャパン	アボットジャパン	アボットジャパン	大塚製薬	大塚製薬	大塚製薬
液体	液体	液体	液体	半固形	粉末
1.5kcal/mL	1.2kcal/mL	1kcal/mL	1kcal/mL	1kcal/g	213kcal/50 g
250 mL 缶	250 mL/缶	250 mL/缶	200 mL・400 mL/ パウチ	300 g/バッグ	50 g/袋
たり含有量					
3.5	4.5	3.5	4.38	4.38	6.3 (BCAA2.86)
3.5	3.2	3.5	2.23	2.23	1.74
13.7	13.2	13.7	15.62	15.62	14.7
80	76.7	80	73.8	73.8	14.78
149	100	148	138	138	99.5
53	96.7	52	44	44	27.4
20	17.3	20	19.3	19.3	9.4
53	83.3	52	44	44	43.4
136	83.3	136	117	117	102
0.9	1.47	0.9	0.63	0.63	0.39
1.5	1.5	1.5	0.64	0.64	0.39
200	466	200	133	133	89
101	160	100	125	125	61
250	211	250	207	207	218
20	37.2	20	13.6	13.6	21.9
3.0	3.67	3.0	0.65	0.65	3.98
7.0	9.67	7.0	6.25	6.25	2.58
0.15	0.17	0.15	0.38	0.38	0.05
0.17	0.27	0.17	0.25	0.25	0.08
0.2	0.26	0.2	0.38	0.38	0.09
0.6	0.29	0.6	0.32	0.32	0.23
15.2	21.0	15.2	28.1	28.1	2.88
0.20	0.19	0.20	0.19	0.19	0.04
約 540	約 350	約 330	約 330~360		約 540
大豆たんぱく・カゼイ ンナトリウム・デキス トリン・コーン油・ 大豆リン脂質	大豆たんぱく・乳清タ ンパク・牛乳タンパク・MCT・魚油・ デキストリン・フラク トオリゴ糖	大豆たんぱく・カ ゼインナトリウ ム・デキストリ ン・コーン油・ 大豆リン脂質	乳カゼイン・分離大 豆たんぱく・マルト デキストリン・トリ カプリリン（MCT）・ シソ油	乳カゼイン・分離 大豆たんぱく・マ ルトデキストリ ン・トリカプリリン (MCT)・シソ油	カゼインナトリウム・ デキストリン・コメ油
9.5 円/10 mL	7.3 円/10 mL	5.4 円/10 mL	7.3 円/10 mL	1.04 円/1 g	9.22 円/g
0.633 円	0.608 円	0.54 円	0.73 円	1.04 円	2.16 円
					1 包(50 g)を約 180 mL の水または微温湯 に溶かす （約200 kcal/200 mL）
バニラ・コーヒー・ス トロベリー・バナナ・ 黒糖・メロン・抹茶 粘度が高い. 濃いめの味. 比較的のみやすい	バニラ 食物繊維を含む タウリン 15 mg L-カルニチン 10.7 mg	バニラ・ コーヒー・ ストロベリー 苦みは感じない	ミルク・コーヒー・ バナナ・コーン・ 抹茶 コーン味は甘塩辛い風 味	ミルク様 味がはっきりしない が甘い	コーヒー・フルーツ プロテイン飲料と牛乳 の間の味

表3 医療機関で提供される食事の自己負担（2019 年 10 月 1 日現在）

条件	自己負担額
住民税非課税世帯に属し，かつ所得が一定基準に満たない 70 歳以上の高齢受給者	100 円/食
住民税非課税世帯の方で，過去 1 年間の入院日数が 90 日を超えている場合	160 円/食
住民税非課税世帯の方	210 円/食
上記に該当しない場合	460 円/食

（全国健康保険協会ホームページより改変）

表4 介護保険利用者自己負担額（2019 年 10 月 1 日現在）

負担段階	条件	自己負担額
第 1 段階	住民税世帯非課税の老齢福祉年金受給者・生活保護受給者	300 円/日
第 2 段階	住民税世帯非課税であって，課税年金収入額と合計所得金額の合計が 80 万円以下	390 円/日
第 3 段階	本人及び世帯全員が住民税非課税で，利用者負担第 2 段階以外の方	650 円/日
第 4 段階	同じ世帯内に住民税課税	1380 円/日

（厚生労働省介護事業所生活関連情報検索ホームページサービスにかかる利用料より改変）

表5 経腸栄養剤種類と在宅での管理料（診療報酬点数/頻度）

	医薬品の消化態・成分栄養剤	医薬品半消化態経腸栄養剤及び食品経腸栄養剤	左記を算定しない場合で経腸栄養剤
在宅療養指導管理料	在宅成分栄養経管栄養法指導管理料（2,500 点/月 1 回）	在宅寝たきり患者処置指導管理料（1,050 点/月 1 回）	間歇的経管栄養法加算（60 点/日）
注入ポンプ	注入ポンプ加算（1,250 点/月 1 回）	算定不可	算定不可
ボトル・チューブ他，消耗品	栄養管セット加算（2,000 点/月 1 回）	算定不可	算定不可

（H30 保医発 0305 第 1 号及び，NPO 法人 PDN ホームページより改変）

類があり，病態別に使い分けられるメリットは大きい[3]．

🎵 攻めのリハ栄養　場面と攻め方具体例

● 医薬品栄養剤しか使用できない場面へ移行する時

　対象者のおかれる環境が変わる場面において，現在行っている栄養療法をどのように移行後どのように変換すべきか提案することも攻めのリハ栄養である．リハ栄養サマリー等[5]を利用し現状の栄養剤を選択した理由，経過，対象者特徴，予測される環境下での提案や，栄養剤の使用上の特徴を示すのも良い．また，移行後を想定して数日間，医薬品経腸栄養剤を試行することも本人，家族への不安

JCOPY 498-01802

感の軽減に効果があるかもしれない．栄養剤を取り扱う手技を習得することに時間を要する場合は，担当者が早めに情報提供や指導等，関わりが必要となる．具体的な移行例を以下に示す．

〈移行の具体例〉

- **食品タイプから医薬品タイプへの移行例:** 食品タイプの半消化態液体経腸栄養剤使用中の入院患者．主たる介護者は高齢の妻．医薬品タイプの半消化態経腸栄養剤エンシュアリキッドに移行を検討するが，缶の開閉，廃棄に難が生じることが予測された．アルミパウチ型のラコール NF に移行を計画した．

- **投与回数を変更する移行例:** 1 kcal/mL の半消化態液体経腸栄養剤使用の患者．主たる介護者は長女．移行前は 1 日 4 回投与．介護量軽減のため，投与回数を減らす目的で，少量高エネルギーの栄養剤であるエンシュア H，イノラスへの移行を計画する．栄養剤から摂取できる水分量が移行前と比べると減ることを伝え，追加水分量の調整を行った．

- **形状を変更する移行例:** 本人が栄養剤を投与する患者．入院中 2 kcal/mL の食品タイプ栄養剤を使用していた．退院後，リハの頻度や，活動量の増加が予測され，ラコール NF 半固形と加圧バックを使用した投与方法に移行した．あわせて摂取栄養量の増量を計画したが，半固形状栄養剤を用いることで投与に関わる時間を減少させた．

● 医薬栄養剤

経口で摂取する場合，味，香りが摂取の壁になることがある．補助的なものであれば，1 度に 1 本摂取することなく少しずつ摂取するとよい（ちびちび飲み）．タイミングや時間を「薬のように」明確に決めることが功を奏する場合もある．

①経腸栄養剤は経口，経管どちらにも使用できる．

②経口で摂取する場合は比較的，冷やしたほうが摂取しやすい．温度が上がることで香りが強く感じられるためである．独特の香りがある栄養剤が多い．体温付近においてもっとも嚥下反射が遅延し，温度がそれから離れるほど嚥下反射の遅延が短縮する報告[6]がある．冷たくすることで嚥下しやすくなる．

温めることで，より飲みやすくなる製品もある（ラコール NF のコーン味など）．ただし含有成分が破壊されてしまう恐れがあるため，直火や電子レンジでの過熱は禁忌である．

③エンシュア H，エンシュアリキッド等の半消化態は，冷凍しシャーベット状にすることで，さらに摂取しやすくなるものもある．さらに，固形化することで摂取しやすくなる．甘味は低温ほど味覚として感じづらいという特性があり，

低温にすることで経腸栄養剤の甘みを軽減できる．液体にとろみをつけること が必要な嚥下障害等の方は，冷凍する前にとろみをつけてから凍らせると口腔 内で溶け出すことを予防できる．日本摂食嚥下リハビリテーション学会学会分 類 2013 に沿ったとろみをつけるとよい．家庭では密封性の高いプラスティッ ク容器を用い，振り混ぜ，そのまま凍らせると，とろみ調整から冷凍，摂取ま での一連の流れが一つの容器ですむ．ただし，成分栄養剤，消化態栄養剤は， 乳化されていた脂肪分が冷却により分離しやすいため望ましくない．

④フレーバーが別途あるものは利用すべきである．成分栄養剤などアミノ酸が配 合されているものは独特の苦みがあり摂取しづらい．エレンタールは 10 種の フレーバーが用意されており，コンソメ味，さっぱり梅味，マンゴー味等もあ る．経管でも注入したものの味，香りを，口腔を通じて感ずることがある．状 況に応じフレーバーを利用すると良い．製品そのものにも多種のフレーバーが 添加されているものもある．使用される方の好みに合わせたい．

⑤ゼリー化するのは良いが，舌に留置される時間が長くなりかえって後味の悪さ が強調される場合もある．苦みは口腔に入れ感知するまで(苦みを感ずるまで) に時間がかかる．この苦みが後味の悪さに影響する．アミノ酸を配合した，エ レンタール，ヘパン ED，アミノレバン EN 等，特に苦みを強く感ずるものは， ゼリー化しないことで摂取しやすくなる場合がある．苦みを甘みで消す味覚の 拮抗作用を期待し，甘味料（砂糖等）を追加して調合する手法もある．

⑥是非試飲をしてほしい．医薬品を仕入れている機関であれば，メーカーに試飲 用製品の納品を依頼してみると良い．個々の特徴があり，比較的，口にしやす いものがある．

●医師の処方でしか入手できないことを利用する

コメディカルが対象者へ言葉をかける際，「お医者さんがね」と医師からの指示 であると強調すると，対象者が行動に移すきっかけとなることがある．医薬品栄 養剤の強みの 1 つである．

医薬品は医師が処方を出す必要がある．単に継続指示を出す（出される）ので はなく，医師をはじめ，関連スタッフの多職種，そしてご本人と協議しながら， 栄養アセスメント，栄養介入のモニタリングをすることが必要である．現処方を 継続するのか，変更するのかを随時検討し，次の処方へつなげていただきたい．

JCOPY 498-01802

> ▶ 処方された医薬品経腸栄養剤が実際に対象者に対して摂取されているか，確認する．自宅に処方された栄養剤が山積みのことも珍しくない．高齢者には処方されたものの封を開けられない場合もある．栄養剤の用法の細部まで確認する.

> ▶ レセプトが返戻・査定されることがある．添付文書に記載されている用量に満たない量の処方や，経腸栄養剤に対応する疾患名（栄養障害，摂食障害等）の記録がない場合の他，返戻・査定の可能性の有無も考慮し，主治医・薬剤師等に十分相談する．設計した栄養処方を実際に継続できるか診療報酬上の確認も必要である.

♪ さいごに

　医薬品経腸栄養剤しか使用できない状況は，経済的問題や，診療報酬上の制約によることが少なくない．栄養療法に関わる多職種が多角的に対象者を評価することで，医薬品タイプの経腸栄養剤の選択を含めた最善の栄養管理を提案できる可能性が高まる．また，食品同様に医薬品タイプの経腸栄養剤も個々の特徴を理解して摂取しやすく工夫をすることで，継続性が向上する．さらに，摂取エネルギーや個々の栄養素が過剰となっていないか，処方された栄養剤が摂取できず余っていないか等の評価を継続的に行っていくことも重要である.

文献

1) Morilla-Herrera JC, Martín-Santos FJ, Caro-Bautista J, et al. Effectiveness of food-based fortification in older people. A systematic review and meta-analysis. J Nutr Health Aging. 2016; 20 (2): 178-84.
2) 井上義文，足立香代子．経腸栄養剤の種類と選択．大阪: フジメディカル出版; 2002. p.53.
3) 佐々木雅也．経腸栄養剤の種類と特徴〜病態別経腸栄養剤の種類と特徴〜．静脈経腸栄養. 2012; 27 (2): 637-42.
4) 山本加菜子, 他. In: 東口高志, 編. NST 完全ガイド. 照林社; 2005. p.117-21.
5) 二井麻里亜，中原さおり．リハビリテーション栄養サマリーの作成．臨床栄養. 2014; 125 (4): 565-7.
6) Watando A, Ebihara S, Ebihara T, et al. Effect of temperature on swallowing reflex in elderly patients with aspiration pneumonia. J Am Geriatr Soc. 2004; 52: 2143-4.

〈西田明子〉

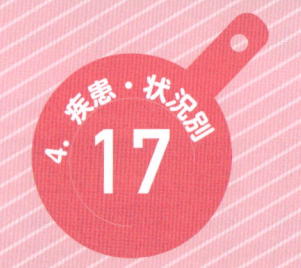

17

認知症で食べてくれない場合の「攻めの栄養療法」

🔑 認知症で食べられなくなると，低栄養に加え微量元素の欠乏がみられるため，濃厚流動食や経管栄養の選択を行い，補うことが大切である．

🔑 認知症の進行予測を行い経口摂取，低栄養改善を目的とした前向きな経管栄養を選択する．

🔑 認知症終末期においては，認知症当事者の家族や医療・介護・福祉従事者のあいだのコミュニケーションを通じ，皆が納得できる栄養療法を行う必要がある．

🎵 はじめに

　わが国において認知症患者は増加傾向である．認知症疾患の頻度はアルツハイマー型認知症（Alzheimer's disease: AD）が最多で，血管性認知症（vascular dementia: VaD），Lewy 小体型認知症（dementia with Lewy bodies: DLB），認知症を伴った Parkinson 病（Parkinson's disease with dementia: PDD）の順で多い[1]．認知症患者にとって食支援，栄養療法を行うことは，quality of life（以下，QOL）を保つうえで，非常に重要である．個々の状況，症状，機能，食嗜好に沿って認知症患者の食を支援するには，たくさんの工夫を要する．本稿では認知症の理解を深めた上で食べられない原因，栄養療法，食支援の工夫について述べる．

JCOPY 498-01802

🎵 認知症の種類と特徴

● アルツハイマー型認知症（Alzheimer's disease: AD）

　特徴的な症状は，海馬・側頭葉内側の障害によるもの忘れと記憶障害，側頭・頭頂・後頭領域障害による語健忘，視空間障害，失行である．また，側頭葉外側による意味性記憶障害，前頭葉障害による病識・自発性低下がみられる．軽度のAD では 30% 強になんらかの食行動の変化が認められ，16% に食欲の低下がある．重度認知症になると 8 割に体重減少，嚥下障害，食事拒否，食事量低下，脱水が認められる[2]．

● 血管性認知症（vascular dementia: VaD）

　VaD は脳血管障害が原因となる認知症であり，4.7% が AD と合併する[3]．VaD と AD いずれの疾患も血管因子が危険因子となることから，両病態の相互作用や血管因子への介入による治療の可能性がある．脳血管障害の局在に応じて，視空間認知障害，偽性球麻痺による嚥下障害などが出現し個人差が大きい．

● Lewy 小体型認知症（dementia with Lewy bodies: DLB）

　Lewy 小体病（Lewy body disease: LBD）は Lewy 小体を病理学的特徴とするすべての病態を包括する疾患概念である．脳幹部に Lewy 小体が蓄積する Parkinson 病や大脳皮質を含む広範な中枢神経系に多数の Lewy 小体が蓄積する DLB がある．Parkinson 病の重症度は Hoehn & Yahr（ホーエン・ヤール: HY）の分類で評価する．姿勢保持障害や関節可動域制限，嚥下障害が出現し，食事困難の原因となる．DLB は AD の初期の前駆段階と比較した場合，自律神経症状，嗅覚障害，幻視，せん妄，睡眠障害や幻視を主体とする精神症状などが多くみられる．さらに，誤嚥性肺炎を併発しやすい．

● 前頭側頭葉変性症（frontotemporal lobar degeneration: FTLD）

　前頭側頭葉型認知症（前頭葉変性型，ピック病型，運動神経疾患型），進行性非流暢性失語，意味性認知症が含まれる．前頭葉と側頭葉に萎縮が認められるのが特徴である．性格変化と社会性の消失が早期からみられるが，記憶や視空間認知は保たれていることが多い．常同行動がみられ，いつも同じメニューを食べるなどの食行動がみられる．

● 認知症と区別すべき病態

せん妄

　意識混濁に認知障害，不安や恐怖などの情動の障害，錯覚や幻覚などの知覚異常，精神運動活動の変化などが可逆的に起こる．症状は一過性で，持続する認知

表1 FAST の特徴とステージ別に見た栄養補給状態，摂食・嚥下機能，食の支援の要点

FAST ステージ	臨床診断	FAST における特徴	臨床的特徴
1	正常	主観的および客観的機能低下は認められない.	5〜10 年前と比較して職業あるいは社会生活上，主観的および客観的にも変化はまったく認められず支障をきたすこともない.
2	年齢相応	物の置き忘れを訴える.喚語困難.	名前や物の場所，約束を忘れたりすることがあるが年齢相応の変化であり，親しい友人や同僚にも通常は気がつかない.複雑な仕事を遂行したり，こみいった社会生活に適応していくうえで支障はない.多くの場合正常な老化以外の状態は認められない.
3	境界状態	熟練を要する仕事の場面では機能低下が同僚によって認められる.新しい場所に旅行することは困難.	初めて，重要な約束を忘れてしまうことがある.初めての土地への旅行のような複雑な作業を遂行する場合には機能低下が明らかになる.買い物や家計の管理あるいはよく知っている場所への旅行など日常行っている作業をするうえでは支障はない.熟練を要する職業や社会的活動から退職してしまうこともあるが，その後の日常生活の中では障害は明らかとはならず，臨床的には軽微である.
4	軽度	夕食に客を招く段取りをつけたり，家計を管理したり，買い物をしたりする程度の仕事でも支障をきたす.	買い物で必要なものを必要な量だけ買うことができない.誰かがついていないと買い物の勘定を正しく払うことができない.自分で洋服を選んで着たり，入浴したり，行き慣れている所へ行ったりすることには支障はないために日常生活では介助を要しないが，社会生活では支障をきたすことがある.単身でアパート生活している老人の場合，家賃の額で大家とトラブルを起こすようなことがある.
5	中等度	介助なしでは適切な洋服を選んで着ることができない，入浴させるときにもなんとかなだめすかして説得することが必要なこともある.	家庭での日常生活でも自立できない.買い物をひとりですることはできない.季節にあった洋服を選んだりすることができないために介助が必要となる.明らかに釣り合いがとれていない組合せで服を着たりし，適切に洋服を選べない.毎日の入浴を忘れることもある.なだめすかして入浴させなければならないにしても，自分で体をきちんと洗うことはできるし，お湯の調節もできる.自動車を適切かつ安全に運転できなくなり，不適切にスピードを上げたり下げたり，また信号を無視したりする.無事故だった人が初めて事故を起こすこともある.きちんと服が揃えてあれば適切に着ることはできる.大声をあげたりするような感情障害や多動，睡眠障害によって家庭で不適応を起こし医師による治療的かかわりがしばしば必要になる.

症とは異なるが，せん妄と認知症は合併してみられることが多い.主な原因は身体疾患と薬物が多く，病歴や投与されている薬剤にも注意が必要である.せん妄は，過活動型，低活動型，混合型に分類される.過活動型せん妄の特徴で認知症と異なるポイントは，起始が明確であり，夜間に増悪することがある.さらに，記憶障害の程度と ADL の障害の程度がアンバランスである.低活動型せん妄の症状には，傾眠や食事摂取量の低下，声かけに対する反応が乏しいなどがある.そのため，うつと間違われることがある.低活動型せん妄は認知機能が障害されるが，うつは認知機能が正常であることが多い.また，日内変動に違いがみられることが鑑別のポイントである.

うつ

動作・思考緩慢や集中困難を生じ，記憶力の低下や判断の障害が起こる.気分

栄養補給状態	摂食・嚥下機能	食の支援の要点
栄養補給が経口的に可能であるため，必要栄養量の補給が可能である．	正常．	特に支援なし．
	正常．	料理の支援．
	正常．	新しい口腔清掃用具を導入する場合は支援が必要．
徘徊・多動によるエネルギー消費に見合う栄養補給が必要となる．	大きな問題はないが，咀嚼が不十分になりがちなままで食べている．	清掃用具の支援に加え，口腔清掃行為の誘導や，日々の習慣化などを配慮する必要がある．介助の受け入れは自尊心が障害となり困難な場合が多い．
	口腔の巧緻性の低下，咀嚼運動の協調性の低下，咀嚼力低下が起こり始める．目の前に食べ物があると食べてしまうことがある．	口腔清掃行為のための誘導に拒否が起こらないように，本人のリズムに合わせる必要がある．義歯紛失の注意が必要．食事の様子の変化を注意深く観察し，提供方法を工夫する．

の落ち込みが明確にみられない場合があり，不定愁訴症状，心気的症状ないし身体症状（不眠，頭痛，食欲不振，便秘，下痢，腹痛など）を訴えることがある．認知症と間違われることがあるが，AD のように記憶や遂行機能の障害が永続することなく，自己の機能障害を過大に評価することが多い．認知症は緩徐に発症するが，うつは発症日時がある程度明確である．また，認知症は直近の記憶の障害が中心となるが，うつは昔も直近の記憶も障害されやすい．

♪ 栄養摂取量が低下する時期

　AD の日常生活動作（activities of daily living: ADL）の障害を基準として正常高齢者を含め7段階の尺度で表されている指標がfunctional assessment staging（以下，FAST）である．FAST の特徴とステージ別に見た栄養補給状態，摂食・

表1 つづき

FAST ステージ	臨床診断	FAST における特徴	臨床的特徴
6a	やや高度	不適切な着衣.	寝巻の上に普段着を重ねて着てしまう. 靴紐が結べなかったり, ボタンをかけられなかったり, ネクタイをきちんと結べなかったり, 左右間違えずに靴をはけなかったりする. 着衣も介助が必要になる.
6b		入浴に介助を要す. 入浴を嫌がる.	お湯の温度や量を調節できなくなり, 身体もうまく洗えなくなる. 浴槽に入ったり出たりすることもできにくくなり, 風呂から出た後もきちんと身体を拭くことができない. このような障害に先行して風呂に入りたがらない, いやがるという行動がみられることもある.
6c		トイレの水を流せなくなる.	用を済ませた後水を流すのを忘れたり, きちんと拭くのを忘れる. あるいは済ませた後服をきちんと直せなかったりする.
6d		尿失禁.	時に (c) の段階と同時に起こるが, これらの段階の間には数カ月間の間隔があることが多い. この時期に起こる尿失禁は尿路感染や他の生殖泌尿器系の障害でよく起こる. この時期の尿失禁は適切な排泄行動を行ううえでの認知機能の低下によって起こる.
6e		便失禁.	この時期の障害は (c) や (d) の段階でみられることもあるが, 通常は一時的にしろ別々にみられることが多い. 焦燥や明らかな精神病様症状のために医療施設を受診することも多い. 攻撃的行為や失禁のために施設入所が考慮されることが多い.
7a	高度	言葉が最大限約 6 語程度に限定され, 完全な文章を話すことがしばしば困難となる.	語彙と言語能力の貧困化はアルツハイマー型認知症の特徴であるが, 発語量の減少と話し言葉の途切れがしばしば認められる. さらに進行すると完全な文章を話す能力は次第に失われる. 失禁がみられるようになると話し言葉はいくつかの単語あるいは短い文節に限られ語彙は 2, 3 の単語のみに限られてしまう.
7b		理解し得る語彙はただ 1 つの単語となる.	最後に残される単語には個人差があり, ある患者では "はい" という言葉が肯定と否定の両方の意志を示すときもあり, 逆に "いいえ" という返事が両方の意味をもつこともある. 病期が進行するに従ってこのようなただ 1 つの言葉も失われてしまう. 一見, 言葉が完全に失われてしまったと思われてから数月後に突然最後に残されていた単語を一時的に発語することがあるが, 理解し得る話し言葉が失われた後は叫び声や意味不明のぶつぶついう声のみとなる.
7c		歩行能力の喪失.	歩行障害が出現する. ゆっくりとした小刻みの歩行になり階段の上り下りに介助を要するようになる. 歩行できなくなる時期は個人差はあるが, 次第に歩行がゆっくりとなり, 歩幅が小さくなっていく場合もある. 歩くときに前方あるいは後方や側方に傾いたりする. 寝たきりとなって数カ月すると拘縮が出現する.
7d		着座能力の喪失.	寝たきり状態であってもはじめのうちは介助なしで椅子に座っていることは可能である. しかし, 次第に介助なしでは椅子に座っていることもできなくなる. この時期ではまだ笑ったり, 嚙んだり, 握ることはできる.
7e		笑う能力の喪失.	この時期では刺激に対して眼球をゆっくりと動かすことは可能である. 多くの患者では把握反射は嚥下運動とともに保たれる.
7f		昏迷および昏睡.	アルツハイマー型認知症の末期ともいえるこの時期は本疾患に付随する代謝機能の低下と関連する.

JCOPY 498-01802

栄養補給状態	摂食・嚥下機能	食の支援の要点
経口的な栄養補給を第一に考慮する．経口的な栄養補給には限界があるため，体重減少や栄養状態の低下がみられた時には，食事内容の検討，栄養補助食品の利用を検討する．さらに，全身管理のための（前向きな）経腸栄養，静脈栄養の併用，移行も検討する．	食べ物の種類に合わせた食べ方が困難になり，機会誤嚥が生じる．	食事中，咀嚼せずに丸呑みしたり頬張りすぎないように食具の大きさなどに配慮する．
	嚥下の協調運動の困難なことがある．隣人の皿から食べることがある．	口腔清掃を誘導し，必要があれば介助清掃するが，介助の導入は配慮が必要．食事の提供の仕方や，食具に配慮が必要．
	口腔内での食べ物の処理，食塊形成が的確にできず，食形態によってはむせるようになる．	食形態に配慮が必要．義歯の着脱の支援が必要．口腔清掃の介助は本人のリズムに配慮して行う．
	食形態によっては飲み込めない．口唇閉鎖機能が低下し始める．	理解力低下に伴う口腔清掃介助拒否に配慮し，セルフケアもうながしながら介助を行う．
	舌運動機能低下があり，食べ方と嚥下機能の協調の不整合による誤嚥が認められる．	口腔清掃はセルフケア後に介助する必要がある．嚥下機能に合わせて食形態を変更する．
	口腔筋，特に舌の巧緻性の低下がより著しい．食事介助に拒否がある場合もある．	口腔清掃はすべて介助する必要がある．
	水分嚥下困難になる．咯出反射が起こりにくく，弱い咳しかだせない．	口腔感覚の惹起を目的に，食事前に口腔ケアを行う．水分の誤嚥に配慮する．
	舌圧低下，嚥下反射が遅延し，水分嚥下時にむせる．咯出はあっても弱く肺炎のリスクがある．	誤嚥に留意して，姿勢に配慮してケアを行う．食事に介助が必要で，一口量，ペーシングに配慮する．
	唾液でも誤嚥する．咯出が困難で，リクライニング位にする必要がある．食欲低下がある．	介助口腔清掃時の水分は咽頭に侵入しないように拭き取る．食事介助は疲労を避けて補助栄養も検討する．
誤嚥性肺炎，栄養状態の低下がみられるが，終末期にかけ，様々な関係者と相談しながら栄養補給状況を決定していくことが望まれる．	口腔筋は弛緩しがちで，口腔内乾燥しやすく，さらに呼吸機能低下，咯出困難がある．	口腔機能の低下から口腔乾燥になりやすく，積極的に保湿する必要がある．
	常に唾液の誤嚥がある．	介助の口腔清掃は疲労を避けるように行うことが必要．積極的に保湿する必要がある．

(Reisberg B, et al. Ann NY Acac Sci. 1984; 435: 481-3[8])より改変）

	じっと座ったまま食べようとしない
摂食開始困難	食器を並べ替えることを繰り返す
	食具や食器に触れるが，食べることをしない
	幻覚・誤認・妄想によって食べ始めることができない

	食べるペースが速い（誤嚥，窒息しそうになる）
食べ方の困難	一口量が少ない，手づかみで食べる
	1つの食器からのみ摂食し，食べ残す
	時間帯や日によって食べられる時とそうでないときがある
	食べこぼす
	いつまでも咀嚼し続ける．口が開かない

	食事以外の刺激に注意が向き，食べることを中断する
摂食中断	食事途中で立ち去る
	食事中に居眠りをする
	食事途中にむせて食べ続けられない

図1 食事摂取困難の原因とその特徴

(山田律子. In: 若林秀隆 編 高齢者の摂食嚥下サポート-老嚥・オーラルフレイル・サルコペニア・認知症-. 新興医学出版社. 2017. p.144[9]）より改変)

嚥下機能，食の支援の要点を **表1** に示す．

✎ 栄養療法

● 食事摂取状況のアセスメント方法

　認知症疾患の種類によって，食べられなくなる食事場面での特徴に違いがある．DLB，FTD では，①摂食開始困難，②食べ方の困難，③摂食中断が出現することが多い[4]．食事摂取困難の原因とその特徴を **図1** に示す．一方，AD では摂食開始困難，摂食中断が出現し，さらに，食べ方の困難，摂食中断が出現することが多い．VaD は，脳血管障害の局在に応じて，食べられなくなる食事場面での特徴が変化する．認知症の種類により，食べられなくなる食事場面での特徴の予測が重要となる．また，すべての認知症患者に摂食嚥下障害の出現の可能性があるため，嚥下機能評価が必要となる．

　認知症以外が原因で食事困難になる場合がある．例えば，統合失調症患者に処方される抗精神病薬の有害事象には，過鎮静，低血圧，転倒，嚥下障害，便秘，悪性症候群などがある[5]．また，うつ状態や，せん妄，消化器症状や便秘など，認知症が原因ではない食事困難な状況がないかのアセスメントが必要である．

● モニタリング

栄養状態は，活動量の増加や摂取栄養量の過不足を体重測定や，体格指数（body mass index: BMI）で評価する．また，高齢者の栄養状態を評価するツールの一つに MNA®（mini nutritional assessment: 簡易栄養状態評価法）がある．モニタリングを積み重ねることで全身状態，栄養状態の変化において予後予測が行うことができ，SMART な栄養管理とゴールの再設定が可能となる．

● エネルギー必要量の算出方法

基礎代謝率（basal metabolic rate: BMR）推定式で広く使用されているのが Harris-Benedict の式（H-B 式）である．男性は $66.4730+13.7516×W+5.0033×H-6.7550×A$（kcal/日），女性は $655.0955+9.5634×W+1.8496×H-4.6756×A$（kcal/日）（W: 体重（kg），H: 身長（cm），A: 年齢（歳））で算出する．H-B 式から算出された BMR（kcal）×身体活動レベル（physical activity level: PAL）で総エネルギー消費量を算出する．原疾患を考慮し，H-B 式から算定された基礎エネルギー消費量（basal energy expenditure: BEE）に，活動係数（activity factor: AF）とストレス係数（stress factor: SF）を乗じて算出することが望ましい．

認知症の症状は，中核症状（認知機能障害）と周辺症状（behavioral and psychological symptoms of dementia: BPSD）に大別される．睡眠障害や徘徊などの症状で活動量が増加すると，消費エネルギー量も増加する．DLB 患者や Parkinson 病患者の症状には，不随意運動がみられる．さらに，筋固縮，振戦，ジスキネジアなどの身体症状がありエネルギー消費量は健常者より多くなることがある．しかし，無動で活動量が減少し消費エネルギー量が少ない場合もある．PAL の設定の際に注意が必要である．

VaD では，脳梗塞や脳出血などの脳血管障害により運動麻痺などの神経症状を伴う．痙性麻痺がある場合は筋緊張が亢進しているため H-B 式での活動係数を $0.1〜0.2$ 高く，弛緩性麻痺の場合は $0.1〜0.2$ 低く設定したほうが良い[6]．

● 食べられない場合の食支援

摂食嚥下の機能的には食べられるが実際には食べられない場合

食事の前に食べられる状態なのかを判断するアセスメントポイントを 表2 に示す．摂取できる機能を活かし，食べられる体力であるか，覚醒状態か，などを見つけ出すことが大切である．また，認知症の当事者の自尊感情は，能力の低下についての落胆と，他者からの叱責によって傷つく．認知症当事者の気持ちに寄り添い食支援を行うことが重要である．

表2 認知症の人に対する食事前のアセスメントポイント

	アセスメントポイント		解決策
排泄ケア	食前に排泄を済ませているか		水分摂取量，排泄量が適切かどうかも含め観察する
	排便コントロールはできているか		便秘，下痢症状がある場合は服薬調整などを専門職と相談する
口腔ケア	口腔環境が整っているか（義歯の不具合，口内炎などの痛みなどがないか）		口腔ケアを行う．解決が難しければ専門医に介入を依頼
覚醒具合	しっかり目覚めているか，疲労はないか（夜間不眠，脱水，低血糖に注意）		不眠…生活環境の調整，眠剤を検討脱水，低血糖…迅速に対応する
苦痛への対処	皮膚状態（かゆみや痛み）		適切な処置を行う
	腰痛などはないか（姿勢や，骨折などのコントロールができているか）		適切な処置を行う
姿勢	座位は安定しているか		
	・骨盤が座面に対して垂直になっているか		タオルやクッションを使用し，骨盤を支える
	・足底がゆかについているか		拘縮で足底がつかない場合は足台や車椅子フットレストを使用し，高さを患側に合わせる
	・テーブルの高さはあっているか（肘を90度屈曲した高さよりも数cm高い程度が目安）		高さ調整が可能なテーブルの使用
	・頸部はやや前屈位になっているか		後屈する場合はヘッドレストを使用し，耳の位置より口角の位置が上がらないよう調整する
環境	食べ物の調整		本人が食べたいと思える食べ物を提供する（食事形態や嗜好品の検討）
	食卓環境の調整		食卓に食事以外の物を置かないようにする
	物理的環境の調整		食事への専心を妨げる環境内の刺激を減らす（テレビを消すなど）
	社会的環境の調整		食卓を囲む人たちや座る位置関係に配慮する（食事時間に歩かれる方と時間をずらすなど）

経口摂取が時々難しい場合

　食事摂取量の低下により必要栄養量を充たしていない場合，低栄養改善，低栄養予防を目的として経口での濃厚流動食摂取の併用を検討する．濃厚流動食の味が対象者の嗜好と合致すれば，摂取栄養量の増加が可能である．食べられる体力であるか，覚醒状態であるか，などを多職種で観察し，情報の収集を行う．例えば，起床時に覚醒状態が良いのであれば，起床時に濃厚流動食を提供する．昼夜逆転傾向であれば，夜間の活動時間にエネルギー消費量に見合った濃厚流動食を提供するなどの工夫を行う．AD では，セレン，ビタミン C，ビタミン E，ビタミン D，ビタミン B 群などの微量元素欠乏が認められることがある．耐容上限量

を超えない範囲で食事から摂取することが望まれる．

　食べたり食べなかったりする認知症患者では，食物認知を高める工夫が有効なことがある．食べ始めることが困難な場合，食器と食具を手に持つように支援すると食べ始めることがある．たくさんの食べ物が食卓にあると，情報量が多くなり混乱することがある．ワンプレートやコース料理のように，1品ずつ提供する方法で食べることができる場合がある．幻視や妄想で食べ始められない場合は，服薬調整や食事時間の変更が有効なことがある．覚醒状態が食事中に変動する場合は，食事前半に栄養量の多い食品から勧める．覚醒状態が食事後半によくなる場合は，誤嚥性肺炎のリスクを避けるため，栄養量の少ない食品から勧め，覚醒後に栄養量の多い食品を勧める．

終末期における食支援

　重度認知症患者は，癌末期の患者と同じように，疼痛や呼吸困難，食思不振などをきたしうる．ここでの終末期は，重度認知症期であるFAST7（d）以降を示す．認知症終末期になると経口摂取量の低下は顕著にあらわれる．人工栄養を行わない場合の栄養障害や嚥下障害の悪化は予測できる．経口摂取量の低下により低栄養をきたすと，筋力低下にともなう咀嚼・嚥下機能低下，免疫力低下による誤嚥性肺炎のリスク増大，治癒不全などが起こる．

　2012年に日本老年医学会より「高齢者ケアの意思決定プロセスに関するガイドライン人工的水分・栄養補給の導入を中心として」が発表された．ここには，「高齢者ケアにおいて，本人の食が細くなった，嚥下機能の障害により経口摂取ができなくなった等の理由により，生命維持に必要な栄養補給ができなくなった場合に，人工的な水分・栄養補給法（artificial hydration and nutrition: AHN）を導入するかどうか，するとしたら，どの方法にするかの選択に際しても，意思決定プロセスについてのあり方およびいのちの評価についての一般的指針が妥当する」[7]と記載されている．進行した認知症患者においては，自己決定や意思確認が困難であることが多い．そのため，家族や医療・介護・福祉従事者のあいだのコミュニケーションを通じて，皆が納得できる合意形成とそれに基づく選択・決定することが重要視されている．食支援やケアの選択を行う上で，本人や様々な立場で関係する人の負担や利益のバランスをとるということは難しいことであり，慎重に行う必要がある．

♪ さいごに

　認知症が原因で食べられない場合の食支援方法は，対象者それぞれに違いがあ

り明確ではない．しかし，認知症の種類を知り予後予測を行うことで，食支援の選択の材料になる．さらに，食支援の方法がその人に合っているか，モニタリングを繰り返すことで新たな課題が見つかる．食事の時間の一部分だけでなく，日常生活全体を捉えることを忘れず「その人らしさ」を念頭に置いたケアや食支援を行うことが大切である．

文献

1) 厚生労働科学研究費補助金認知症対策総合研究事業．都市部における認知症有病率と認知症の生活機能障害への対応．平成 23 年度〜平成 24 年度総合研究報告書; 2013.
2) Rivière S, Gillette-Guyonnet S, Andrieu S, et al. Cognitive function and caregiver burden: predictive factors for eating behaviour disorders in Alzheimer's disease. Int J Geriatr Psychiatry. 2002; 17 (10): 950-5.
3) Matsui Y, Tanizaki Y, Arima H, et al. Incidence and survival of dementia in a general population of Japanese elderly: the Hisayama study. J Neurol Neurosurg Psychiatry. 2009; 80 (4): 366-70.
4) 山田律子．痴呆高齢者の摂食困難の改善に向けた環境アレンジメントによる効果．老年看護学．2003; 7 (2): 57-69.
5) 日本老年医学会．日本医療研究開発機構研究費．高齢者の安全な薬物療法ガイドライン 2015. 東京: メジカルビュー社; 2015.
6) 若林秀隆，他．PTOTST 委員会・栄養委員会合同企画　回復期リハビリテーションにおけるリハと栄養を考える．回復期リハ．2014; 13: 19-22.
7) 日本老年医学会．高齢者ケアの意思決定プロセスに関するガイドライン　人工的水分・栄養補給の導入を中心として．https://www.jpn-geriat-soc.or.jp/proposal/pdf/jgs_ahn_gl_2012.pdf
8) Reisberg B, et al. Functional staging of dementia of the Alzheimer type. Ann NY Acad Sci. 1984; 435: 481-3.
9) 山田律子．第 4 章 老嚥と摂食嚥下障害のリハビリテーション 8 認知症の摂食嚥下障害に対するリハビリテーション．In: 若林秀隆，編．高齢者の摂食嚥下サポート―老嚥・オーラルフレイル・サルコペニア・認知症―．東京: 新興医学出版社; 2017. p.144.

〈橋本ちひろ〉

索　引

◆あ◆

悪液質	46
アミノ酸	171
アミノ酸代謝異常	175
安価で利用できる社会資源	209
安静禁食	14

◆い・う◆

医原性サルコペニア	15, 32
一次性サルコペニア	30
医薬品栄養剤	215
医薬品経腸栄養剤	215
うつ	226

◆え◆

衛生管理	192
栄養価	186
栄養改善	14, 144
栄養ケア	88
栄養剤	140, 141, 147
栄養補給	140
栄養補助食品	92, 120, 190, 205
栄養要求量	82
栄養療法	194
エネルギー	189
エネルギー必要量の算出方法	231
嚥下機能	16
嚥下障害	225
嚥下調整食	185
嚥下調整食分類 2013	186
塩分制限	204

◆か◆

回復期	38
回復期病棟	41
仮説思考	53
活性型ビタミン D 製剤	147
活動係数	54
カリウム	204
加齢	84
間歇的口腔食道経管栄養法	165
間欠投与	157
患者への関わり	146
間食	92
肝不全用経腸栄養剤	153

◆き◆

飢餓	45
急性期	38
急性疾患	10
筋たんぱく合成	146

◆く◆

空腸瘻	165
薬の副作用	91
口から食べるバランスチャート	19

◆け◆

経済的にゆとりがない	209
経静脈栄養法	149
経腸栄養	229
経腸栄養剤選択	150
経腸栄養療法	161
経皮経食道胃管挿入術	165

経皮内視鏡的胃瘻造設術　161

血糖コントロール　194

ケトン食　106

現症基準　28, 29

◆こ◆

高エネルギー　94

口腔機能の低下　91

拘縮　228

高たんぱく質　94

高齢者糖尿病　105

ゴール　68

ゴール設定　53

呼吸商　106

固形化経腸栄養剤　154

孤食　83

骨格筋　60

◆さ◆

サルコペニア　3

サルコペニア診療ガイドライン
　2017 年版　29

サルコペニアの摂食嚥下障害　15, 32

サルコペニア肥満　129

残食　90

◆し◆

嗜好　86

脂質　172

脂質代謝異常　175

システマティックレビュー　11

持続注入　166

持続投与　157

重症患者　39

修正アトキンス食　107

重度認知症患者　233

終末期　233

循環動態　40

消化態栄養剤　167

静脈栄養　229

静脈栄養セット処方　183

少量高エネルギー食　94

食支援　224, 231

食事環境　86

　工夫　89

食事摂取量　85, 91

　減少　88

食事摂取量を増やす　88

食事内容の工夫　89

食欲不振　82

侵襲　46

心不全　40

腎不全用経腸栄養剤　153

診療ガイドライン　8

◆す◆

水分出納　85

ストレス係数　55

◆せ・そ◆

成人がん　10

生理学的食欲不振　84

摂取栄養量　82

摂取方法　146

摂食嚥下　185

摂食嚥下障害　14

摂食開始困難　230

摂食中断　230

セット処方　179, 181

攻めの栄養療法　17

セレン　184

せん妄　225

総合栄養素補給	141

◆た◆

大腿骨近位部骨折	9
大量調理施設衛生管理マニュアル	192
多職種チーム	192
多職種連携	146
脱水	86
食べ方の困難	230
たんぱく質	189
たんぱく質異化抑制効果	179
たんぱく節約効果	179
たんぱく不耐症	118

◆ち◆

地域在住高齢者	42
チーム	74
チームアプローチ	147
蓄積量	164
窒素源による分類	151
中鎖脂肪酸	179
中心静脈栄養法	169, 178
長期療養型病棟	41

◆て◆

低ナトリウム血症	86
電解質異常	83
てんかん	105
てんかん食	106

◆と◆

同化作用	62
糖質	171
糖質代謝異常	175
糖尿病	194
糖尿病用経腸栄養剤	153

とろみ栄養食	155

◆に◆

二次性サルコペニア	30
認知症	224

◆ね◆

寝たきり	228
粘度調整食品	166

◆の◆

脳血管疾患	9
濃厚流動食	232
脳腫瘍	105

◆は◆

半固形栄養剤	154, 167
半消化態栄養剤	151

◆ひ◆

皮下輸液法	149
非経口栄養療法	149
ビタミン	190
ビタミンD補給	141
非たんぱくカロリー/窒素比	171, 179
必要栄養量	92
必要エネルギー量	57
肥満	128
肥満予防	130
病因基準	28
病態別経腸栄養剤	152
微量元素	173
微量元素欠乏	232
頻回摂取	94
貧困	209

◆ふ◆

フォーミュラ食　131
フレイル　4

◆へ◆

ペースト　191
便秘　83

◆ほ◆

ボーラス投与　157
補完的中心静脈栄養　182

◆ま◆

末梢静脈栄養法　169, 178
慢性期　38, 42
慢性腎臓病　202

◆み・む・め◆

ミネラル　190
ムース　191
メタボリックシンドローム　129

◆も◆

モニタリング　67, 147, 231
モニタリング指標　84

◆や◆

夜食　92

◆り◆

リハ栄養　2
リハ栄養アセスメント・診断推論　6
リハ栄養ケアプロセス　2
リハ栄養ゴール設定　6
リハ栄養チーム　75

リハ訓練効果　146
リハビリテーション　2
リハビリテーション栄養診療
　ガイドライン 2018　8
リフィーディング症候群　183
リフィーディングシンドローム　174
利用者の費用負担　150
リン　204

◆れ・ろ◆

冷凍食品　193
ロイシン　62, 130

◆欧文◆

AD　227
AWGS　26, 28, 29
AWGS2019　31
BCAA　109, 130
BCAA 補給　141
CKD　118, 201
CKD 患者　147
COPD　105
EBM（evidence based medicine）
　8, 10
EN（enteral nutrition）　161
ENSBOI（eternal nutrition support
　for bridge to oral intake）　156
EWGSOP2　26, 30
FAST　227
FAST の特徴　226
GLIM criteria　26, 27
GRADE system　11
IOE　165
KT バランスチャート　19
KTSM　23

MCT（medium chain triglyceride）179, 206
MCT オイル 107
med-pass 146
NPC/N 比 171, 179
NPO 法人口から食べる幸せを
守る会 23
obesity paradox 138
PEG（percutaneous endoscopic
gastrostomy）161
PEG-J 165
PEW 201

PPN（peripheral parenteral
nutrition）178
PTEG 165
refeeding syndrome 41
RTH 製剤 157
sip feed(s) 109, 146
SMART 53
SPN（supplemental parenteral
nutrition）182
SR（systematic review）11
TPN（total parenteral nutrition）178
underfeeding 39

「攻めの栄養療法」実践マニュアル
—うまくいく栄養改善と生活機能改善—　ⓒ

発　行	2019 年 11 月 25 日　1 版 1 刷	
編集者	若林　秀隆	
	前田　圭介	
	西岡　心大	
発行者	株式会社	中外医学社
	代表取締役	青木　　滋
	〒 162-0805	東京都新宿区矢来町 62
	電　話	03-3268-2701(代)
	振替口座	00190-1-98814 番

印刷・製本/三報社印刷（株）　　　　　　　　　　〈SK・HO〉
ISBN 978-4-498-018020-0　　　　　　　　　Printed in Japan